Thomas Gronwald
Thomas Ertelt

STARKE UND GESUNDE HAMSTRINGS

Bibliografische Information der Deutschen Nationalbibliothek:
Die Deutsche Nationalbibliothek verzeichnet diese Publikation in der Deutschen Nationalbibliografie. Detaillierte bibliografische Daten sind im Internet über http://d-nb.de abrufbar.

Für Fragen und Anregungen
info@rivaverlag.de

Wichtiger Hinweis
Dieses Buch ist für Lernzwecke gedacht. Es stellt keinen Ersatz für eine individuelle medizinische Beratung dar und sollte auch nicht als solcher benutzt werden. Wenn Sie medizinischen Rat einholen wollen, konsultieren Sie bitte einen qualifizierten Arzt. Der Verlag und die Autoren haften für keine nachteiligen Auswirkungen, die in einem direkten oder indirekten Zusammenhang mit den Informationen stehen, die in diesem Buch enthalten sind.

Originalausgabe
1. Auflage 2018
© 2018 by riva Verlag, ein Imprint der Münchner Verlagsgruppe GmbH
Nymphenburger Straße 86
D-80636 München
Tel.: 089 651285-0
Fax: 089 652096

Alle Rechte, insbesondere das Recht der Vervielfältigung und Verbreitung sowie der Übersetzung, vorbehalten. Kein Teil des Werkes darf in irgendeiner Form (durch Fotokopie, Mikrofilm oder ein anderes Verfahren) ohne schriftliche Genehmigung des Verlages reproduziert oder unter Verwendung elektronischer Systeme gespeichert, verarbeitet, vervielfältigt oder verbreitet werden.

Redaktion: Stefanie Heim
Umschlaggestaltung: Pamela Machleidt, Melanie Kretschmar
Umschlagabbildung vorn: shutterstock/Anatomy Insider
Umschlagabbildungen hinten: Harry Schnitger
Alle Fotos im Innenteil von Harry Schnitger, außer:
iStockphoto/DaveLongMedia 58; iStockphoto/melis82 36; iStockphoto/strickke 10, 48; shutterstock/Alila Medical Media 13; shutterstock/didesign021 56; shutterstock/Jacob Lund 32, 40, 46; shutterstock/lzf 26; shutterstock/Maridav 66; shutterstock/Serafino Mozzo 45; shutterstock/sportpoint 34; shutterstock/Syda Productions 180; Thomas Gronwald 203 u.; Max Metz 203 o.
Layout: Katja Muggli, www.katjamuggli.de, Manuela Amode
Satz: Daniel Förster, Belgern
Druck: Florjancic Tisk d.o.o., Slowenien
Printed in the EU

ISBN Print 978-3-7423-0480-3
ISBN E-Book (PDF) 978-3-7453-0003-1
ISBN E-Book (EPUB, Mobi) 978-3-7453-0002-4

Weitere Informationen zum Verlag finden Sie unter

www.rivaverlag.de

Beachten Sie auch unsere weiteren Verlage unter www.m-vg.de

Thomas Gronwald
Thomas Ertelt

STARKE UND GESUNDE HAMSTRINGS

Mehr Beinkraft und Beweglichkeit sowie weniger Verletzungen durch Training der ischiocruralen Muskulatur

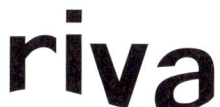

INHALT

Die Hamstrings – eine wichtige, aber verletzungsanfällige Muskelgruppe 6

Funktionell-anatomische Besonderheiten und biomechanische Grundlagen 11

Aufbau der ischiocruralen Muskulatur 12
Die wichtigsten Funktionen der Hamstringmuskulatur 14
Biomechanische Grundlagen 14
Biomechanik der Hamstrings 25

Mechanismen und Risikofaktoren für Verletzungen der Hamstrings 33

Verletzungsmechanismen 34
Risikofaktoren 35
Diagnostik der Kraft- und Dehnfähigkeit 43

Präventionsstrategien und Schutzfaktoren gegen Verletzungen der Hamstrings 47

Präventives Training als Schutz 48

Funktionelles Training der Hamstrings 57

Vielseitiges Training als Schutz vor Hamstringverletzungen 58
Warm-up – empfehlenswerte Strategien zur Bewegungsvorbereitung 62

Übungen für starke und gesunde Hamstrings ... 67

Warm-up-Übungen speziell für die Hamstrings 68
Überblick über die bewegungsvorbereitenden Übungen für das Warm-up 69

Übungen zur Aktivierung der Rumpf- und Hüftmuskulatur 94
Überblick über die Übungen zur Aktivierung der Rumpf- und Hüftmuskulatur 94

Funktionelles Krafttraining für die Hamstrings 118
Überblick über die Übungen zum funktionellen Krafttraining 119

Reaktiv-plyometrische Übungen 153
Überblick über die reaktiv-plyometrischen Übungen 153
So führen Sie die Übungen richtig aus 155

Übungen mit Sprint- und Richtungsänderungsanforderungen .. 174
Überblick über die Übungen des Sprinttrainings 174

Trainingsplanung und -steuerung............... 187
Prinzipien für das Training 188
Parameter der Belastung 189
Empfehlungen für die Trainingsplanung............................ 190
Beispieltrainingsplan für Fortgeschrittene 192
Beispieltrainingsplan für Einsteiger 196

Gelungene Rehabilitation – nur mit strukturiertem Training ... 200

Dank.. 202
Autorenviten... 203
Sachregister 204
Übungsregister... 206
Quellenverzeichnis.. 208

Die Hamstrings – eine wichtige, aber verletzungsanfällige Muskelgruppe

Eine starke und gesunde ischiocrurale Muskulatur, im Englischen auch Hamstrings genannt, ist eine der wichtigsten Komponenten für funktionelle Bewegungsabläufe des Körpers. Die Muskelgruppe an den hinteren Oberschenkeln unterstützt den Körper bei zahlreichen Vorgängen: Sie hilft beim Beugen der Knie, beim Strecken der Hüfte oder stabilisiert die Ausrichtung des Beckens. Im sportlichen Kontext fördert sie die Stabilität der Körpermitte und sorgt für eine funktionelle Kraftübertragung der unteren Extremitäten auf den Rumpf. Deshalb sollten die Hamstrings gezielt trainiert werden, um ihr volles Potenzial zu erhalten und Verletzungen zu vermeiden.

Verletzungen von Muskel- und Sehnenstrukturen gehören zu den häufigsten Verletzungen im Sport, bei denen kein äußerer Einfluss oder Kontakt beispielsweise mit einem Gegenspieler vorausgeht. In einer Langzeitstudie konnte nachgewiesen werden, dass im europäischen Profifußball pro 1000 Stunden Belastung acht Verletzungen in dieser Kategorie auftreten. Das entspricht pro Team und Saison etwa 50 Verletzungen.[1] Bis zu 90 Prozent dieser Verletzungen können den unteren Extremitäten zugeordnet werden.[2] Muskel- und Sehnenverletzungen der Oberschenkelrückseite stellen Wissenschaft, Medizin und die Sportpraxis dabei vor zunehmende Probleme, da die Verletzungsraten während des Trainings seit fünfzehn Jahren kontinuierlich ansteigen. Aktuell repräsentieren im sportlichen Kontext ohne Gegnereinfluss Verletzungen der Hamstrings sogar die häufigste Verletzungsart.[3] Diese machen in Abhängigkeit der Sportart und des Anforderungsprofils bis zu 25 Prozent der Verletzungen der unteren Extremitäten aus.[4,5]

Im Fußball stehen Verletzungen der Hamstrings, bezogen auf alle Verletzungsarten, in diesem Sport an erster oder zweiter Stelle.[6,7,8] Etwa 83 Prozent der Verletzungen an den Hamstrings entfallen dabei allein auf den zweiköpfigen Oberschenkelmuskel *(Musculus biceps femoris)*, etwa 11 Prozent auf den halbmembranösen Muskel *(Musculus semimembranosus)* und etwa 5 Prozent auf den Halbsehnenmuskel *(Musculus semitendinosus)*, aus denen sich die Hamstrings zusammensetzen. Die Gefahr einer erneuten Verletzung der Hamstrings bewegt sich nach einem Monat trotz intensiver rehabilitativer Behandlung, abhängig von der Sportart, im Bereich von 16 bis 60 Prozent.[9,10,11,12] Wiederverletzungen betrafen in einer Studie jedoch ausschließlich den *Musculus biceps femoris*.[13]

Grundsätzlich gilt, dass Verletzungen dieses Muskels insbesondere in Sportarten mit hohen Laufgeschwindigkeiten und Richtungswechseln, vielen Sprüngen sowie schnell wechselnden Beschleunigungs- und Abstoppmanövern, wie im Fußball oder beim Tennis, auftreten.[14]

Auch leichtathletische Disziplinen und sonstige Spielsportarten mit den genannten Anforderungen scheinen besonders risikobehaftet für Hamstringverletzungen zu sein. Ein Beispiel aus der Leichtathletik ereignete sich im WM-Finale der 4 x 100-Meter-Staffel 2017 in London. Ausgerechnet Schlusssprinter Usain Bolt ereilte ein Krampf in der hinteren Oberschenkelmuskulatur und er musste das Rennen auf der Zielgeraden abbrechen. Ein möglicher Grund für den Krampf soll das kühle Wetter, gepaart mit einer relativ langen Wartezeit und einer ungenügenden Bewegungsvorbereitung vor dem Finale, gewesen sein. Ein weiterer Vorfall ereignete sich in einem Ligaspiel des FC Bayern München in Hamburg im Oktober 2017. Während einer einfachen Abstoppsituation zog sich Thomas Müller einen Muskelfaserriss in der hinteren Oberschenkelmuskulatur zu. Er sagte im Anschluss in einem Interview, dass es passiert sei, als er einen Ball mit der Hacke habe zurücklegen wollen. Beide Sportler verletzten sich ohne Einfluss von außen, was auf vielfältige Verletzungsursachen hinweist.

Die Muskelgruppe der Hamstrings zeichnet sich durch ein komplexes Zusammenspiel aus und zeigt wesentliche Besonderheiten in Bezug zur funktionellen Anatomie und biomechanischen Wirkungsweise bei sportlichen Belastungen. Obwohl die ischiocrurale Muskulatur mittlerweile gezielt ins Training eingebunden wird – zumindest im Profibereich werden zahlreiche präventive Maßnahmen umgesetzt – und trotz zunehmender wissenschaftlicher Erkenntnisse zeigt sich, wie bereits erwähnt, ein Anstieg der Verletzungsraten der Hamstrings während des Trainings. Im Wettkampf scheinen die Raten zwar auf hohem Leistungsniveau konstant zu bleiben,[15] die bisherigen Ausführungen machen jedoch offensichtlich, dass bezüglich der Hamstrings Wissenslücken existieren, die zahlreiche Fragen aufwerfen. Was läuft also verkehrt? Haben sich die sportlichen Anforderungen derart drastisch geändert, sodass unsere Hamstringmuskulatur damit nicht mehr zurechtkommt? Im Fußball können Veränderungen im Laufe der letzten Jahre durch höhere Trainings- und Wettkampfintensitäten sowie die Wettkampfdichte nachgewiesen werden.[16] Aber auch auf breitensportlicher Ebene ist in den letzten Jahren eine zunehmende Professionalisierung mit höheren Trainings- und Wettkampfbelastungen registrierbar. Gleichzeitig machen mehr Menschen Sport. Es ist also an der Zeit, die Muskelgruppe der Hamstrings und ihre komplexen Funktionen näher zu betrachten, um die Verletzungsanfälligkeit nachhaltig zu reduzieren.

Das vorliegende Buch bietet den derzeit umfassendsten Ratgeber zur Muskelgruppe der Hamstrings im deutschsprachigen Raum. Wir klären über funktionell-ana-

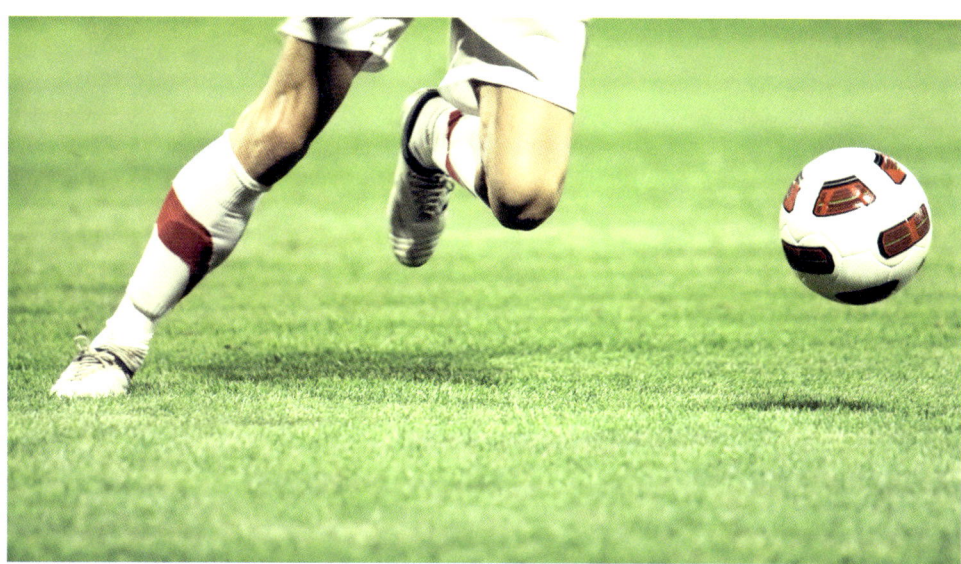

tomische Zusammenhänge auf und verdeutlichen den Bezug zu biomechanischen Hintergründen. Die dargestellten Grundlagen werden anhand sportartspezifischer Beispiele erläutert. Zudem werden wir übergeordnete Mechanismen und Risikofaktoren für Verletzungen der Hamstrings herausstellen und hieraus Schlussfolgerungen für die Sportpraxis ziehen. Faktoren, die vor Verletzungen schützen, werden als spezifische Präventionsstrategien praxisorientiert dargestellt.

Den größten Teil des Buches nimmt jedoch der Praxisteil zum funktionellen Training der Hamstrings ein. Hierbei werden der Funktion entsprechende Übungen vorgestellt und Hinweise zur Trainingsplanung und -steuerung angeführt. Mit dem Ziel, auftretende Verletzungsmuster zu reduzieren, wurde ein ganzheitlicher Ansatz im Hinblick auf gemeinsam arbeitende Muskelgruppen gewählt. Aus diesem Grund betrachten wir nicht nur isoliert die Muskulatur der Hamstrings, sondern erläutern auch Übungen zur Rumpfstabilisierung für den Schulter- und vor allem den Beckengürtel sowie zur Kräftigung der Streck- und Beugemuskulatur der Hüfte. Aufgrund der Dynamik und Komplexität vor allem in Spielsportarten, wie zum Beispiel dem Fußball, werden zudem Übungen, die mit Sprüngen kombiniert werden, sowie Trainingsmöglichkeiten mit Sprint- und Richtungsänderungen beschrieben.

Wir wünschen Ihnen viel Erfolg beim Training der Hamstrings!

Thomas Gronwald
Thomas Ertelt

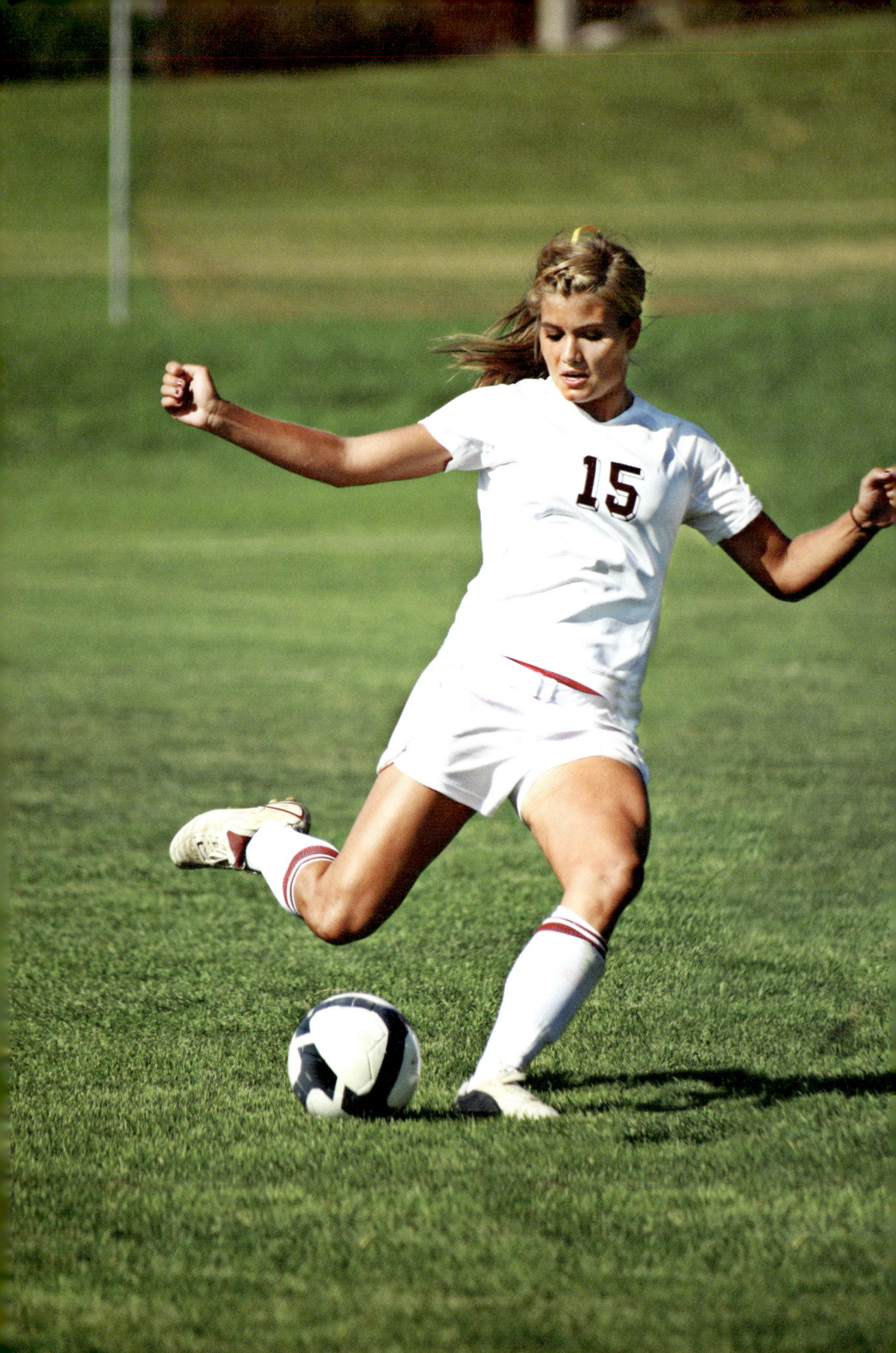

Funktionell-anatomische Besonderheiten und biomechanische Grundlagen

Aufbau der ischiocruralen Muskulatur

Die Hamstrings oder ischiocrurale Muskulatur sind eine Gruppe von vier Muskeln auf der Rückseite des Oberschenkels (Illustration auf Seite 13). Die Gruppe setzt sich zum einen zusammen aus dem zweiköpfigen, also aus zwei Muskelsträngen bestehenden Oberschenkelmuskel, *Musculus biceps femoris*, dessen kurzer Muskelstrang etwa in der Mitte des hinteren Oberschenkels entspringt und seitlich bis über das Kniegelenk verläuft, wohingegen sein langer, zweigelenkiger Strang vom Hüftgelenk bis zum Kniegelenk reicht. Zum anderen wird sie ergänzt durch den zweigelenkigen *Musculus semitendinosus*, den Halbsehnenmuskel, und den ebenfalls zweigelenkigen *Musculus semimenbranosus*, den halbmembranösen Muskel. Beide verlaufen ebenfalls vom Hüft- bis zum Kniegelenk.[17] Zweigelenkige Muskeln, also Muskeln, die über zwei Gelenke verlaufen, zählen zu den längsten Muskeln des Körpers, da diese zum Teil sehr lange Segmente über weit entfernte Gelenke miteinander verbinden.

Der zweiköpfige Oberschenkelmuskel und seine Funktion

Der *Musculus biceps femoris* ist ein zweiköpfiger Muskel und gehört zum lateralen, also seitlich beziehungsweise außen verlaufenden Anteil der Hamstrings. Der lange Muskelstrang, Kopf genannt, entspringt am Sitzbeinhöcker des Beckens. Der kurze Kopf hat seinen Ursprung an der knöchernen Leiste der Schenkelbeinrückseite sowie am hinteren unteren Drittel des Oberschenkelknochens.[18, 19, 20] Beide Muskelköpfe verlaufen am hinteren Oberschenkel, über das Kniegelenk und setzen am oberen Ende des Wadenbeins wieder an. Der kurze Kopf agiert erst am Ende als Verbindungsstück zum langen Kopf.[21] Neuere Studien konnten zudem zeigen, dass die Ansatzsehne dabei einen medialen, also zur Körpermitte hin gelegenen, sowie einen lateralen, also seitlich gelegenen Teil aufweist, mit jeweils einer vorderen und hinteren Komponente. Gleichzeitig gibt es eine Verbindung zur Sehne des Kniekehlenmuskels sowie zum Kniekehlenband, das den Kniekehlenmuskel am Kniegelenk fixiert. Hieraus kann geschlossen werden, dass der *Musculus biceps femoris* und der Kniekehlenmuskel die Kniefunktion und Kniestabilität in Zusammenarbeit entscheidend unterstützen.[22] Allerneueste Untersuchungen haben gezeigt, dass der *Musculus biceps femoris* zusätzlich auch am Schienbein ansetzt.[23] Diese aufgedeckten differenzierten Ansatzpunkte sind hierbei nicht als punktuelle Ansätze anzusehen, sondern nehmen nicht unerhebliche Flächen ein. Dies gilt auch für die folgend beschriebene Muskulatur. Die Funktion und die Belastung des Muskels könnten also noch deutlich komplexer sein, als bisher bekannt.

Ursprung und Ansatz des Halbsehnenmuskels

Der *Musculus semitendinosus*, auch Halbsehnenmuskel genannt, entspringt am Sitzbeinhöcker des Beckens und hat somit einen gemeinsamen Ursprung mit dem langen Kopf des *Musculus biceps femoris*.[24, 25] Er gehört zum medialen Anteil der Hamstrings. Der Ansatz, also das andere Ende des Halbsehnenmuskels, befindet sich an der Innenseite des Schienbeins.

Lage und Länge des halbmembranösen Muskels

Der *Musculus semimembranosus*, auch halbmembranöser Muskel oder Plattsehnenmuskel genannt, entspringt am Sitzbeinhöcker des Beckens und liegt seitlich und oberhalb der Ursprungsstelle des langen Kopfes des zweiköpfigen Oberschenkelmuskels und des Halbsehnenmuskels.[26] Er gehört ebenfalls zum medialen Anteil der Hamstrings. Die Ansätze des *Musculus semimembranosus* sind der

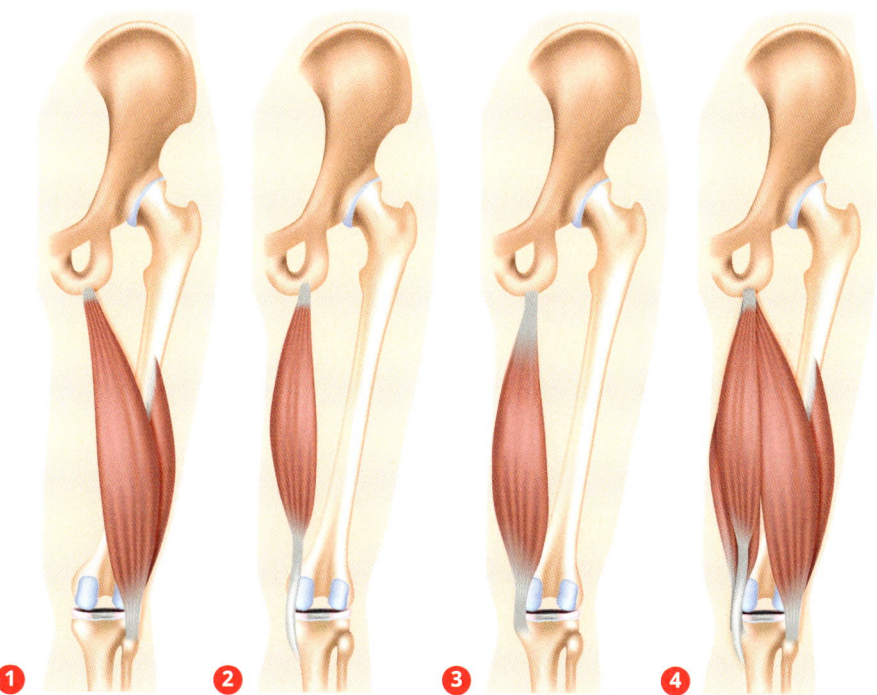

Abgebildet sind hier jeweils Ursprung und Ansatz sowie Zugrichtung der vier Muskelstränge der Hamstrings.
1 Kurzer und langer Kopf des zweiköpfigen Oberschenkelmuskels (Musculus biceps femoris)
2 Halbsehnenmuskel (Musculus semitendinosus)
3 Halbmembranöser Muskel (Musculus semimembranosus)
4 Komplette Muskelgruppe der Hamstrings

innere Schienbeinknorren, das schräge Kniekehlenband und die Faszie des Kniekehlenmuskels. Der *Musculus semimembranosus* bildet damit den längsten Muskel der Hamstrings.[27, 28, 29]

Die wichtigsten Funktionen der Hamstringmuskulatur

Weshalb nun ist die Muskulatur der hinteren Oberschenkel so wichtig für die reibungslosen Bewegungsabläufe unseres Körpers und welche Funktionen hat sie? Alle Muskeln der Hamstrings beugen das Kniegelenk und tragen mit Ausnahme des kurzen Kopfes des *Musculus biceps femoris* zur Streckung im Hüftgelenk bei. Nicht nur im Sport, sondern auch im Alltag ist eine starke und gesunde Hamstringmuskulatur daher von größter Wichtigkeit und unterstützt die ebenso wichtige Gesäß- beziehungsweise Glutealmuskulatur. Dies bedeutet, dass erst durch die reibungslose Zusammenarbeit aus Glutealmuskulatur als Agonist, sprich ausführende Muskulatur, und Hamstringmuskulatur als Synergist, sprich unterstützende Muskulatur, bestimmte Bewegungen der streckenden Muskelkette in den Beinen möglich sind.

Bei gebeugtem Kniegelenk tragen *Musculus semitendinosus* und *Musculus semimembranosus* zudem zur Innenrotation im Kniegelenk und der *Musculus biceps femoris* zur Außenrotation bei. Der *Musculus semitendinosus* stabilisiert unter Belastung das Kniegelenk gegenüber einer X-Beinstellung (Vagus-Stress), der *Musculus biceps femoris* gegenüber einer O-Beinstellung (Varus-Stress), wodurch eine Verletzung des Kniegelenks vermieden wird. Der *Musculus semitendinosus* und der *Musculus semimembranosus* können das Bein zusätzlich im Hüftgelenk bei gestreckter Hüfte nach innen rotieren, der *Musculus biceps femoris* trägt in dieser Konstellation gering zur Außenrotation bei. Der *Musculus semimembranosus* arbeitet zudem gegen die Abduktion (das Abspreizen des Beins) im Hüftgelenk sowie gegen die Außenrotation im Kniegelenk. Der *Musculus biceps femoris* arbeitet gegen die Innenrotation im Kniegelenk. Durch die benannten Funktionen stabilisieren die Hamstrings das gesamte Kniegelenk und unterstützen damit auch das vordere Kreuzband. Dieses verhindert, dass das Schienbein gegenüber dem Oberschenkelknochen nach vorn gleitet sowie das Kniegelenk rotiert.

Um die Funktionsweise, die Aufgaben und das Risiko für Verletzungen zu verstehen sowie gezielte Trainingsmethoden für die Hamstringmuskulatur daraus abzuleiten, werden im Folgenden die biomechanischen Grundlagen erläutert.

Biomechanische Grundlagen

Kraft und Bewegung umzusetzen basiert immer auf einem genau abgestimmten und hochkomplexen Zusammenspiel aus Muskeln, Skelett, Nervensystem, Bewegungserfahrung und Genetik. Die Biomechanik beschreibt im Speziellen das Zusammenspiel aus aktiven und passiven Strukturen des Stütz- und Bewegungssystems auf der Grundlage mechanischer Gesetzmäßigkeiten. Beeinflusst wird Bewegung zudem durch mögliche Einschränkungen, die sich aus dem Kontext der aktuellen Situation ergeben. Ist der Körper akut oder chronisch beeinträchtigt, bestimmt dies die Verträglichkeit von Belastungen und damit das Risiko für Verletzungen. Letzteres erhöht sich zudem drastisch, wenn sich die aktuelle Bewegungssituation schlagartig und nicht entsprechend planbar ändert: beispielsweise in Spielsportarten, wenn eine Person aufgrund einer veränderten Spielsituation beim Laufen plötzlich abstoppt oder unvorhergesehen in eine Vertiefung oder auf eine Erhöhung tritt. Um die Prozesse und Bedingungen für Verletzungen zu verstehen und die passenden Präventionsstrategien wählen zu können, ist es notwendig, einige ausgewählte Grundlagen zur Muskulatur und im besonderen Maße zum Spezialfall der Hamstrings zu kennen.

Aufbau und Funktion von Muskeln

Wenn im Allgemeinen von Muskulatur oder einem Muskel gesprochen wird, dann handelt es sich bei genauerer Betrachtung

---

INFO | **Kontraktionsformen der Muskulatur**

Arbeitet ein Muskel und spannt sich an, spricht man von einer Muskelkontraktion. Hierbei unterscheidet man konzentrische von exzentrischen und isometrischen Kontraktionen der Muskulatur: Während einer **konzentrischen** Bewegung wird ein Widerstand überwunden, also zum Beispiel eine Last oder ein Gewicht gehoben. Der Muskel verkürzt sich infolgedessen zwischen Ursprung und Ansatz.

Bei der **exzentrischen** Kontraktion wird einer großen Last nachgegeben, also zum Beispiel die Langhantel beim Bankdrücken abgesenkt – dadurch verlängert sich der Muskel zwischen Ursprung und Ansatz.

Muss die Muskulatur Haltearbeit leisten, beim Halten einer Last oder bei der Arbeit gegen einen unüberwindbaren Widerstand, spricht man von statischer beziehungsweise **isometrischer** Kontraktion. Die Muskellänge bleibt (annähernd) gleich und die Muskelspannung verändert sich.

um einen ganzen Muskel-Sehnen-Komplex, der je nach physiologischem Aufbau aus Sehnen, Bindegewebe (Fasziengewebe) sowie den Muskelzellen besteht. Häufig finden sich am Ansatz von Muskeln sogenannte Aponeurosen, flächige Strukturen aus Bindegewebe, die die einzelnen Muskelfasern mit einer Sehne verbinden. Sehnen stellen wiederum die Verbindung zwischen Muskel und Knochen her. Sehnen werden vor allem stark belastet, wenn sich ein Muskel verlängert oder verkürzt und die Sehne dadurch unter Zug gerät oder zusammengedrückt wird. Unter diesem Aspekt müssen Sehnen, Aponeurosen und auch das Bindegewebe, mechanisch gesehen, die Eigenschaften einer Feder aufweisen. Dadurch haben sie wiederum direkten Einfluss auf die Funktion des Muskels sowie seine Fähigkeit, Kraft zu erzeugen und auf den Knochen zu übertragen. Weil sie unterschiedlich steif sind – Sehnen sind sehr steif, Bindegewebe dagegen eher weich –, sind sie in der Lage, mechanische Energie, also den Zug an ihnen, in sogenannte Verformungsenergie umzuwandeln und zu speichern beziehungsweise später wieder abzugeben. Sie stellen somit die passiven Kraftproduzenten eines Muskel-Sehnen-Komplexes dar.

Dieser scheinbar einfachen Struktur steht die deutlich komplizierter aufgebaute Muskelzelle gegenüber. Da sie sich infolge eines Reizes eigenständig zusammenziehen beziehungsweise verkürzen kann, stellt sie das aktive kontraktile Bauelement eines Muskelkomplexes dar. Chemische Energie wird durch die »Verbrennung« in der Muskelzelle in mechanische Energie umgewandelt. Der Muskel kontrahiert und erzeugt Kraft. Die Kraft, die der Muskel erzeugen kann, hängt dabei nicht nur von den chemischen beziehungsweise energetischen Bedingungen ab, sondern auch von seiner jeweiligen Länge (vergleiche Kraft-Längen-Funktion, Seite 17) und von der Geschwindigkeit, mit der er die Kraft aufbringen soll (vergleiche Kraft-Geschwindigkeit-Funktion ab Seite 20). Während die erste Funktion maßgeblich von der individuellen Körperteilpositionierung des Sportlers abhängt, also wie seine Körpersegmente und Gelenke angeordnet sind, hängt die zweite Funktion von der Bewegungsgeschwindigkeit beziehungsweise der zu bewegenden Last ab. Um diese Abhängigkeiten und ihre Wirkung zu verstehen, muss der Aufbau dieser kontraktilen Bauteile näher betrachtet werden.

Eigenschaften der Kraft-Längen-Funktion

Die Kraft-Längen-Funktion beschreibt, wie viel Kraft der Muskel abhängig von seiner Länge erzeugen kann. Das Phänomen zeigt sich beispielsweise, wenn wir beim Tragen von schweren Gegenständen eine bestimmte Armposition einnehmen. Wir sorgen durch das Beugen des Arms dafür, dass der Muskel in einem optimalen

Längenbereich ausgerichtet wird, um das Gewicht zu heben und zu tragen. Bei sogenannten eingelenkigen Muskeln, also Muskeln, die über nur ein Gelenk ziehen, steht die Kraft-Längen-Funktion unmittelbar in Relation zum Gelenkwinkel.

Das kleinste kontraktile Element eines Muskels stellt das Sarkomer dar. Dieses ist der »Motor« des Muskels, welcher durch chemische Vorgänge zur Verlängerung und Verkürzung wie auch zur Generierung der Kraft führt.[30, 31, 32] Ein solches Sarkomer ist nur etwa 3 Mikrometer (µm) groß. Viele solcher Sarkomere hintereinander können Muskelfasern von mehreren Zentimetern ergeben.

In einer starken Vereinfachung besteht ein Sarkomer aus drei Einheiten, wobei zwei dieser Einheiten einem in der Mitte durchgeschnittenen Röhrchen entsprechen (Aktinfilamente) und das dritte einer innerhalb der beiden Röhrchen befindlichen Führungsschiene (Myosinfilament). Diese scheinbar freie Führungsschiene besitzt entlang ihrer Achse zahlreiche »Myosinköpfchen«, die zentriert und symmetrisch gegeneinander verdreht angeordnet sind.[33] Die Myosinköpfchen können infolge chemischer energieverbrauchender Prozesse an die Aktinfilamente andocken und umklappen – dieser Vorgang nennt sich »Brückenbindung«. Aufgrund der symmetrischen Anordnung bewirkt das Umklappen der Köpfchen in Richtung des Zentrums der Führungsschiene, dass sich die beiden Aktinfilamente annähern und in Richtung Sarkomermitte gezogen werden.

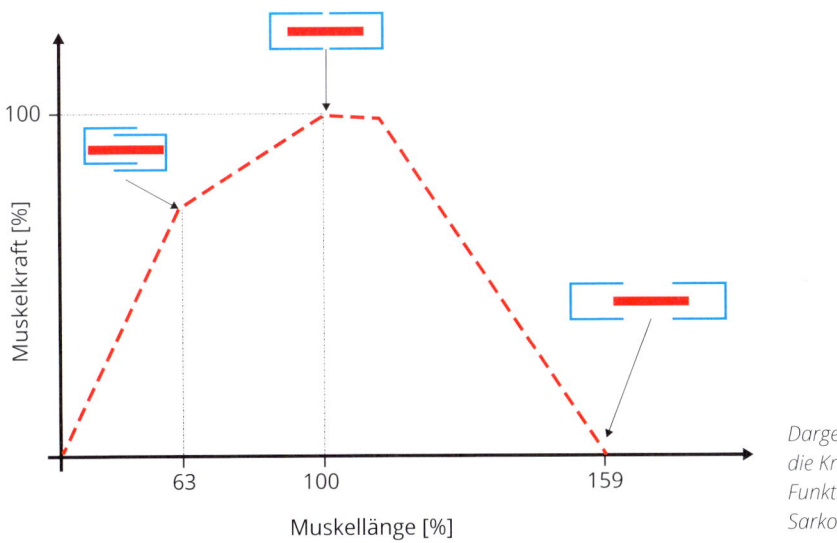

Dargestellt ist hier die Kraft-Längen-Funktion eines Sarkomers.[34]

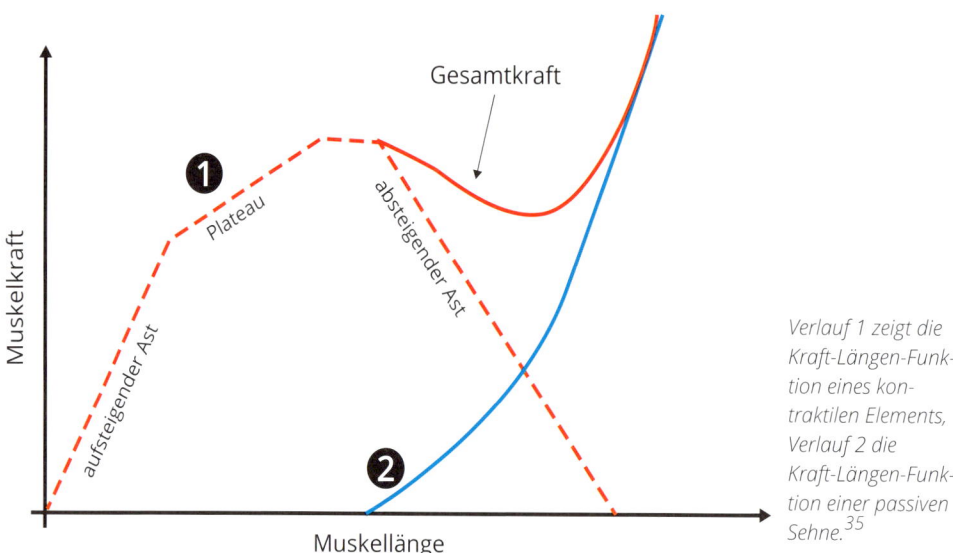

Verlauf 1 zeigt die Kraft-Längen-Funktion eines kontraktilen Elements, Verlauf 2 die Kraft-Längen-Funktion einer passiven Sehne.[35]

Je mehr Myosinköpfchen gleichzeitig an die Aktinfilamente andocken können, umso mehr Kraft kann erzeugt werden. Die Zahl der möglichen Andockstellen, »Querbrücken« genannt, hängt jedoch von der Distanz der beiden Aktinfilamente ab. Bei einer optimalen Länge von 2,5 bis 2,8 Mikrometern ist die Zahl der Querbrücken am größten[36] und der Muskel ist in der Lage, seine größte aktive Kraft zu generieren. Übersteigt die Muskellänge diesen Bereich, so sinkt die Zahl der möglichen Andockstellen. Da hierdurch weniger Querbrücken ausgeprägt werden können, kann der Muskel auch nicht mehr so viel Kraft erzeugen. Ähnlich verhält es sich, wenn die Muskellänge unter das Maß der optimalen Länge reduziert wird. Dann sind zwar alle Myosinköpfchen von Aktinfilamenten umgeben, jedoch überlagern sich die Andockstellen. Nicht mehr alle Anheftungsstellen können genutzt werden und aufgrund der fehlenden Querbrückenanbindungen vermindert sich die mögliche Muskelkraft. Diese Beziehung zwischen der möglichen Anzahl an Querbrücken und der Muskellänge nennt man Kraft-Längen-Funktion.

Der Muskel besteht jedoch, wie bereits beschrieben, nicht nur aus den aktiven kontraktilen Elementen, sondern auch aus den passiven Eigenschaften der Sehne, Aponeurose und des Bindegewebes. Diese passiven Elemente bewirken infolge ihrer mechanischen Verformung, dass die vom Muskel generierte Kraft mitunter deutlich höher ausfällt als die aktiv erzeugten Kräfte: Hintergrund sind die durch die passiven »Federn« ausgeübten

Rückstellkräfte, die bei entsprechend verlängertem Muskel zusätzlich Kräfte provozieren. Diese Extrakräfte addieren sich zum ursprünglichen Kraftpotenzial.[37] Die Abbildung auf Seite 18 zeigt ein solches Verhalten.

> **INFO** **Der Muskel passt sich seiner Nutzung an**
>
> Wird infolge von immer wiederkehrenden gleichen Gelenkkonstellationen kontinuierlich in bestimmten Muskellängen trainiert, wie zum Beispiel beim Radfahren mit geringem Hüftwinkel oder beim Laufen mit großem Hüftwinkel, kann dies dazu beitragen, dass sich die Sarkomerzahl und -länge je nach Sportart unterschiedlich entwickelt. Aus ökonomischen und Effizienzgründen ist der Muskel nämlich immer bestrebt, in seiner optimalen Länge zu arbeiten. So wird bislang vermutet, dass Radfahrer durch das regelmäßige Training in sitzender Position im Vergleich zu Läufern eine geringere Sarkomerzahl in der vorderen Oberschenkelmuskulatur besitzen. Diese geringere Sarkomerzahl sorgt dafür, dass der Oberschenkelmuskel eines Radfahrers in einer gestreckteren Gelenkkonstellation, also zum Beispiel beim Laufen, schon bei kleiner Längenänderung vorrangig im absteigenden Verlauf der Kraft-Längen-Funktion arbeitet, sprich, aufgrund seiner Verlängerung von vornherein weniger Kraft besitzt. Läufer bilden im Umkehrschluss aufgrund der »Überstreckung« im Hüftgelenk durch die Laufbewegung deutlich mehr Sarkomere in der vorderen Oberschenkelmuskulatur aus und arbeiten auf dem Fahrrad infolge der sitzenden Position eher im aufsteigenden Verlauf der Kraft-Längen-Funktion.[38] Das Gleiche gilt für die Hamstrings, denn die Körperposition beim Laufen wirkt sich nicht nur auf die Sarkomerzahl in der vorderen Oberschenkelmuskulatur aus, sondern verringert gleichzeitig die Sarkomerzahl in den Hamstrings, insbesondere im *Musculus biceps femoris*.
>
> Rein mechanisch betrachtet, bedeutet eine reduzierte Sarkomerzahl in einem Muskel immer auch, dass seine maximale Länge schneller erreicht ist, sofern hier die Sehne nicht ausgleicht. Ein Läufer, der es gewohnt ist, immer mit aufrechtem Oberkörper und gestreckter Hüfte zu laufen, gerät bei unvorhergesehenen Situationen, in welchen es kurzfristig zu einer drastischen Längenänderung im *Musculus biceps femoris* kommt, schnell in den Grenzbereich der Belastbarkeit bezüglich der Muskellänge. Ein Beispiel ist ein kurzes Abstoppen, das den Oberkörper um die Hüfte nach vorn rotiert. Verletzungen wie zum Beispiel Zerrungen sind die Folge.

Zusammenhang von isometrischer und maximaler Kraft

Es existieren zahlreiche Tests, mit denen sich die maximale Kraftfähigkeit ermitteln lässt. Ein wichtiges Kriterium ist hierbei, dass sich die Muskellänge während der getesteten Anspannung nicht verändert. Man spricht dann von einer isometrischen Kontraktion: Der Muskel kontrahiert, ohne dabei seine Länge zu ändern (Kasten »Kontraktionsformen der Muskulatur«, Seite 15). Diese isometrische Kraft entspricht in der Regel unserer maximal möglichen Muskelkraft.

Die isometrische Kraft ist allerdings immer auch abhängig von der aktuellen Muskellänge (Grafik, Seite 18). In unterschiedlichen Gelenkstellungen besitzen wir temporär unterschiedliche Maximalkräfte. Die absolute Maximalkraft (auch als F_{iso} bezeichnet) ist die Kraft, die durch das Ausrichten des Muskels auf die optimale Muskellänge generiert werden kann.

Über die gemessene absolute Maximalkraft lässt sich das Muskeltraining gezielt steuern und je nach Körperbau, Geschlecht und Sportart individuell anpassen. Ein Praxisbeispiel ist die stark individuell variierende Positionierung der Startblöcke beim Sprint. Ziel ist es, nicht eine allgemeine Position einzunehmen, sondern jeden Muskel auf eine möglichst optimale Länge einzustellen, damit zum Start die höchsten Kräfte zur Beschleunigung aktiviert werden können.

Eigenschaften der Kraft-Geschwindigkeit-Funktion

Im Alltag und vor allem im Sport ist die erzeugte Muskelkraft nicht nur von der Länge des Muskels abhängig, sondern auch von der Last, die bewegt werden soll, und der Geschwindigkeit, mit der eine Bewegung ausgeführt werden soll. So können wir ein kleines Gewicht deutlich schneller bewegen als ein hohes Gewicht. Ebenso ist ein kleines Gewicht nahe am Körper deutlich schneller bewegbar als ein weit vom Körper entferntes. In sitzender Position auf einem Ruderergometer mit keinem oder kleinem Widerstand können wir, da wir unser Körpergewicht nicht tragen müssen, die Beine deutlich schneller strecken als beispielsweise im Stehen aus einer ähnlichen Position heraus, also aus einer Kniebeuge oder einer Hockposition bei einem Strecksprung (zum Beispiel Squat Jump, Seite 158). Ein großer Mensch mit langen Beinen kann im Allgemeinen seine Beine nicht so schnell bewegen wie ein kleinerer Mensch. Das ist mit ein Grund, weshalb sich Kinder mit schnelleren Schritten bewegen als Erwachsene beziehungsweise wieso Sprinter, um konkurrenzfähig zu sein, eine gewisse Körpergröße nicht überschreiten sollten.

Die Bewegungsgeschwindigkeit nimmt durch Belastung mit zusätzlichem Gewicht weiter ab und erreicht null, wenn wir das Gewicht nicht mehr bewegen können. Wir generieren dann zwar die maximale Kraft des Muskels, sind aber nicht mehr in der Lage, das Gewicht zu bewegen. Die Muskulatur arbeitet, wie beschrieben, isometrisch. Sobald die Last jedoch verringert wird, ist der Muskel wieder in der Lage, das Gewicht zu bewegen. Dabei verkürzt sich der Muskel aktiv, er arbeitet konzentrisch (Kasten »Kontraktionsformen der Muskulatur«, Seite xx). Das Verhältnis zwischen Kraft und Geschwindigkeit ist jedoch nicht linear, sondern entspricht bei konzentrischer Muskelarbeit einer steilen Hyperbel.

Anhand einer solchen exemplarischen Kurve wird offensichtlich, dass die zu erbringende Kraft nachhaltig reduziert werden muss, wenn nur wenig Bewegungsgeschwindigkeit erforderlich ist. Sollen beispielsweise nur 10 Prozent der maximalen Kontraktionsgeschwindigkeit erreicht werden, so fällt die zur Verfügung stehende maximale isometrische Kraft um etwa 35 Prozent ab. Bei 17 Prozent der maximalen Kontraktionsgeschwindigkeit sind sogar nur noch 50 Prozent der maximalen Kraft realisierbar.[39]

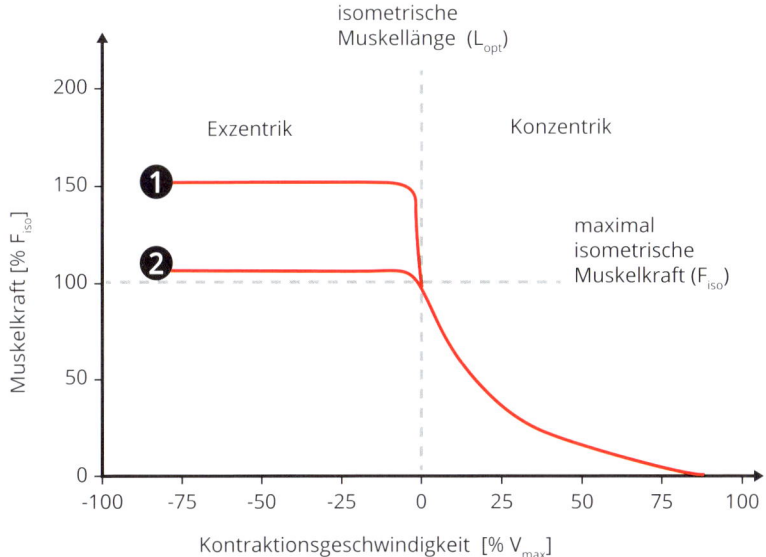

Die schematische Darstellung zeigt die Kraft-Geschwindigkeit-Funktion für konzentrische und exzentrische Muskelarbeit.[40,41] Verlauf 1 zeigt die Funktion für eine trainierte Person, Verlauf 2 für eine untrainierte Person.

L_{opt}: optimale Länge des Muskels
F_{iso}: Maximalkraft des Muskels bei optimaler Länge
Skalierung x-Achse: prozentual in Abhängigkeit der maximalen Kontraktionsgeschwindigkeit (V_{max})
y-Achse: prozentual in Anhängigkeit der maximalen isometrischen Kraft (F_{iso})

Anders sieht es bei exzentrischer Muskelarbeit aus, den Bewegungsphasen, in denen der Muskel sich verlängert, während er kontrahiert (Kasten »Kontraktionsformen der Muskulatur«, Seite 15). Hier nimmt die Muskelkraft zu, wenn man sich schneller bewegt. Grund ist, dass unsere Muskulatur infolge ihrer passiven Elemente (zum Beispiel Sehnen) und deren Eigenschaften durchaus in der Lage ist, deutlich mehr Kraft zu erzeugen, als aufgrund ihrer aktiven kontraktilen Elemente möglich wäre. Dieses Phänomen wurde bereits näher beschrieben und besitzt einen elementaren Einfluss auf die Kraft-Geschwindigkeit-Funktion. Arbeitet der Muskel exzentrisch, kann die Muskelkraft in Abhängigkeit der Bewegungsgeschwindigkeit die maximal isometrische Kraft um 50 bis 100 Prozent übertreffen.[42] Typische Bewegungen, in denen derartige Effekte zum Tragen kommen, sind Landungen, abrupte Stopps, Bergabläufe sowie insbesondere das Laufen auf dem Vorderfuß. Ab einer bestimmten Geschwindigkeit erreicht die realisierbare Kraft jedoch ihren Maximalwert. Das Kraftniveau kann dann bei steigender Geschwindigkeit zwar gehalten, jedoch nicht weiter gesteigert werden.

Überraschenderweise konnte eine derartige Überhöhung der maximal isometrischen Kraft nur für gut trainierte Personen nachgewiesen werden. Bei weniger oder untrainierten Personen steigt die isometrische Kraft während exzentrischer Muskelarbeit bei höherer Bewegungsgeschwindigkeit nur gering an.[43] Erklärt werden kann dieser Unterschied zwischen den Gruppen durch Defizite in der Kraftfähigkeit der aktiven und kontraktilen Elemente des Muskels: Bei trainierten Personen ist der »aktive« Teil des Muskel-Sehnen-Komplexes in der Lage, sich zu versteifen, indem er schneller kontrahiert und so mehr Kraft erzeugt. Der Muskel-Sehnen-Komplex kann dann quasi statisch maximal isometrisch arbeiten, ohne seine Länge zu verändern. Dieser Muskelteil ist dann deutlich steifer als die Sehne, weshalb die Längenänderung fast ausschließlich über diese erfolgt. Da in einem solchen Fall nun die Sehne verlängert ist, wird Verformungsenergie in ihr gespeichert beziehungsweise durch sie abgegeben (vergleiche Kraft-Längen-Funktion, Seite 18). Bei untrainierten oder weniger trainierten Personen ist es dem aktiven Teil des Muskels nicht möglich, sich derart zu aktivieren. Die Sehne ist bei diesen Personen fast ausnahmslos steifer als die aktiven kontraktilen Elemente. Aus diesem Grund wird der Muskel vorrangig durch eine passive Verlängerung des aktiven Elements verlängert.

Trainierte Personen verletzen sich daher aufgrund der hohen Steifigkeit des aktiven Muskelelements eher im Bereich der Sehne, während untrainierte oder weniger trainierte Personen verstärkt Verletzungen des aktiven Muskelteils aufweisen.[44]

Der dargestellte Zusammenhang der Kraft-Längen- und der Kraft-Geschwindigkeit-Funktion zeigt, dass Muskelkraft auf identischem Level sowohl durch konzentrische Muskelarbeit erzeugt werden kann als auch durch exzentrische Kraft. Hierbei überlagern sich passive Kräfte und der Muskel wird deutlich geringer aktiviert. Typischerweise gehen in sportlichen Situationen exzentrische Muskelbelastungen immer mit hohen Kräften einher, die ein hohes Risiko für Verletzungen bedeuten. Das gilt auch, wenn die exzentrische Muskelkraft nicht maximal ist, wie beispielsweise beim Bergablaufen. In solchen Fällen kann insbesondere bei untrainierten Personen Muskelkater auftreten. Muskelkater ist die Folge von Muskelzerstörung, sogenannten Mikrotraumen. Ein geringes Maß dieser »Zerstörung« ist ein erwünschter Effekt, der den Muskel entsprechend auf kommende Belastungen vorbereitet, indem dieser sich anpasst.[45, 46]

Grundlagen mehrgelenkiger Muskulatur

Unser Körper verfügt über sogenannte eingelenkige Muskeln, die über ein Gelenk arbeiten, sowie zwei- oder mehrgelenkige Muskeln, die über zwei oder mehrere Gelenke arbeiten. Vor allem die zweigelenkigen Muskeln sind aufgrund ihres zum Teil sehr komplexen Verhaltens und eines erhöhten Verletzungsrisikos von biomechanischem Interesse. Ihre Hauptwirkung entwickeln diese Muskeln in der sagittalen Bewegungsebene, also bei linearen Bewegungen gerade nach vorn oder hinten. Auf dieser Ebene sind die Hebelarme dieser Muskeln zum jeweiligen Gelenk anatomisch durchweg größer als im Vergleich zu anderen Dreh- und Bewegungsachsen. Zu den zweigelenkigen Muskeln der unteren Extremitäten zählen am Unterschenkel der zweiköpfige Wadenmuskel und am Oberschenkel unter anderem der gerade Muskel der vorderen Oberschenkelmuskulatur sowie die gesamte Hamstring-Muskulatur mit Ausnahme des kurzen, eingelenkigen Kopfs des *Musculus biceps femoris*.

Anatomisch betrachtet, ist die Funktion zweigelenkiger Muskeln ähnlich der der eingelenkigen Muskeln: Je nachdem, auf welcher Seite eines Gelenks sie angeordnet sind, tragen sie zur Beugung oder Streckung des jeweiligen Gelenks bei. Von daher ist es durchaus gerechtfertigt, dass man nach dem »Mehrwert« derartiger Muskeln fragt, wenn diese Aufgaben ebenso gut von eingelenkigen Muskeln realisiert werden könnten. Zweigelenkige Muskeln sind genauso wie unsere anderen Körperstrukturen im Rahmen eines Anpassungsprozesses über Jahrmillionen entstanden. Von daher muss davon ausgegangen werden, dass sie einen elementaren Vorteil ausweisen, der ihre Existenz begründet. Betrachtet man die Anatomie des Kniegelenks und hier beispielsweise die Ansatzgeometrie des geraden Oberschenkelmuskels sowie des *Musculus biceps femoris* der Hamstrings, so ist sofort ersichtlich, dass der gerade Oberschenkelmuskel ein Kniestrecker und der *Musculus biceps femoris* ein Kniebeuger ist. Zahlreiche Fitnessgeräte und Übungen ermöglichen das isolierte Training dieser Funktionen. Diese Betrachtung und Funktionen als Kniestrecker und -beuger erscheint auf den zweiten Blick allerdings unschlüssig, da nachgewiesen wurde, dass beide Muskeln simultan aktiviert werden können – in diesem Fall also theoretisch gegeneinander arbeiten.[47, 48, 49, 50] Gleichzeitig konnte bei unterschiedlichen getesteten Personen gezeigt werden, dass deren Muskeln nicht nur unterschiedlich aktiviert werden,[51] sondern darüber hinaus bei gleichen Bewegungen auch völlig entgegengesetzte Funktionen einnehmen[52] (vergleiche »Lombardsches Paradoxon«, Seite 28).

Viele Prozesse und Verhaltensweisen zweigelenkiger Muskeln sind sowohl von der grundlegenden Anatomie,[53, 54] der Muskelmechanik wie auch von der neuronalen Ansteuerung noch nicht eindeutig geklärt.[55, 56] Insbesondere für die Hamstrings existieren erhebliche Wissensdefizite.[57, 58, 59, 60, 61, 62] Klar ist jedoch, dass zweigelenkige Muskeln als Problemlöser verstanden werden müssen, die ein System aus eingelenkigen Muskeln unterstützen und dadurch elementare Vorteile bieten.[63] Eingelenkige Muskeln bewegen ausschließlich ein Gelenk. Ihre Kraftfähigkeit, die auch von der Kraft-Längen-Funktion bestimmt wird, wird direkt über die jeweilige Gelenkstellung beeinflusst. Ein ausschließlich darauf basierendes System erfordert allerdings eine enorme Steuerungs- und Kontrollleistung des Gehirns, da die Muskeln weitestgehend unabhängig voneinander aktiviert und deaktiviert werden müssen. Gleichzeitig können Kräfte, die an einer Stelle erzeugt werden, nicht an andere Gelenke übertragen werden. Würde sich in einem solchen Fall die Kniestreckmuskulatur aktivieren, um das Bein zu strecken, so müsste die Sprunggelenkmuskulatur mindestens die gleiche Kraft aufbringen, damit die im Kniegelenk erzeugte Leistung im Sprunggelenk zumindest nicht vernichtet wird. Zweigelenkige Muskeln sind in der Lage, Kräfte von unterschiedlichen Gelenken zu anderen Gelenken zu übertragen. Sie können aufgrund ihrer passiven Eigenschaften ähnlich wie ein Seilzug agieren und zum Beispiel die im Hüft- und Kniegelenk erzeugten Kräfte passiv auf das Sprunggelenk transferieren, ohne dabei selbst aktiv zu sein.[64] Somit sind sie maßgeblich an der Maximierung der Leistung beteiligt. Ein nachgeschalteter eingelenkiger Muskel muss demnach nicht maximal kontrahieren, sondern kann die Kraft, die von einem anderen Gelenk via den zweigelenkigen Muskel zur Verfügung gestellt wird, zu seiner Kraft addieren, um die Nettoleistung zu erhöhen.

Von größerer Bedeutung ist aber, dass in einem rein eingelenkig organisierten System die Richtung, in die die Kraft wirkt, nicht eindeutig bestimmbar ist. Bestimmte Bewegungen könnten wir in diesem Fall nicht koordiniert und gezielt ausführen. Dies kann zum Beispiel ein Sprung, ein Schritt, ein bestimmtes Manöver in einer Spielsportart oder ein Wurf sein. Immer wenn eine Bewegung in eine bestimmte Richtung geschehen soll, dürfen sich einzelne Körpersegmente nur innerhalb bestimmter Grenzen bewegen. An der Bewegung des Sprunggelenks lässt sich dies veranschaulichen: Die Wadenmuskulatur, speziell der Schollenmuskel als kräftigster Unterschenkelmuskel, kann das Sprunggelenk an verschiedenen Orten strecken – in der Luft, vor uns, hinter uns, am Boden. Wo er letzten Endes das Gelenk streckt, wird durch die Positionierung der Beine geregelt, und die Positionierung erfolgt durch die zweigelenkige Muskulatur. Wollen wir besonders hoch springen oder schnell und effektiv aus dem Rennen abstoppen, so übernehmen die zweigelenkigen Muskeln das »Feintuning« der relevanten Muskulatur, um die Gelenke und Segmente optimal zu positionieren sowie die Weiterleitung von Kräften zu maximieren.[65]

Die besondere Fähigkeit zur Feinabstimmung des Gesamtsystems wird auch dadurch bestätigt, dass einige zweigelenkige Muskeln über mehr als das Doppelte an Feedbacksensorik – sprich Rezeptoren, die Informationen im Muskel-Sehnen-Komplex weiterleiten – verfügen als eingelenkige Muskeln.[66] Insbesondere bei hochenergetischen Aufgaben kommt dieser Sensorik eine Schlüsselfunktion zu. Während die Funktion eingelenkiger Muskeln ausschließlich auf der Informationen von Muskelrezeptoren (Muskelspindeln) basiert, erhalten zweigelenkige Muskeln zahlreiche Informationen aus ihrer Umwelt.[67] Diese Rückmeldung betrifft auch die Kopplung zu anderen Muskeln und deren Informationsverarbeitung – so ist der *Musculus biceps femoris* als Teil der Hamstrings an den Kniekehlenmuskel gekoppelt.[68] Möglichst viele Informationen zu erhalten macht ein System gegenüber möglichen störenden Einflüssen robuster, da Ausfälle oder Abweichungen kompensiert werden können. Ein derartiges System ist einfacher zu handhaben und bedarf weniger bewusster Steuerungsprozesse, da die zweigelenkigen Muskeln bereits viele Informationen über Rezeptoren und Muskelverknüpfungen integrieren. Evolutionär gesehen, ist die Entwicklung zweigelenkiger Muskeln also durchaus sinnvoll.

Biomechanik der Hamstrings

Die Funktion der Hamstrings wird in der Medizin, Physiologie und Sportwissenschaft meist am Beispiel des Gehens und Rennens beschrieben. Hamstrings sind hier im letzten Viertel der Schwungphase aktiv, kurz bevor der Fuß wieder vorn aufsetzt, um die Hüftstreckung einzuleiten und das Vorschwingen des Unterschenkels infolge der Kniestreckung abzubremsen. Solange das Knie gebeugt ist, dreht der *Musculus biceps femoris* das Bein aufgrund seiner schrägen Zugrichtung nach außen. Der *Musculus semitendinosus* wie auch der *Musculus semimembranosus* rotieren das Bein nach innen und unterstützen dadurch den Kniekehlenmuskel. Aufgrund ihrer innenliegenden Position sichern sie auch die Verbindung von Oberschenkelhals und Hüftpfanne und stabilisieren dadurch das Hüftgelenk während dieser Bewegung.

Ab dem Bodenkontakt tragen die Hamstrings dazu bei, die Vorwärtsrotation des Unterschenkels und des Oberkörpers zu verringern. Zu Beginn der Kontaktphase stabilisieren sie in Kombination mit der vorderen Oberschenkelmuskulatur zudem das Kniegelenk. Eine solche Co-Kontraktion stabilisiert auch das Bein unmittelbar nach Bodenkontakt.[69, 70] Da es sich bei den Hamstrings fast ausschließlich um zweigelenkige Muskeln handelt, wäre es allerdings zu einfach, die Funktion der Hamstrings auf kniebeugende und hüft-

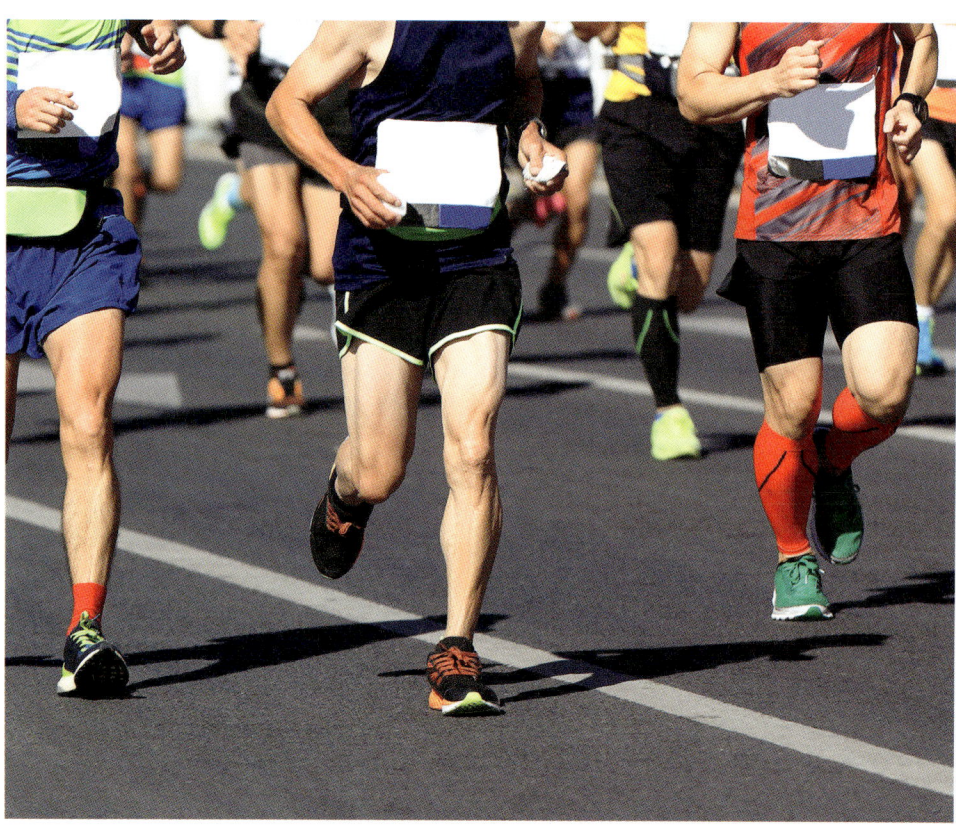

Die Hamstrings tragen maßgeblich zur Stabilisierung des Beckens in der Stützphase des Laufens bei.

streckende oder beinrotierende Funktionen zu beschränken. Auch deutet die steigende Zahl der Hamstringverletzungen trotz oder gerade aufgrund diverser präventiver Maßnahmen auf ein hochkomplexes Verhalten hin.[71, 72, 73, 74, 75, 76]

Rein pragmatisch analysiert, ist es die Hauptfunktion des langen Oberschenkelmuskels, das Kniegelenk zu strecken. Diese Funktion kann man mit einem einfachen Experiment selbst prüfen.[77, 78] Setzen Sie sich an die vordere Kante eines Stuhles und legen Sie die Hand auf die Mitte des Oberschenkels. Nun stehen Sie auf. Spüren Sie die Spannung des Muskels? Dieser Muskel hat durch seine Aktivierung zur Streckung des Kniegelenks beigetragen. In einem zweiten Versuch machen Sie das Gleiche, nur mit der Ergänzung, dass Sie die andere, freie Hand auf die Mitte der rückwärtigen Oberschenkelmuskulatur legen. Nun stehen Sie wieder auf. Haben Sie auch hier eine Anspannung dieser Muskeln gespürt? Wenn ja, dann muss man sich jetzt fragen, warum zwei Muskelgruppen, die jeweils an der gegenüberliegenden Seite eines Gelenks angeordnet sind und funktionell ursprünglich unterschiedliche Aufgaben haben, gleichzeitig aktiv werden. Während der lange Oberschenkelmuskel die Kniestreckung und Hüftbeugung verursacht, provozieren die Hamstrings die Kniebeugung und Hüftstreckung.[79] Anatomisch betrachtet, handelt es sich also um klassische Antagonisten,[80] da sie auf unterschiedlichen Seiten des Gelenks angeordnet sind und demzufolge eine entgegengesetzte Wirkung auf das umspannte Gelenk haben. Aufgrund der beschriebenen Funktionen könnten Sie nun geneigt sein zu denken, dass die Hamstrings, da sie auch zur Hüftstreckung beitragen, in dieser Situation aktiv werden müssen, um den Oberkörper aufrecht zu halten beziehungsweise aufzurichten. Ein solches Argument ist berechtigt und kann in einer dritten Versuchsvariante geprüft werden. Nehmen Sie wieder die sitzende Position ein und versuchen Sie, Ihren Oberkörper auf den Oberschenkeln abzulegen. Der Oberkörper soll, wenn möglich in dieser Position, abgelegt auf den Oberschenkeln bleiben und nicht mit aufgerichtet werden. Stehen Sie nun auf. Auch hier sind die Hamstrings aktiv, ohne dass eine Hüftstreckung durch sie umgesetzt wird. In den ausgeführten Beispielen unterstützen sich die beiden Muskelgruppen gegenseitig, weshalb sie funktionell nicht wie angenommen dem Bild von Spieler und Gegenspieler entsprechen, sondern in bestimmten Bewegungsphasen als gemeinsam arbeitende Muskulatur fungieren.[81]

Noch diffuser wird eine derartige Definition, wenn man einzelne Teile der Hamstrings hinsichtlich ihrer mechanischen Funktion untersucht. So besitzt zum Beispiel der lange Kopf des *Musculus biceps femoris* zum Hüftgelenk hin einen langen und zum Kniegelenk hin einen kürzeren Hebelarm (Abstand des Ursprungs beziehungsweise Ansatzes von der Drehachse des Gelenks; je größer der Abstand, desto größer ist auch der Hebelarm) als vergleichsweise der *Musculus semimembranosus*.[82, 83] Beide Muskeln als Teil der Hamstrings sind jedoch Agonisten, da sie auf der gleichen Seite des Gelenks, am gleichen Knochen liegen und funktionell das Gelenk in die gleiche Richtung bewegen. Aufgrund der unterschiedlichen Hebelarme zum Kniegelenk führt die Verkürzung des einen Muskels unweigerlich dazu, dass sich der andere Muskel verlängert. Während sich also der *Musculus biceps femoris* infolge seiner Kontraktion verkürzt und dabei positive konzentrische Muskelarbeit verrichtet und mechanische Energie erzeugt, verlängert sich der *Musculus semimembranosus* und verrichtet negative exzentrische Muskelarbeit beziehungsweise absorbiert die mechanische Energie, da seine passiven Strukturen wie eine Feder gedehnt werden.[84] Diese Beispiele verdeutlichen, dass die klassisch funktionelle Unterteilung, wie sie bei eingelenkigen Muskeln als sinnhaft erscheint, bei zwei- oder mehrgelenkigen Muskeln nicht ohne Weiteres zur Erklärung der Funktion verwendet werden kann.

Eine solch diffizile Funktionsweise muss folglich komplex trainiert werden. Viele aktuelle Trainingsmethoden zur Kräftigung der Hamstrings müssen zudem infrage gestellt werden, da die meisten Übungen, insbesondere die an Geräten, auf einer einfachen Funktionserklärung wie bei eingelenkigen Muskeln basieren.

Lombardsches Paradoxon

All die beschriebenen Mechanismen und Einflüsse, die zweigelenkige Muskeln auszeichnen, werden jedoch von einer immanenten und einzigartigen Funktion übertroffen, die sowohl Segen ist, hinsichtlich der Leistungsoptimierung, als auch Fluch, da sie den Muskel anfälliger macht für Überlastung und Verletzungen. Zweigelenkige Muskeln sind unter bestimmten Bedingungen in der Lage, von einem Gelenkbeuger zu einem Gelenkstrecker zu werden, auch wenn sie auf der beugenden Seite des Gelenks angeordnet sind. Dieses Phänomen wurde zum ersten Mal von W. P. Lombard beschrieben und nach ihm Lombardsches Paradoxon benannt.[85] Wichtige Bedingungen dafür, dass sich die Funktion des Muskels umkehrt, sind ein spezifisches Hebelarmverhältnis des zweigelenkigen Muskels zu seinen beiden umspannten Gelenken (Abstand des Muskelursprungs und -ansatzes zur Drehachse des Hüft- und Kniegelenks) sowie eine geschlossene kinematische Kette.

Eine geschlossene kinematische Kette galt lange Zeit als Grundlage zum Aufbau einer Lombardschen Funktion. In den 90er-Jahren wurde das Lombardsche Paradoxon erstmals im Sprint in einer freien Bewegung, in der sich durch die Körper-

> **INFO** — **Geschlossene versus offene kinematische Kette**
>
> Grundsätzlich besteht der menschliche Bewegungsapparat aus Körperteilen, die über bewegliche Gelenke miteinander verbunden sind. Dabei unterscheidet man die geschlossene von der offenen kinematische Kette. Die **geschlossene kinematische Kette** wurde vielfach anhand einer Verspannung des Körpers in einem Gerät erklärt, wie zum Beispiel in einem Ruderboot beziehungsweise -ergometer oder Fahrrad. Hier können weder die Hüfte, die auf dem Sitz oder Sattel fixiert ist, noch die Füße, die auf dem Stemmbrett oder Pedal fixiert sind, frei bewegt werden, da die Kettenglieder endlos miteinander verbunden sind und sich quasi in einer Zwangssituation befinden.
>
> Im Gegensatz dazu ist bei einer **offenen kinematischen Kette** eine freie Bewegung in der Luft ohne Fixierung möglich, zum Beispiel in Form der Hand oder des Fußes als freies Endglied.

ausrichtung eine geschlossene kinematische Kette ergibt, nachgewiesen und anhand von Modellannahmen erklärt.[86] Die daraus resultierenden Erkenntnisse haben nachhaltig zur Anpassung der Sprinttechnik beigetragen. Beim Durchzug des gestreckten Beins am Ende der Kontaktphase im Sprinten oder auch beim letzten Kick im vertikalen Sprung arbeitet der kniebeugende Muskel plötzlich als Kniestrecker. Die hierdurch erreichte »Push-Bewegung« wird wesentlich durch die Hamstrings verursacht. Das bedeutet, dass die letzte Kniestreckung maßgeblich durch die Kontraktion des *Musculus biceps femoris* und dessen Funktionsumkehr am Kniegelenk realisiert wird und nicht, wie anzunehmen, durch die streckende Kraft aus der vierköpfigen Oberschenkelmuskulatur. Die geschlossene kinematische Kette wird durch die Trägheit des Oberkörpers, seine Geschwindigkeitsrichtung sowie den Bodenkontakt des Fußes begründet.

Aber nicht nur die reine Mechanik ist entscheidend, sondern auch die Aktivierung des Muskels selbst. Ein nicht aktivierter Muskel kann, wie gerade beschrieben, allein durch seine passiven Strukturen eine Gegenkraft infolge seiner Verlängerung aufbauen und so zu einer Gelenkstreckung beitragen.

Aktuelle Studien aus dem Bereich der Trainingswissenschaft belegen zudem, dass das Aktivierungsverhalten zweigelenkiger Muskeln unter dem Aspekt des Lombardschen Paradoxons maßgeblich durch Training beeinflusst werden kann, wodurch die Aktivierung erhöht wird.[87, 88, 89] Warum eine solche Aktivierung nicht von vornherein existiert, kann aktuell nur hypothetisch begründet werden. Anhaltspunkte liefert die steigende Zahl von Verletzungen zweigelenkiger Muskeln im Sport, wovon fast ausschließlich die Hamstrings betroffen sind.[90, 91, 92, 93, 94, 95] Während hochdynamischer Bewegungen, in denen Muskeln fast ausnahmslos exzentrisch arbeiten, hat die Evolution vermutlich einen »neuronalen« Schutzmechanismus etabliert, der sich auch in bestehenden Kopplungen zu anderen Muskeln ausdrückt.[96, 97] Ein exzentrisch belasteter »inaktiver« Muskel kann aufgrund seiner passiven Eigenschaften durchaus hohe Kräfte realisieren, gerät aufgrund seiner geringeren Steifigkeit jedoch deutlich später an seine Belastungsgrenze als ein aktivierter Muskel in gleicher Situation. Das Verletzungsrisiko wird dadurch gering gehalten. Als Voraussetzung, um die Aktivierung zu trainieren, muss die Muskulatur daher über genügend Kraftreserven und Belastbarkeit verfügen. Erst dann ist ein hochintensives beziehungsweise Training mit zahlreichen Sprung- und Abbremsbewegungen (vergleiche Kasten »Reaktiv-plyometrisches Training«, Seite 51) zu empfehlen. Ist zu wenig Kraft vorhanden, kann die Energie nicht auf die Sehnenstruktur übertragen werden, die Folge ist eine muskuläre Verletzung.

> **INFO** — **Aktuelles aus der Wissenschaft:** *Musculus biceps femoris – der Wolf im Schafspelz*
>
> In zwei neueren Anatomiestudien wurde nachgewiesen, dass der *Musculus biceps femoris* im Bereich der Unterschenkelknochen Waden- und Schienbein breiter ansetzt, als bisher bekannt.[98, 99] In einer eigenen Studie, in der klassische Abstoppmanöver im Sport simuliert wurden, konnten zudem überraschende Einblicke in das Verhalten dieses Muskels gewonnen werden. So wurde zum einen das beschriebene Lombardsche Paradoxon (Seite 28) in bisher ungeahnten Gelenkwinkeln aufgezeigt, zum anderen der Effekt der Aktivierungserhöhung, der sich zeigt, wenn Athleten anhand typischer Präventionsprogramme trainieren.
>
> Die neuen Erkenntnisse der Anatomie bestätigen mithilfe der eigenen Studie, dass der *Musculus biceps femoris* einen enormen Anteil an der Kniestreckung in einer Abstoppsituation hat. Ansatzpunkte in den neu entdeckten Ansatzarealen im Bereich des Schienbeins

führen fast immer zu einer Kniestreckung. Das bedeutet, dass die Positionierung, insbesondere aber die Bewegung des Oberkörpers die Verletzungsrate hochgradig beeinflusst. Kann die Vorwärtsrotation des Oberkörpers verhindert werden, zum Beispiel durch ein gezieltes Training der Gesäß- und Rumpfmuskulatur, so wird der *Musculus biceps femoris* deutlich entlastet. Im Praxisteil dieses Buchs finden Sie entsprechende funktionelle Übungen (ab Seite 118) sowie Übungen zur Aktivierung der Rumpf- und Hüftmuskulatur (ab Seite 94) für ein solches Training.

Eine erhöhte Aktivierung des Muskels ist gleichbedeutend mit einer gesteigerten Zahl an aktivierten Muskelfasern. Werden im *Musculus biceps femoris* jedoch Muskelfasern am bisher bekannten Ansatzgebiet und am neu aufgedeckten Areal aktiviert, so führen die einen Fasern zur Streckung des Knies, die anderen zur Beugung des Knies. Das bedeutet, dass der gleiche Muskel intern sowohl konzentrisch als auch exzentrisch arbeitet. Von außen gesehen, scheint dies keine Auswirkung zu haben, da sich beide Wirkweisen gegenseitig aufheben. Im Muskel sorgt dies jedoch zu enormen Belastungen. Um die gleichzeitige Aktivierung verschiedenartig arbeitender Muskelfasern zu verhindern, wurden im Laufe der Evolution diverse Schutzmechanismen, wie beispielsweise die Kopplung mit anderen Muskeln, vorgesehen.

Aktuelle Studien, die die Aktivierungserhöhung dieses Muskels belegen, wie auch die steigende Anzahl an Verletzungen am *Musculus biceps femoris* in Bereichen, in denen verstärkt plyometrisches Training (Training mit vermehrten Sprung- und Abstoppbewegungen) zur Verletzungsprävention durchgeführt wird, lassen vermuten, dass diese Form des Trainings bisherige Schutzmechanismen in Abhängigkeit der Muskelansatzgeometrie aushebeln kann.

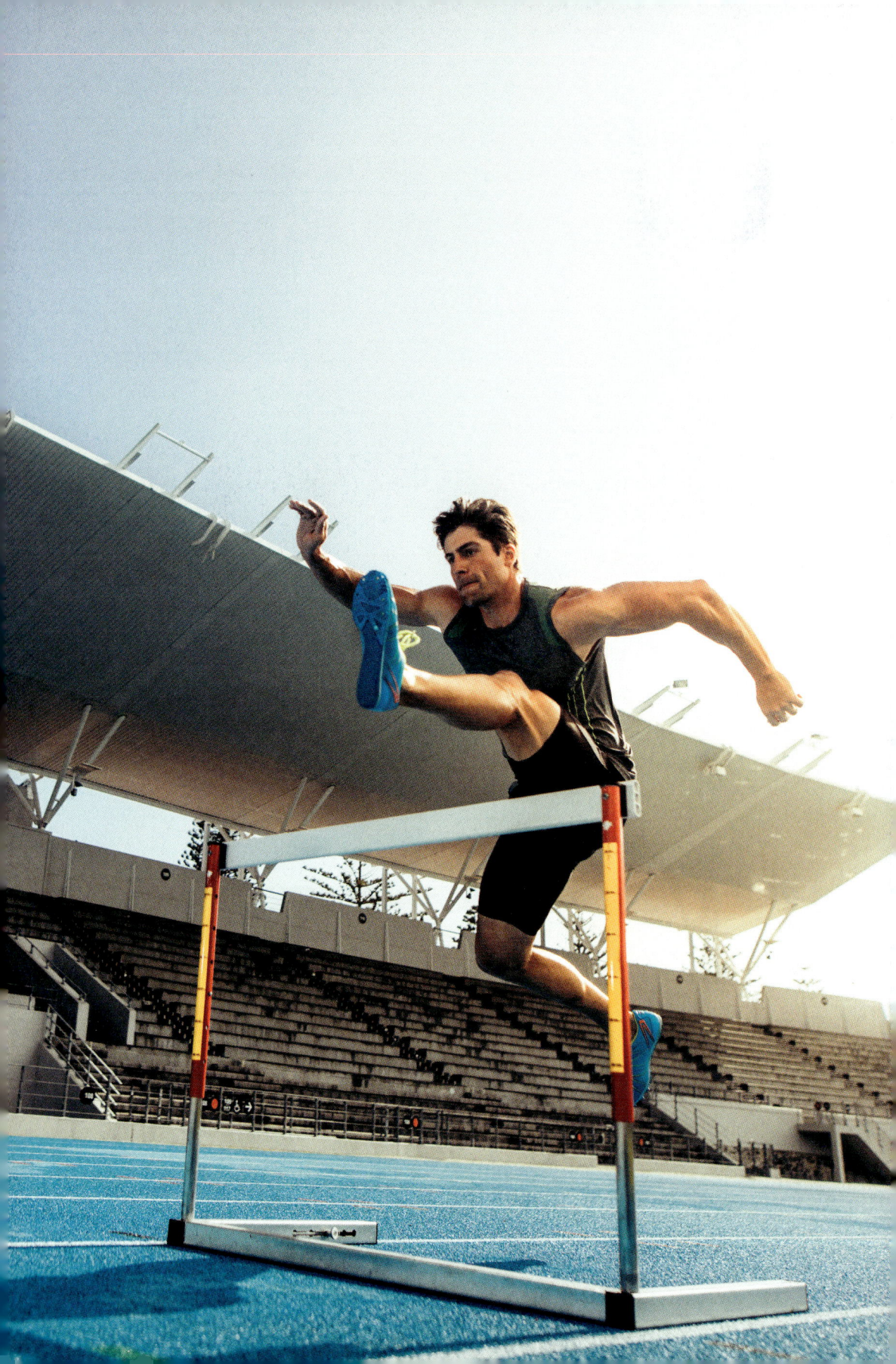

Mechanismen und Risikofaktoren für Verletzungen der Hamstrings

Verletzungsmechanismen

Die meisten Muskelverletzungen treten infolge einer exzentrischen Beanspruchung auf, wenn der Muskel maximal kontrahiert und gleichzeitig über seine anatomisch-funktionelle Länge hinaus gedehnt wird. Hamstringverletzungen sind so zum Beispiel die Folge einer plötzlichen Hüftbeugung in Verbindung mit einer plötzlichen Kniestreckung. Die späte Schwungphase beim Laufen, verbunden mit der Bodenkontaktphase, ist eine besonders kritische Bewegungsphase. In dieser sind die Hamstrings – insbesondere der *Musculus biceps femoris* – maximal exzentrisch angespannt und gleichzeitig auf ihre maximale Länge gedehnt, um die Kniestreckung zu verlangsamen und der Hüftbeugung entgegenzuwirken.[100, 101, 102, 103, 104, 105, 106, 107, 108, 109, 110, 111, 112]

Es gilt aktuell als gesichert, dass die meisten Verletzungen an der Oberschenkelrückseite während maximaler Sprints und Beschleunigungen, beim Richtungswechsel oder bei Abbremsbewegungen beispielsweise beim Landen nach vorhergehendem Absprung, abhängig von der Stellung des Hüft- und Kniegelenks, entstehen.[113, 114, 115, 116] Dabei treten alle möglichen Muskel-Sehnen-Verletzungen auf vom Muskelkrampf über die Muskelüberdehnung bis zum Muskelfaser(an)riss sowie Muskelfaserbündel(an)riss.

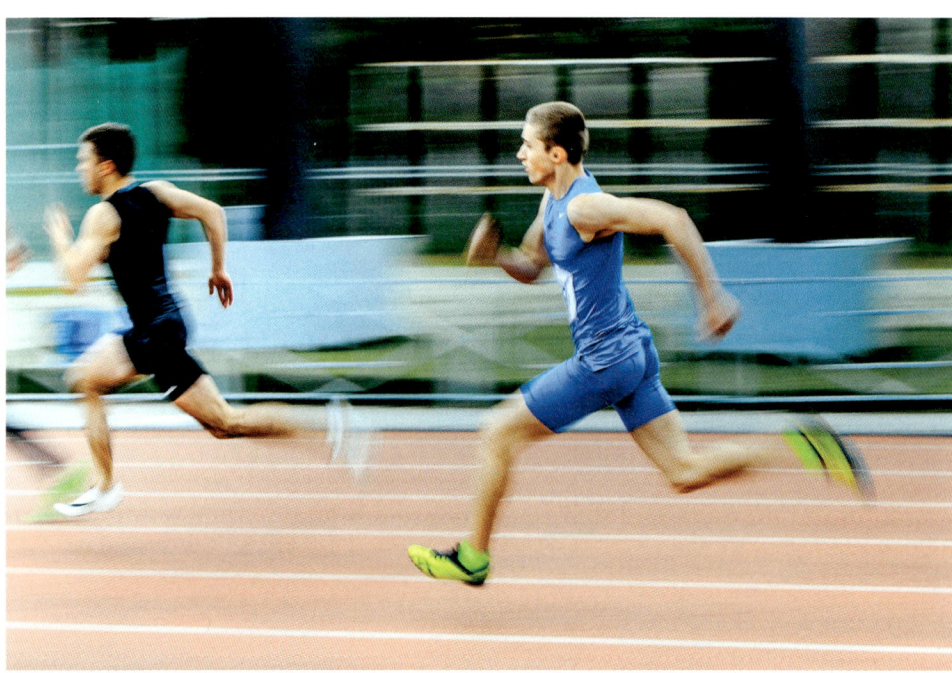

Während maximaler Bewegungsgeschwindigkeiten treten die meisten Verletzungen der Hamstrings auf.

Risikofaktoren

Es gibt eine Vielzahl von Risikofaktoren für das Auftreten von Hamstringverletzungen.[117, 118, 119, 120] Im Folgenden sollen die relevantesten Risiken benannt und die wichtigsten vertiefend thematisiert werden. Bei den aufgeführten Faktoren handelt es sich vorwiegend um Aspekte, die ohne den Einfluss des Gegners oder eines Gegenspielers auftreten können und sowohl den Athleten an sich betreffen als auch die Umwelt, in der die jeweilige Sportart stattfindet.

Personenbezogene Risikofaktoren für Verletzungen der Hamstrings

1. Alter: kalendarisches und biologisches Lebensalter sowie das Trainingsalter
2. Geschlecht
3. ethnische Abstammung
4. Körperbau und Körperzusammensetzung: Größe, Gewicht, Fettmasse
5. Verletzungshistorie
6. Rumpfinstabilität und mangelhafte neuromuskuläre Bewegungskontrolle: Stellung des Beckens
7. geringe Dehnfähigkeit der Hüftbeuger: zum Beispiel des Lenden-Darmbein-Muskels
8. Kraftverhältnis zwischen der hinteren und der vorderen Oberschenkelmuskulatur
9. schwache Gesäßmuskulatur
10. geringe Dehnfähigkeit und Muskelfaszienlänge der Hamstrings, besonders des *Musculus biceps femoris*
11. geringe exzentrische Muskelkraft und Belastbarkeit des Muskel-Sehnen-Apparates der Hamstrings
12. anatomische Besonderheiten der Hamstrings: Muskelansatzcharakteristik
13. mangelhaftes sportartspezifisches Technik- und Koordinationsniveau
14. Ermüdung: hochintensive Belastungen bei Vorermüdung
15. psychologische Faktoren: Motivation, Risikobewusstsein etcetera

Umwelt- und sportartbezogene Risikofaktoren für Verletzungen der Hamstrings

1. klimatische Bedingungen: niedrige Umgebungstemperatur, Regen oder Schnee
2. Sportartspezifika: Bodenbeschaffenheiten, Regeln und Ähnliches
3. Equipment: Art und Eigenschaften der Schuhe
4. sportartspezifische Anforderungen: häufige hohe Beschleunigungsbelastungen, Maximalsprints sowie Abbrems- und Stoppmanöver (zum Beispiel Ausfallschritte) aufgrund der Leistungsstruktur der Sportart (schnellkräftige exzentrische Belastungen)
5. Position im Mannschaftssport und sich daraus ergebende Belastungen und Anforderungen: zum Beispiel als Innenverteidiger, Flügelspieler oder Stürmer im Fußball

6. Gegnerverhalten in Kontaktsportarten
7. Überlastung durch eine zu schnelle Steigerung hochintensiver Trainingsinhalte: Maximalsprints, Sprünge und Weiteres
8. unspezifische Bewegungsvorbereitung
9. fehlende Compliance und Kontinuität bei der Einführung und Umsetzung von Verletzungspräventionsprogrammen

Alter, Geschlecht und ethnische Abstammung

Das Lebensalter gilt als bedeutender Risikofaktor für das Entstehen von Hamstringverletzungen, da die Verletzungswahrscheinlichkeit und -häufigkeit mit dem Lebensalter ansteigt.[121, 122, 123, 124] Je älter ein Athlet ist, desto gefährdeter ist er für Verletzungen. Der Einfluss des Geschlechts als Risikofaktor ist noch nicht klar erforscht. In einer Analyse über drei Jahre an Athleten der Leichtathletik konnte jedoch gezeigt werden, dass Männer häufiger Hamstringverletzungen erlitten als Frauen. Der Grund dafür ist noch unklar und weitere Studien müssen folgen.[125]

Als ein weiterer Risikofaktor für Hamstringverletzungen ist die ethnische Abstammung anzunehmen.[126] Es gibt erste Anhaltspunkte dafür, dass afroamerikanische und dunkelhäutige australische

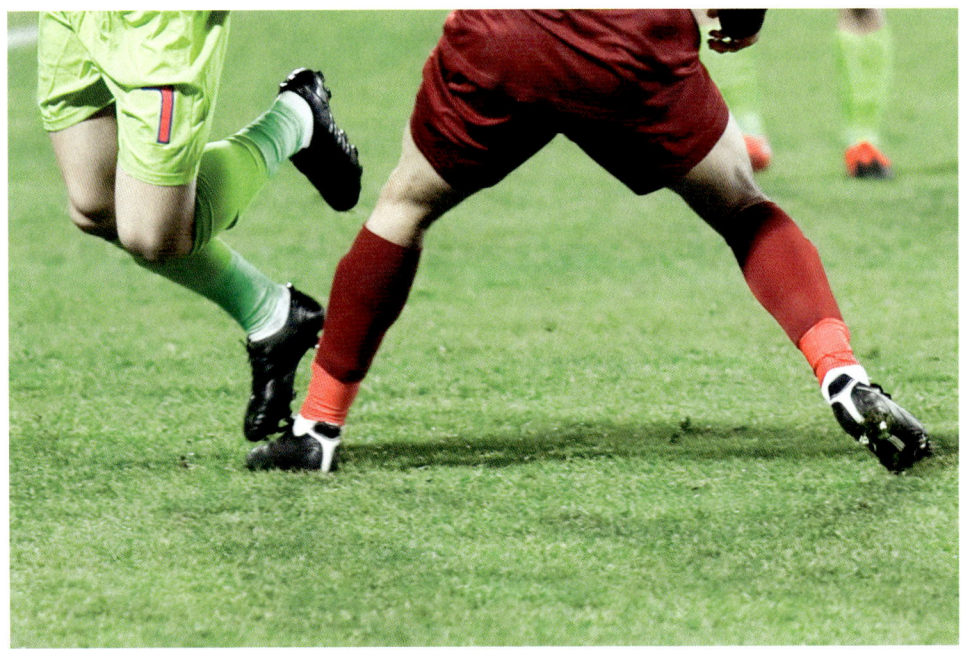

Plötzliche Veränderungen der Spielsituationen können das Verletzungsrisiko erhöhen.

Athleten signifikant mehr Verletzungen der Hamstrings aufweisen als weiße Athleten. Die Ursache könnte in einem größeren Anteil an schnell kontrahierenden Typ-II-Muskelfasern liegen und der damit verbundenen erhöhten Sprintfähigkeit. Die erhöhte Maximalgeschwindigkeit ermöglicht ein größeres Drehmoment, sprich, eine erhöhte Zugkraft der Muskulatur, im Bereich der Hamstrings und kann demzufolge auch zu einer gesteigerten Verletzungsgefahr führen. Darüber hinaus konnte in einigen Studien nachgewiesen werden, dass afroamerikanische Athleten ein mehr nach vorn gekipptes Becken und somit eine stärker nach vorn gekrümmte Lendenwirbelsäule aufweisen.[127] Ein nach vorn gekipptes Becken bedeutet rein mechanisch eine Verlängerung der Hamstringmuskulatur bei gleichzeitiger Veränderung der Hebelarme zwischen Hüft- und Kniegelenk. Aus aktuellen Studien (»Biomechanik der Hamstrings«, Seite 25) weiß man, dass die Verschiebung der Hebelarme dazu führt, dass die Hamstrings eher als Kniestrecker agieren (vergleiche »Lombardsches Paradoxon«, Seite 28). In einer solchen Beckenposition arbeitet die Hamstringmuskulatur deutlich früher im exzentrischen Bereich als bei einer Beckenposition, die, wie bei Europäern, aufgerichteter ist.[128, 129] Die Muskelgruppe der Hamstrings trägt somit in bestimmten Situationen, vor allem während des Laufens und Springens, zur Leistungssteigerung bei. Gleichzeitig sind die Hamstrings infolge der Vordehnung auch anfälliger für Verletzungen.

Verletzungshistorie und unspezifische Bewegungsvorbereitung

Eine hohe Wiederverletzungsrate zeigt, dass bereits erlittene Verletzungen einen entscheidenden, wenn nicht sogar den entscheidenden Faktor für das Auftreten von weiteren Verletzungen an der Oberschenkelrückseite darstellt.[130, 131, 132, 133, 134, 135, 136] Derzeit ist jedoch noch unklar, ob dieses erhöhte Risiko auf eine Besonderheit der Erstverletzung oder auf eine unzureichende Rehabilitation zurückzuführen ist. Zumindest ist nach Verletzung der Hamstrings per Magnetresonanztomografie nachgewiesen worden, dass der lange Kopf des *Musculus biceps femoris* im Volumen verkleinert ist und sich daraus eine größere Wahrscheinlichkeit für eine erneute Verletzung ergibt.[137]

Durch eine Hamstringverletzung verringert sich zudem die Muskellänge und infolgedessen die exzentrische Muskelkraft bei voller Kniestreckung im Rahmen der Kraft-Längen-Funktion:[138] Narbengewebe am Muskelareal der Verletzung könnte für die Verlagerung des maximalen Drehmoments in Richtung kürzerer Muskellängen verantwortlich sein. Narbengewebe ist weniger nachgiebig als kontraktiles Muskelgewebe und kann daher die mechanischen Eigenschaften des Muskels verändern.[139] Dies bedeutet auch, dass die Kraft der Hamstrings bei maximaler Muskellänge verringert ist (vergleiche Kasten »Der Muskel passt sich seiner Nutzung an«, Seite 19). Da die Maximalkraft während des Sprints bei größeren Muskellängen erreicht wird, besteht durch ein verschobenes maximales Drehmoment in Richtung kürzerer Längen und einer reduzierten exzentrischen Kraft ein erhöhtes Risiko für eine erneute Verletzung des Muskels.[140] Bedingt durch die Bildung von Narbengewebe (auch infolge ungenügender Rehabilitation), ist ein unspezifisches Warm-up als zusätzliche Verletzungsursache und potenzieller Risikofaktor für eine erneute Verletzung anzusehen. Dies sind wahrscheinlich die Hauptursachen für die sehr hohe Neuverletzungsrate während des ersten Monats nach der Wiederaufnahme des Sports.

Rumpfinstabilität und mangelhafte neuromuskuläre Bewegungskontrolle

Studien konnten zeigen, dass auch die Position und Fähigkeit zur Stabilisierung des Beckens einen erheblichen Risikofaktor darstellen.[141, 142] Insbesondere ein nach vorn gekipptes Becken führt zu einer Vorspannung der Hamstringmuskulatur, die bei einer Oberkörpervorneigung noch verstärkt wird. Verstärkte Vorspannung der Hüftbeugemuskulatur, beispielsweise durch langes Sitzen, kann hierzu beitragen.

Da die Hamstrings zum großen Teil am Becken entspringen und sich das Becken unter sportartspezifischer Belastung bewegt, ist es essenziell, dass die Beckenbewegung gut kontrolliert werden kann. Unkontrollierte oder plötzliche Bewegungen des Beckens können hingegen die Funktion der Hamstringmuskulatur negativ beeinflussen: Die Hamstrings müssen die Beckenstabilisierung übernehmen, wo die unzureichende rumpfstabilisierende Muskulatur nicht greift. Im Zusammenhang mit Vorverletzungen konnte gezeigt werden, dass Athleten dazu neigen, das Becken auf der verletzten Seite nach vorn zu kippen, und somit verlängerte Hamstrings aufweisen.[143] Da der Rumpf instabiler ist und das Becken nur eingeschränkter kontrolliert werden kann, führt dieser Mechanismus beim Sprinten zu einer größeren Dehnung und Belastung der Hamstrings während der terminalen Schwungphase.[144] Der große Gesäßmuskel und der zweiköpfige Oberschenkelmuskel spielen für die Stabilisierung des Beckens eine entscheidende Rolle. Ein instabiles Becken kann daher zusätzlich die Koordination zwischen diesen beiden Muskeln und die synergistische Kraftübertragung über die Lendenwirbelsäule negativ beeinflussen und zu spezifischen akuten und chronischen Rückenschmerzen führen.[145, 146]

Kraftverhältnis zwischen der hinteren und der vorderen Oberschenkelmuskulatur

Das muskuläre Zusammenspiel und das Kraftverhältnis zwischen den Hamstrings und der vorderen Oberschenkelmuskulatur gelten als wichtige Ursache für Hamstringverletzungen.[147, 148, 149] Die vorderen Oberschenkelmuskeln sind als Beinstrecker primär für die Streckung des Kniegelenks verantwortlich. Hierbei kommt es zu einer konzentrischen Kontraktion, die Muskelfasern verkürzen sich und sorgen für die Kniestreckung. Währenddessen kontrahiert die Hamstringmuskulatur exzentrisch, um die Kraft des Beinstreckers abzubremsen.[150] Die Muskelfasern der Hamstrings werden länger, um die Überstreckung des Kniegelenks zu verhindern. Ist die Hamstringmuskulatur nicht ausreichend belastbar, ist sie nur vermindert fähig, den einwirkenden Kräften isometrisch und exzentrisch zu widerstehen, wodurch sich eine erhöhte Verletzungsgefahr ergibt.[151, 152] Auch eine große Studie an Profifußballspielern zeigte, dass ein Kräfteungleichgewicht zwischen vorderer und hinterer Oberschenkelmuskulatur ein höheres Risiko für Hamstringverletzungen bedeutet und dass die Normalisierung dieses Ungleichgewichts zwischen exzentrischer Kraft der Hamstrings und konzentrischer Kraft der vorderen Oberschenkelmuskulatur die Verletzungsraten der Hamstrings signifikant reduziert.[153]

Ein Quotient aus exzentrischer Kraft der Hamstrings und der konzentrischen Kraft der vorderen Oberschenkelmuskulatur von größer als 1, ein Quotient aus konzentrischer Kraft der Hamstrings und der konzentrischen Kraft der vorderen Oberschenkelmuskulatur von größer als 0,6 sowie ein Kraftdefizit der Hamstrings im Vergleich beider Extremitäten von kleiner 5 Prozent sind optimal, um Hamstringverletzungen zu vermeiden. Athleten mit Ungleichgewichten in den benannten Bereichen weisen ein vier- bis fünfmal höheres Verletzungsrisiko auf als Athleten mit einem adäquaten Kräfteverhältnis.[154]

Schwache Gesäßmuskulatur

Der große Gesäßmuskel stabilisiert nicht nur die Beckenstellung unter Belastung, er ist vor allem für die Hüftstreckung zuständig. Ist er geschwächt oder gehemmt, muss die Hamstringmuskulatur einspringen und die Hüftstreckung dominant ausführen. Dieses veränderte Kräfteverhältnis erhöht die konzentrische Beanspruchung der Hamstrings bei der Hüftstreckung erheblich, sodass diese bei hohen Belastungen extrem anfällig für Verletzungen werden.[155, 156] Zudem gilt die Glutealmuskulatur als wesentlicher Stabilisator für die Beckenstellung unter Belastung. Hieraus wird klar, dass eine alleinige isolierte Betrachtung einzelner Muskeln oder Muskelgruppen nicht sinnvoll erscheint. Stärke und Schwäche sind im Systemzusammenhang immer als relativ anzusehen.

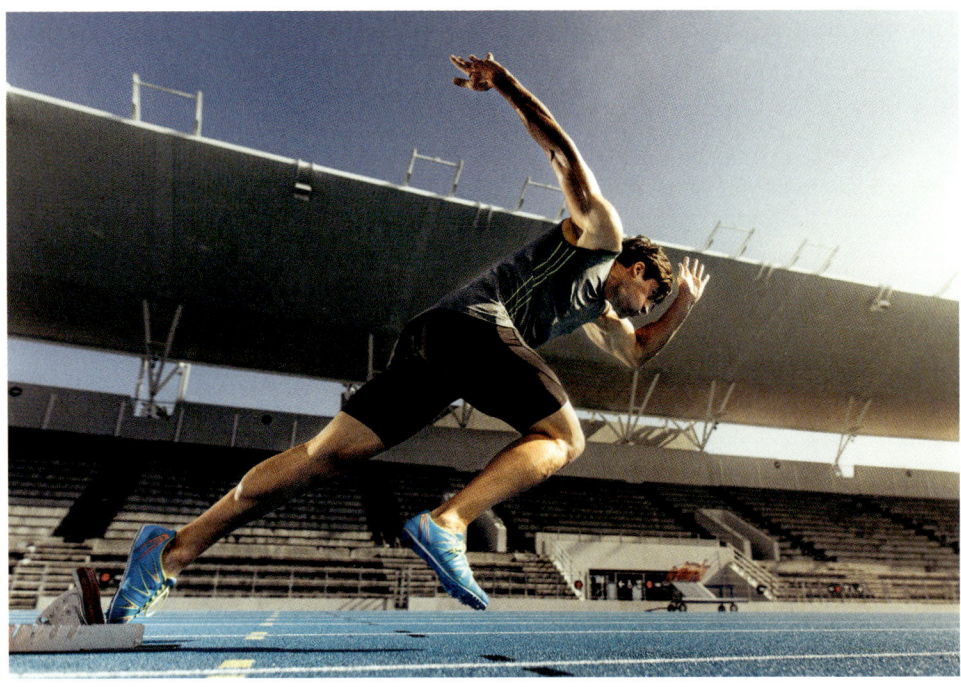

Sprinten mit maximaler Geschwindigkeit stellt aufgrund vieler möglicher Faktoren ein erhöhtes Risiko für Verletzungen der Hamstrinsg dar.

Geringe Dehnfähigkeit und Muskelfaszienlänge

Diverse Studien deuten an, dass erlittene Verletzungen zu Veränderungen des Muskel-Sehnen-Überganges führen. Nach einer Hamstringverletzung ist der Muskel des jeweiligen betroffenen Beins deutlich verkürzt und das zu bewegende Gelenk ist in seiner Bewegungsreichweite eingeschränkt. Auch die Muskelfaszienlänge des *Musculus biceps femoris* ist in diesen Fällen verringert.[157] Die Gefahr einer Verletzung ergibt sich dann daraus, dass die Muskelspannung schnell ihr Maximum erreicht und damit der Muskel-Sehnen-Übergang stärker belastet wird.[158, 159]

Geringe exzentrische Muskelkraft und Belastbarkeit des Muskel-Sehnen-Apparats

Viele Trainingsprogramme konzentrieren sich ausschließlich darauf, die konzentrische Muskelkraft der Hamstrings zu trainieren, ohne dabei die exzentrische Kraftentwicklung zu berücksichtigen. Dies kann zu einem erheblichen Risikofaktor führen.[160, 161] Während die konzentrische Arbeitsweise für die Krafterzeugung wichtig ist, ist die exzentrische Kraft entscheidend, um Energie zu absorbieren. Die meisten Gewebsverletzungen, die ohne Kontakt mit einem Gegenspieler oder Hindernis auftreten, ereignen sich während des exzentrischen Teils der Muskelkontraktion, wenn der Muskel-Sehnen-Apparat nur vermindert belastbar ist. Beim Sprinten und Springen werden die Hamstrings extrem exzentrisch beansprucht, um die Knie und das Becken zu stabilisieren. Zusammen mit einer verringerten Muskelfaszienlänge bildet eine verminderte exzentrische Muskelkraft der Hamstrings ein erhebliches Verletzungsrisiko.[162, 163]

Ermüdung

Auch die Ermüdung eines Muskels stellt einen möglichen Risikofaktor für Verletzungen dar.[164, 165, 166, 167, 168] Dies kann sich dadurch äußern, dass ein ermüdeter Muskel der auftretenden Dehnungsbelastung weniger Widerstand leisten kann und Verletzungen so zusätzlich begünstigt werden. Beispielsweise treten Hamstringverletzungen meistens in späteren Phasen von Fußballspielen auf.[169, 170, 171] Die exzentrische Kraft der Hamstrings nimmt nachweislich mit der Spielzeit ab.

Der Ermüdungseffekt ist zudem geschwindigkeitsabhängig. Höhere Laufgeschwindigkeiten führen zu einer stärkeren Abnahme der maximalen Kraft der Hamstrings.[172] Die ermüdeten Hamstrings sind nur noch vermindert fähig, Kraft zu erzeugen, dies reduziert die Energieaufnahmekapazität und macht sie anfällig für belastungsabhängige Verletzungen.[173] Auch die Aktivität des *Musculus biceps femoris*, an dem die überwiegende Mehrheit der Hamstringverletzungen auftreten, nimmt mit der Spielzeit zu, was als Anzeichen für einen Kraftverlust angesehen werden kann.[174]

Sportartspezifische Anforderungen und zu schnelle Steigerung hochintensiver Inhalte

Die meisten Hamstringverletzungen treten bei schnellkräftigen Bewegungen im Wechsel von Beschleunigungs- und Abbremsmanövern auf. Maximale Sprintbelastungen gelten dabei als wesentlicher Risikofaktor.[175] Dies gilt vor allem auch in Kombination mit einer verringerten exzentrischen Kraft der Hamstrings und einer schwachen Gesäßmuskulatur. In diesem Zusammenhang spielen im Mannschaftssport auch die Position und der Spielertyp eine Rolle. Aber nicht nur kontinuierlich zu hohe Umfänge an maximal intensiven Trainingsinhalten, auch eine zu schnelle Belastungssteigerung, beispielsweise in der Saisonvorbereitung oder nach einer Verletzungspause – sprich, schlechte Trainingsplanung und -steuerung –, kann als wesentlicher von außen wirkender Risikofaktor angeführt werden.

Fehlende Compliance und Kontinuität

Bei der Einführung und Umsetzung von Verletzungspräventionsprogrammen spielt es eine entscheidende Rolle, dass diese Programme dauerhaft befolgt und durchgeführt werden, um die Häufigkeit von Verletzungen zu reduzieren. Im Profifußball werden Präventivprogramme zwar eingesetzt, jedoch derzeit zumeist nicht regelmäßig durchgeführt.[176] Analysen zum Effekt von exzentrischem Krafttraining auf die Verletzungshäufigkeit der Hamstrings konnten zeigen, dass der größte Teil der unterschiedlichen Ergebnisse auf die Compliance zurückzuführen ist, sprich, wie kontinuierlich spezifische Programme durchgeführt werden.[177] Werden nur die Ergebnisse mit hoher Compliance in die Analyse einbezogen, ergeben sich geringe Unterschiede in den Ergebnissen und eine hohe Wirksamkeit in der Reduktion der Verletzungshäufigkeit. Dies gilt auch für den rehabilitativen Bereich nach Verletzungen der Hamstrings:[178] Athleten, die ein exzentrisches Trainingsprogramm kontinuierlich absolvierten, erlitten innerhalb von zwei bis drei Jahren keine erneuten Verletzungen. Athleten, die das Programm hingegen nicht anhaltend befolgten, wiesen erneute Hamstringverletzungen auf.

> **INFO** **Individuelle Muskelansatzcharakteristik und Aktivierungsverhalten**
>
> Im Profifußball haben Trainingsprogramme zur Prävention von Verletzungen ihren Fokus mittlerweile auf plyometrisch-exzentrischen (Übungen mit Sprung- und Abbremsbewegungen) und sensomotorischen (beispielsweise Übungen auf unebenen oder instabilen Standflächen) Inhalten. Neueste Analysen zeigen, dass die Verletzungsrate der Hamstrings in Fußballligaspielen trotzdem annähernd gleich geblieben ist und im Trainingsprozess in den letzten Jahren sogar um über 4 Prozent angestiegen ist.[179] Vermutlich führt bei Abstoppmanövern neben weiteren spezifischen Einflüssen der Sportart eine Veränderung in der Reizleitung und des Aktivierungsverhaltens der Muskulatur zu einer stärkeren Streckung des Kniegelenks. Dass der Muskel dabei anders aktiviert wird, ergibt sich durch die genannten Präventivprogramme und vor allem die individuellen Ansatzcharakteristiken im Bereich des Waden- und Schienbeins des *Musculus biceps femoris*.[180] Das präventive Training fördert somit also Hamstringverletzungen, weil diese durch die erhöhte Aktivierung und ein niedriges Kraftniveau überlastet sind. Dieser Mechanismus, auch Lombardsches Paradoxon genannt (Seite 28) und bisher in Einzelfall- und Modellstudien nachgewiesen, könnte bei Bestätigung in Humanstudien ebenfalls als Risikofaktor gelten.

Diagnostik der Kraft- und Dehnfähigkeit

Neben der Erhebung von personenbezogenen Parametern wie Alter, Beindominanz, Spielposition oder Disziplin, Verletzungshistorie sowie Körperbaumerkmalen und der individuellen Körperzusammensetzung des Sportlers, bieten sich verschiedenste Methoden an, die Kraft und Beweglichkeit zu testen, um die Kraft- und Dehnfähigkeit der Hamstrings zu analysieren.[181] Die gemessene Kraft der Hamstrings kann auf Verletzungsrisiken hinweisen. Kraftmessungen der Hamstrings und anderer Muskelgruppen werden traditionell standardisiert im Labor durchgeführt, indem beide Extremitäten miteinander verglichen werden.[182, 183, 184, 185, 186, 187, 188, 189, 190] Hierbei stellt sich jedoch die Frage, inwiefern die durchgeführten Tests und die Messmethode den Bedürfnissen der jeweiligen Sportart gerecht werden. Zudem konnte gezeigt werden, dass im Labor erfasste Kraftparameter und deren gemessene Defizite die Risiken für Hamstringverletzungen nur ungenügend beschreiben.[191] Die alleinige Kraft der Hamstrings ist zudem häufig nicht das Problem. Vielmehr bedarf es einer funktionellen Analyse von einfachen und komplexen Bewegungsmustern in realen Situationen der jeweiligen Sportart.

Ein einfach durchzuführendes Test- und Einstufungsverfahren in diesem Zusammenhang ist der Functional Movement Screen zur Bewertung funktioneller Beweglichkeit und Stabilität. Der Functional Movement Screen beinhaltet sieben sowohl bilaterale als auch unilaterale Bewegungsmuster, mit denen unter anderem die oberen und unteren Extremitäten verglichen werden können.[192, 193, 194] Auch wenn der Functional Movement Screen Verletzungsrisiken nur skizzieren kann, so stellt er doch ein probates Mittel dar, um Mobilitäts- und Stabilitätseinschränkungen sowie Dysbalancen und Asymmetrien im Bewegungsmuster zu analysieren. Darauf basierend, können korrigierende Übungen in das Training integriert werden. Insbesondere bietet der Active Straight Leg Raise (Anleitung siehe Kasten Seite 44) eine Möglichkeit, unter standardisierten Bedingungen die aktive Dehnfähigkeit der Hamstrings zu erfassen.

Neben der Dehnfähigkeit der Hamstrings kann aber auch eine defizitäre neuromuskuläre Ansteuerung der Hüftbeugemuskulatur das Ergebnis beeinflussen. Sogar die passive Beweglichkeit für dieses Bewegungsmuster lässt sich diagnostizieren. Hierbei gilt der Schmerzpunkt als Referenz für das Ende der Bewegung.[195, 196] Aufgrund individueller Schmerzwahrnehmung kann dieser Messpunkt sehr unterschiedlich sein. In beiden Varianten kann ein einfacher Neigungsmesser (Inklinometer) zur Winkelmessung auf dem Schienbein verwendet werden.

> **INFO** — **Vergleiche der Dehnfähigkeit der Hamstrings mithilfe des Active Straight Leg Raise**
>
> Legen Sie sich in Rückenlage auf den Boden. Nun heben Sie ein Bein so weit wie möglich gestreckt an. Das andere Bein bleibt gestreckt auf dem Boden abgelegt. Achten Sie darauf, dass Ihre Lendenwirbelsäule während der Ausführung flach auf dem Boden liegen bleibt, und fallen Sie nicht in ein Hohlkreuz. Sie können nun sowohl den erreichten Gelenkwinkel bewerten als auch beide Beine miteinander vergleichen.

Bezüglich der Kraftleistung konnten unter anderem mit einem einfachen Handdynamometer Zusammenhänge zwischen der reduzierten isometrischen Kraft der Hamstrings, in Bauchlage bei Streckung im Hüftgelenk und 15-Grad-Beugung im Kniegelenk, und dem Verletzungsrisiko herausgestellt werden.[197] Handelsübliche Dynamometer können günstig erworben werden und sind damit bei Weitem erschwinglicher und benutzerfreundlicher als Laborgeräte. Anwendungsvoraussetzung für den Handdynamometer ist jedoch, dass eigens vorgegebene Standardisierungskriterien wie die Ausgangsposition, der Gelenkwinkel, die Instruktionen durch den Diagnostiker genau eingehalten werden, um vergleichbare und verlässliche Ergebnisse zu gewährleisten.[198] Neuere Produkte bieten bereits spezifische Messvorrichtungen mit benutzerfreundlichen Softwarelösungen zur Analyse der exzentrischen Kraft der Hamstringmuskulatur,[199] sind jedoch in der Anschaffung relativ teuer.

Durch einen Single Leg Hop for Distance, einen einbeinigen Sprung, bei dem die Landeposition auf einem Bein für 3 Sekunden gehalten wird,[200] wird die größte Weite, die bei drei Versuchen erreicht wurde, als Beurteilungskriterium für die Kraftleistungsfähigkeit der Beinmuskulatur verwendet. Zudem konnte ein Zusammenhang zwischen einem »Single Leg Hamstring Bridge Test« und dem Verletzungsrisiko dargestellt werden:[201] Hierbei werden die Athleten angewiesen, sich auf den Rücken zu legen und die Ferse des Testbeins auf einer 60 Zentimeter hohen Box (20-Grad-Kniebeugung) zu platzieren. Die Arme werden vor dem Oberkörper überkreuzt und das nicht getestete angewinkelte Bein wird vertikal nach oben gerichtet, um Schwung zu vermeiden. Als Startposition gilt, wenn das Gesäß den Boden berührt, es wird keine Pause eingelegt, als Endposition gilt es, die Hüfte komplett zu strecken (Null-Grad-Beugung). Das Ziel des Tests ist es, so viele Wiederholungen wie möglich durchzuführen. Zu empfehlen ist dabei der Einsatz eines Metronoms zur Vorgabe der Bewegungsgeschwindigkeit (zum Beispiel 1-0-1-0, siehe Kapitel »Trainingsplanung und -steuerung«, ab Seite 187). Im Anschluss wird das getestete Bein gewechselt und schließlich ein Vergleich der ermittelten Werte durchgeführt. Vorstellbar ist im Rahmen dieser Übung auch die isometrische Kraftmessung. Ziel ist es hierbei, die vorgegebene Endposition so lange wie möglich zu halten.

Um die Testergebnisse zur Ermittlung der Kraft- und Dehnfähigkeit der Hamstrings zu bewerten, kann ein Vergleich innerhalb einer möglichst homogenen Gruppe angestellt werden, zum Beispiel könnten alle Teammitglieder verglichen werden. Im Verlauf der Trainingsbetreuung können somit eigene Normwerttabellen für die jeweilige Sportart und verschiedene Altersklassen gebildet werden. Mithilfe der Daten könnte nach einem festgelegten Zeitraum auch analysiert werden, welche Parameter und Testergebnisse mit einem erhöhten und verminderten Verletzungsrisiko einhergehen. Durch einseitige Tests können insbesondere Asymmetrien einzelner Athleten im Extremitäten- beziehungsweise Seitenvergleich aufgedeckt werden. Werden bei der Kraftdiagnostik an Geräten mehrere Personen verglichen, sind die Messergebnisse immer in Abhängigkeit des Körpergewichts des jeweiligen Sportlers zu betrachten.

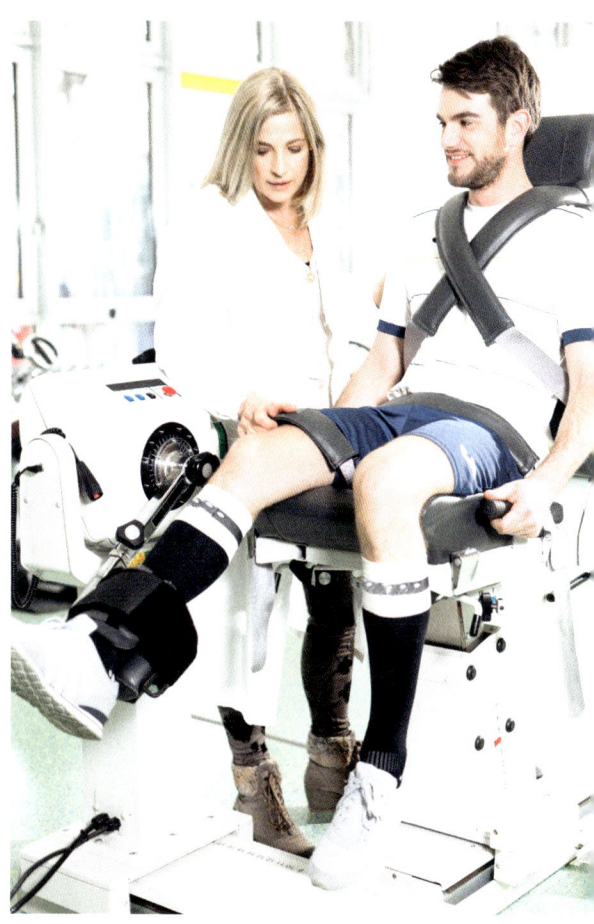

Eine isokinetische (bei gleichbleibender Winkelgeschwindigkeit) Maximalkraftmessung der Beinbeuger und -strecker wird im Laborsetting durchgeführt.

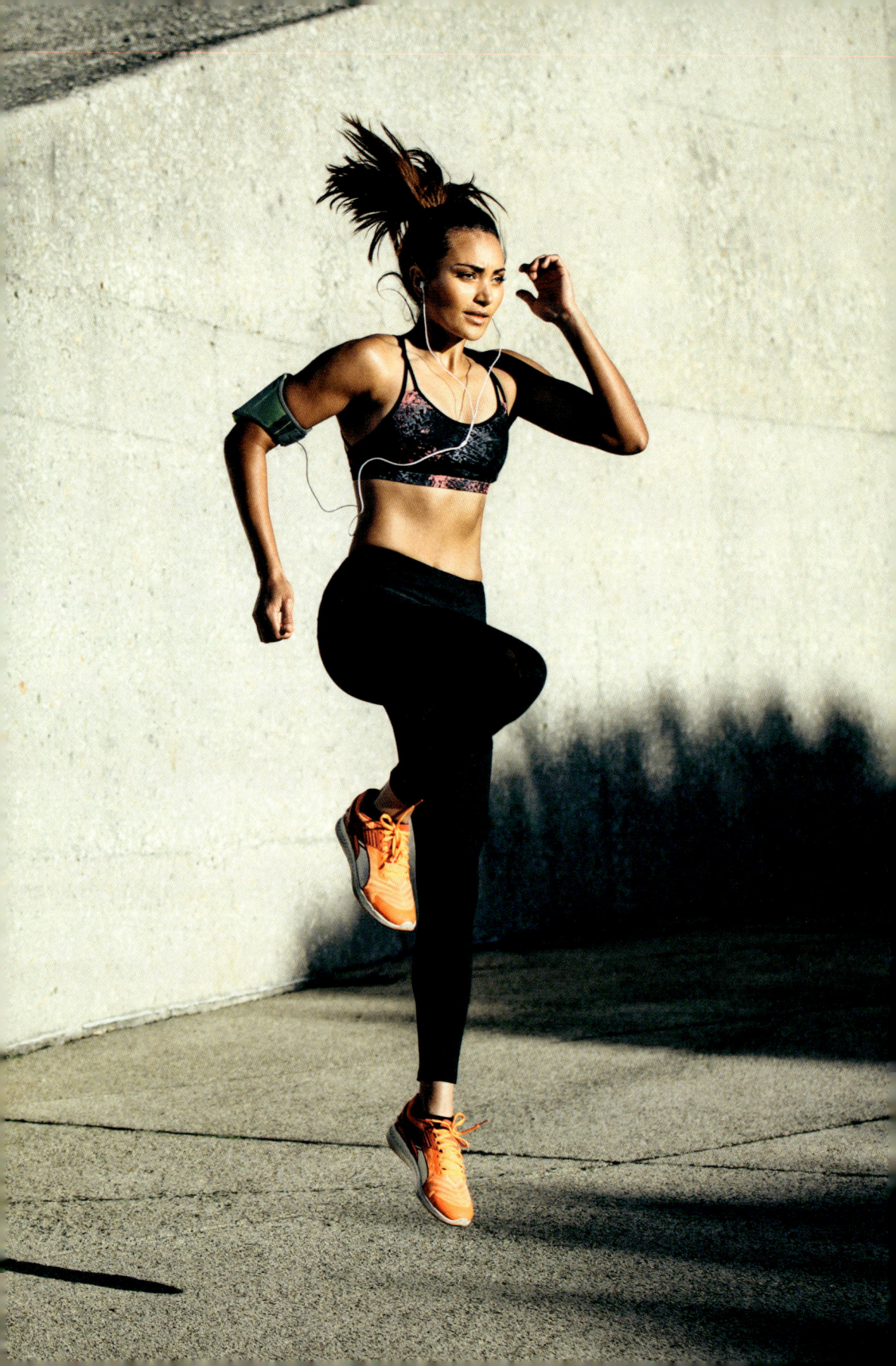

Präventionsstrategien und Schutzfaktoren gegen Verletzungen der Hamstrings

Präventives Training als Schutz

Abgeleitet aus den Verletzungsmechanismen der Hamstrings und den angeführten Risikofaktoren, werden nachfolgend Strategien zur Prävention von Verletzungen aufgeführt. Um das Verletzungsrisiko zu minimieren, spielen der Aufbau von spezifischen Schutzmaßnahmen sowie der Umfang, in dem sie angewandt werden, eine entscheidende Rolle.

Folgende Strategien dienen zur Prävention und wirken als Schutzfaktoren

1. Stabilisierung und Kontrolle der Becken- und Lendenwirbelsäulenposition
2. Rumpf- und Beinachsenstabilität (Sprung-, Knie- und Hüftgelenk einer Seite befinden sich in einer annähernd geraden Ausrichtung)
3. Steigerung der exzentrischen, isometrischen und konzentrischen Muskelkraft
4. Vermehrter Fokus auf exzentrisches Krafttraining und die sportartspezifisch optimale Kraft-Längen-Funktion
5. Training der die Hüftstreckung unterstützenden Gesäßmuskulatur sowie der inter- und intramuskulären Koordination
6. Erhöhung der Muskelfaszienlänge sowie der funktionellen Beweglichkeit und Mobilität
7. Erhöhung der Belastbarkeit des Muskel-Sehnen-Apparates im Sinne der Stabilität und Elastizität
8. Anforderungsgerechtes Warm-up und adäquates Belastungs- und Beanspruchungsmanagement im Training
9. Reaktiv-plyometrisches und maximales Sprinttraining zur Vorbereitung auf sportartspezifische Anforderungen
10. Compliance und Kontinuität bei der Einführung und Anwendung von Verletzungspräventionsprogrammen

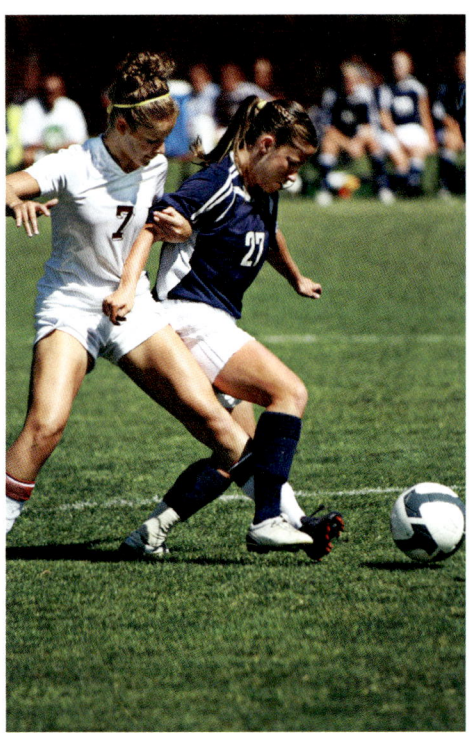

Eine kräftige, gelenksichernde Muskulatur bildet einen erheblichen Schutzfaktor vor Verletzungen der Hamstrings, besonders bei Abbrems- und Richtungswechselbelastungen.

Training der rumpf- und beckenstabilisierenden Muskulatur

Die Stabilität im Rumpf- und Beckenbereich ist extrem wichtig, um Kraft kontrolliert auf die Extremitäten zu übertragen. Eine zu schwache Rumpf- beziehungsweise Hüftmuskulatur führt dazu, dass bestimmte Muskelketten vermehrt Funktionen übernehmen müssen, die nicht oder nur zu geringem Teil ihrer eigentlichen funktionellen Arbeit entsprechen. Ist etwa die hüftstreckende Muskulatur im Gesäß zu schwach, kann dies zu einer Überlastung der Hamstrings führen. Auch durch eine zu kräftige Kontraktion der Hüftbeugemuskulatur beim Beugen der Hüfte während der terminalen Schwungphase des Sprints werden die Hamstrings stark belastet.[202] Eine verbesserte Kontrolle der Becken- und Lendenwirbelsäulenposition kann den Kräften der Hüftbeugemuskulatur hingegen besser entgegenwirken und sowohl die Beckenkippung nach vorn als auch die Überdehnung der Hamstrings des Schwungbeins reduzieren.[203] In Rehabilitationsprogrammen konnte bereits gezeigt werden, dass ein vermehrtes Training der Rumpfstabilität und neuromuskulären Kontrolle erneuten Hamstringverletzungen vorbeugen kann.[204] Vor allem im Sinne der Verletzungsprävention sollten die Hamstrings dreidimensional in allen Bewegungsebenen trainiert werden: Nur durch verschiedene Übungsausführungen mit unterschiedlichen Hüftwinkeln werden sowohl die Beckenmuskulatur stabilisiert als auch alle Anteile der Hamstrings ganzheitlich beansprucht.

Sportartspezifisches Training

Muskelkraft ist je nach Art des Einsatzes spezifisch, es gibt daher nicht die eine zu trainierende Kraftkomponente. Je nach Sportart und Leistungsziel müssen im Training also sowohl die konzentrische als auch die isometrische und die exzentrische Arbeitsweise der Muskulatur mit unterschiedlichen Ausführungsvarianten und -geschwindigkeiten sowie Winkelstellungen und Körperpositionen verbunden werden. Dazu gehören unter anderem submaximale und maximale Sprints. Richtungswechsel sind besonders in den Sportspielen ein wichtiger Bestandteil und sollten kontinuierlich trainiert werden. Kleinfeldspiele sind ein weitverbreitetes Trainingsmittel in diesem Bereich. Dieser Ansatz fördert die Intensität bei Spielaktionen, die spezifische Energiebereitstellung und verbessert Entscheidungsfindungsprozesse. Aufgrund der Art und des Charakters der Spielformen steigt die Anzahl der Beschleunigungs- und Abbremsmanöver durch Richtungswechsel, was während Sportspielen von entscheidender Bedeutung ist. Nichtsdestotrotz erreichen Athleten in Kleinfeldspielen nicht die Maximalgeschwindigkeiten, die sie im Wettkampf auf Großfeldern erreichen.

Werden solche Sprintbelastungen nicht trainiert, birgt das ein erhöhtes Verletzungsrisiko für die Hamstrings und andere Muskelgruppen.[205] Auch reaktiv-plyometrische Übungen wie Sprünge sollten trainiert werden, um eine höhere Stabilität und Elastizität von Sehnen, Muskeln und Bändern zu entwickeln, insbesondere hinsichtlich der exzentrischen, schnellkräftigen Belastung der Hamstrings.[206, 207] Eine adäquate Dosierung von hochintensiven Inhalten ist dabei Grundvoraussetzung, um das Verletzungsrisikos zu mindern.

Belastungs- und Beanspruchungsmanagement im Trainingsprozess

Ein weiterer wesentlicher Schutzfaktor ist es, die Belastung im Trainingsprozess, aber auch vor Wettkämpfen nicht zu schnell zu steigern. Hintergrund ist, dass hohe chronische Belastungen das Verletzungsrisiko nur unwesentlich steigern, eine plötzliche akute Erhöhung der Belastung sich jedoch gravierend auf das Verletzungsrisiko auswirkt. Eine adäquate Balance aus Belastungs- und Erholungsphasen ist vor allem im Leistungssport häufig ein schmaler Grat.

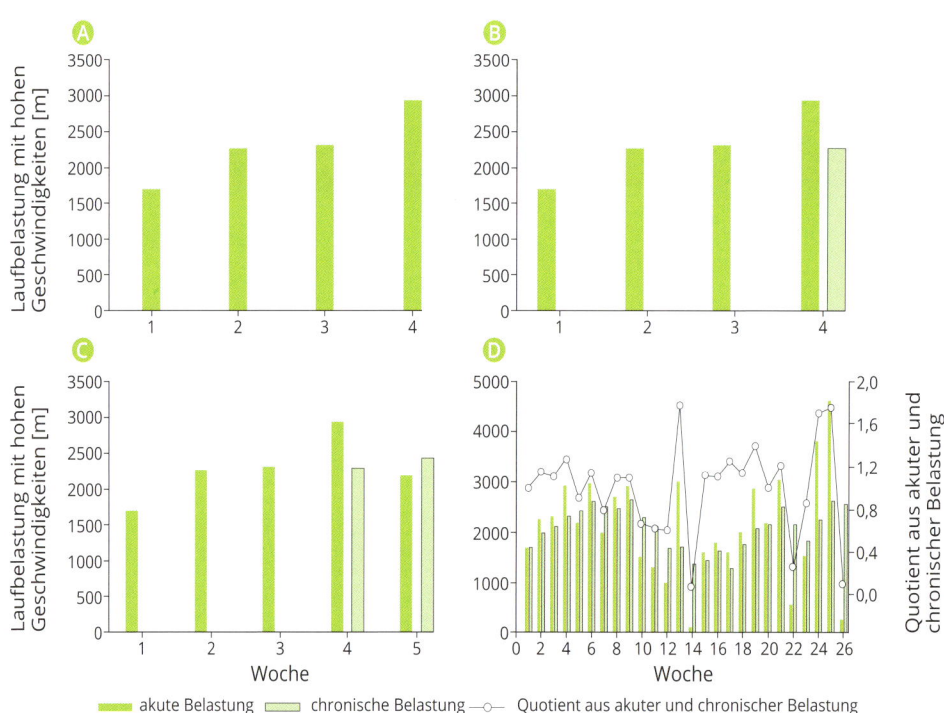

Der Quotient aus akuter und chronischer Belastung anhand der Laufbelastung mit hohen Geschwindigkeiten wird wie hier gezeigt ermittelt.[209]

Präventives Training als Schutz

INFO **Reaktiv-plyometrisches Training**

Zur weiteren Intensivierung einiger Übungen können die Ausführungsdynamik sowie der Trainingsuntergrund verändert werden, um so beispielsweise Sprünge entweder auf festem Untergrund oder auf unebenem oder flexiblem Untergrund wie Matten, Rasen oder Sand durchzuführen. Übungen, verbunden mit Sprüngen, werden auch »reaktiv-plyometrische Übungen« genannt und zeichnen sich häufig durch relativ kurze Bodenkontaktzeiten und vor allem exzentrische Reize auf die Zielmuskulatur aus. Beispiele sind Seilspringen, Hockstrecksprünge oder Nieder-hoch-Sprünge.

Natürliche Bewegungen sind selten ausschließlich konzentrisch oder exzentrisch. Kraft wird hierbei in einer Kombination aus beiden Formen der Muskelarbeit entfaltet. Die Abfolge von exzentrischer zu konzentrischer Muskelarbeit wird im Allgemeinen als »Dehnungs-Verkürzungs-Zyklus« bezeichnet. Durch externe Kräfte, wie zum Beispiel die Schwerkraft, wird die Muskulatur vorgedehnt und die Vorspannung über die Sehnenanteile kurzzeitig gespeichert. Die exzentrisch gespeicherte Energie summiert sich in der konzentrischen Phase der Muskelarbeit auf, wodurch eine höhere Kraftleistung im Vergleich zu einer rein konzentrischen Bewegung generiert werden kann.[208]

Die Belastungen im Dehnungs-Verkürzungs-Zyklus müssen im Training mittelfristig und im Warm-up kurzfristig vorbereitet werden. Die Muskulatur wird sehr intensiv beansprucht und das Auftreten von Muskelkater ist gerade zu Beginn eines solchen Trainings zu erwarten. Bei reaktiv-plyometrischem Training ist darauf zu achten, dass die Belastungen individuell an den Sportler angepasst gesteigert werden. Hierbei sind das biologische Alter, das Trainingsalter sowie das Leistungsniveau mit zu berücksichtigen. Wobei wiederum dem Credo »Qualität vor Quantität« zu folgen ist, sprich, die Übungen müssen richtig ausgeführt werden können, bevor die Wiederholungszahl, die Sprunghöhe oder die Ausführungsgeschwindigkeit gesteigert werden.

Besonderes Augenmerk sollte darauf gelegt werden, dass die Beinachsen beim Abfangen des Körpergewichts stabil bleiben. Ist die Stabilität beeinträchtigt, sollte die Belastung zurückgefahren und mit stabilisierenden Übungen im defizitären Gelenk gearbeitet werden. Des Weiteren sind reaktiv-plyometrische Übungen sehr variabel einzusetzen, um zu vermeiden, dass zu monoton trainiert oder der Stütz- und Bewegungsapparat einseitig belastet wird. In solchen Fällen sollte ein geringer Umfang bei maximaler Intensität gewählt werden.

In diesem Zusammenhang kann der sogenannte Quotient aus akuter und chronischer Belastung (siehe Abbildung Seite 53) die Trainingssteuerung unterstützen. Hierbei wird die akute Belastung der letzten Woche im Verhältnis zur durchschnittlichen chronischen Belastung der letzten vier Wochen bewertet. Anschließend kann ein Quotient beziehungsweise Belastungsindex berechnet werden, der angibt, ob die akute Belastung des Einzelnen größer, kleiner oder gleich der vorhergehenden chronischen Belastung ist.[210, 211]

Skala	Umschreibung
0	Ruhe
1	sehr, sehr leicht
2	leicht
3	moderat
4	etwas anstrengend
5	anstrengend
6	–
7	sehr anstrengend
8	–
9	–
10	maximal

Skala zur Erfassung des individuellen Anstrengungsempfindens.[212]

Als Maßeinheit für die Belastung bietet sich beispielsweise der Umfang an Sprintbelastungen in Metern an, händisch erfasst oder über GPS-Analysen. Die Gesamtbelastung ergibt sich aus der Trainings- plus der Wettkampfbelastung. Zur Erfassung dieses Wertes bietet sich zudem der Session-RPE-Wert an: RPE bedeutet »Rating of Perceived Exertion« und bezeichnet die vom Sportler individuell empfundene Anstrengung auf einer Skala von 0 bis 10.

Der RPE-Wert ist nach dem Training oder Wettkampf mit der Belastungsdauer zu multiplizieren. Diese Berechnung könnte zum Beispiel so aussehen:

Session-RPE = 8 (empfundene Belastung) × 70 min Trainingsdauer = 560

Auf diese Weise kann die Beanspruchung für die gesamte Woche erfasst und der Belastungsindex kontinuierlich berechnet werden.[213] Ein Belastungsindex beziehungsweise Quotient von über 1,5 bedeutet dabei ein steigendes Verletzungsrisiko. Ein kontinuierlicher Index von 0,8 bis 1,3 wirkt im Hinblick auf die Verletzungshäufigkeit protektiv.[214] Im Umkehrschluss sind plötzliche massive Belastungsanstiege zu vermeiden, Belastung sollte gemäßigt und kontinuierlich gesteigert werden in einem Bereich von ≤ 10 bis 20 Prozent pro Woche. Das gilt auch insbesondere für den Rehabilitationsprozess nach einer Verletzung der Hamstrings.

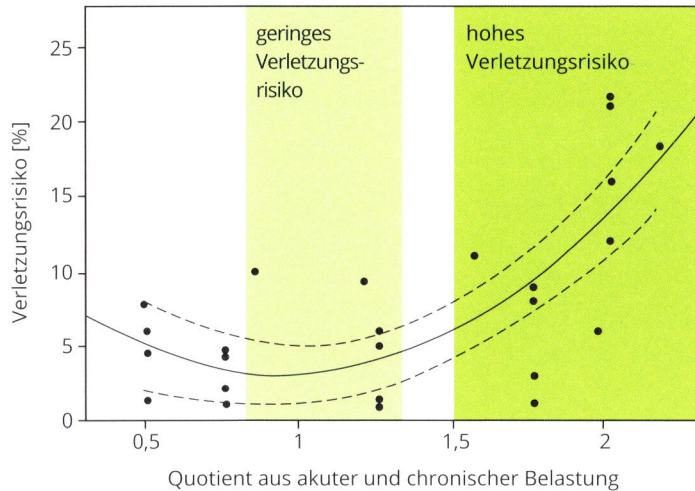

Das Verletzungsrisiko ist anhand des Quotienten aus akuter und chronischer Belastung berechenbar.[215]

Training der synergistischen Hüftstreckmuskulatur

Die Hauptursache für Muskelverletzungen der Hamstrings ist nicht, dass diese zu schwach sind. Vielmehr müssen sie, wie bereits erwähnt, oft die Funktion beispielsweise des großen Gesäßmuskels kompensieren. Wenn dieser zu schwach ausgebildet ist und neuromuskulär nicht richtig angesteuert beziehungsweise aktiviert wird, kann er seine volle und primäre Aufgabe, die Hüfte zu stabilisieren und zu strecken, nicht mehr erfüllen.[216] Andere Muskelgruppen, wie die Hamstrings, müssen aushelfen, Sie sind dafür aber nicht vorgesehen und werden in Stellungen belastet, welche nicht deren Funktion entsprechen.[217]

Zu einer optimalen intermuskulären Koordination gehört, dass der große Gesäßmuskel vor der hinteren Oberschenkelmuskulatur aktiviert wird. Wenn diese Koordination durch gezieltes funktionelles Training und Aktivierung der Hüftstrecker und -stabilisatoren, zum Beispiel der mittleren Gesäßmuskulatur, aufrechterhalten bleibt, kann eine Überlastung der Hamstrings in der Streckphase der Hüfte vermieden werden. Das Training muss dabei auch an den spezifischen Anforderungen der Sportart ausgerichtet sein und sollte vorwiegend bei geschlossener kinematischer Kette (Kasten »Geschlossene versus offene kinematische Kette«, Seite 29) nach isolierter Ansteuerung der Zielmuskulatur durchgeführt werden.

Erhöhung der exzentrischen Kraft und der Muskelfaszienlänge der Hamstrings

Die Ausbildung der Muskelkraft ist sehr spezifisch. Das, was dem Sportler in seiner jeweiligen Sportart abverlangt wird, muss daher auch trainiert werden. Ein Krafttraining mit exzentrischem Fokus etwa hat sehr viele Vorteile vor allem für die Sportarten mit vielen Beschleunigungs- und Abbremsmanövern.[218] Die Hamstrings verbringen während der sportlichen Belastung einen Großteil ihrer Arbeitszeit damit, Beschleunigungen von Teilkörperbewegungen abzubremsen, also Bewegungen beispielsweise der Unterschenkel oder des Oberkörpers. Demnach ist die Vorbereitung auf solche exzentrischen Belastungen zur Verletzungsprävention extrem wichtig.

Es konnte gezeigt werden, dass exzentrische Übungen die exzentrische Muskelkraft bei voller Muskellänge im Vergleich zu konzentrischem Training steigern kann und sogar die Gesamtkraft der Hamstrings stärker steigert als ein konzentrisch fokussiertes Training.[219, 220, 221, 222] Daher kann ein exzentrisches Training der Hamstrings die Belastbarkeit hinsichtlich hoher Kräfte bei Maximalsprints steigern und das Risiko von muskulären Verletzungen verringern. Die exzentrische Kontraktionsweise verursacht

INFO | Bilaterale und unilaterale Übungen

Bilaterales Training bedeutet, dass zum Beispiel beide Beine während einer Übungsausführung gleich belastet werden – etwa beim Squat (Seite 132) oder beim Deadlift und seinen Varianten (ab Seite 126). Bei unilateralen Übungen wird eine Seite mehr belastet als die andere, in seltenen Fällen wird nur eine Seite belastet. Beispielsweise wird der Split Squat (Seite 134) als unilaterale Übung bezeichnet, wobei dieser im Gegensatz zum normalen Squat in einer Schrittstellung ausgeführt wird und beide Beine lediglich unterschiedlich beansprucht werden. Der Single Leg Deadlift (Seite 128) könnte in diesem Zusammenhang tatsächlich als unilaterale Übung bezeichnet werden.

Sowohl bilaterale als auch unilaterale Übungen können funktional sein. Unilaterale Übungen benötigen einen größeren koordinativen Aufwand zwischen den beteiligten Muskelgruppen sowie innerhalb eines Muskelstrangs. Arbeitet die eine Körperseite, muss die Gegenseite stabilisieren. Vor allem die rumpfstabilisierende Muskulatur muss, je nach Übung, mehr leisten im Sinne ihrer Hauptfunktion, also zum Beispiel den Körper gerade ausgerichtet zu halten, sodass er nicht rotiert. Unilaterale Krafttrainingsübungen eignen sich daher hervorragend, um für die eigene Sportart typische Bewegungen zu trainieren, um diese im Einsatz kontrolliert ausführen zu können – dies sind vor allem die Kontrolle in der Beinachse und der Beckenposition. Die Belastung der Wirbelsäule wird reduziert und die Stabilität auf einem Bein verbessert. Diese Faktoren sind in Bezug auf die Verletzungsprävention und die Leistungsverbesserung extrem wichtig.

starke Muskelschäden und Muskelschmerz sowie ein intensiveres Muskelempfinden, welches häufig als Muskelkater bezeichnet wird.[223, 224, 225] Gleichwohl konnte gezeigt werden, dass die exzentrische Muskelarbeit und die entsprechenden Trainingsmethoden zu einer stetigen Verbesserung der Muskelkraft sowie Muskelleistung führen können, wenn dabei Trainingsdauer, Trainingshäufigkeit sowie die Trainingsintensität langsam gesteigert und bewusst individuell gesteuert werden. Der Muskelschmerz und -schaden können dadurch kurzfristig minimiert beziehungsweise langfristig vermieden werden.[226]

Auch auf akute Verletzungen der Hamstrings hat exzentrisches Training Einfluss.[227, 228, 229, 230, 231] Programme mit der Nordic Hamstring Exercise (Seite 144) konnten zeigen, dass durch den Einsatz dieser Übung die Verletzungshäufigkeit von neuen und wiederkehrenden Hamstringverletzungen im Fußball erheblich verringert werden konnte.[232, 233, 234, 235] Nach nur zehn Tagen exzentrischem Training der Hamstrings wurde sogar eine Anpassung der Muskelleistung in Richtung größerer Muskellängen festgestellt.[236, 237, 238] Dahingehend führt ein exzentrisches Training der Hamstringmuskulatur auch zu einer Erhöhung der Muskelfaszienlänge.[239, 240]

In diesem Rahmen sollte auch die funktionelle dynamische Beweglichkeit und Mobilität vor allem in den Hüft- und Sprunggelenken verbessert werden. Statisches Dehnen konnte in diesem Zusammenhang nicht die gewünschten Effekte zur Verringerung der Verletzungshäufigkeit der Hamstrings erfüllen.[241]

Veränderung der Kraft-Längen-Funktion

Die von einem Muskel entfaltete Kraft verändert sich je nach Beugungswinkel des zu bewegenden Gelenks. Dieser Mechanismus wird im Abschnitt »Eigenschaften der Kraft-Längen-Funktion« (Seite 16) detailliert beschrieben. Beispielsweise ist der Bizepsmuskel bei einer Beugung im Ellenbogengelenk von etwa 90 Grad am kräftigsten, er verliert an Kraft, wenn der Arm stärker gebeugt oder gestreckt ist. Exzentrisches Training verschiebt die Kraft-Längen-Funktion hin zu größeren Muskellängen (Kasten »Der Muskel passt sich seiner Nutzung an«, Seite 19).[242, 243, 244] Wenn die Kraft-Längen-Funktion der Hamstrings durch Training verändert werden kann, kann die Muskulatur folglich in den Winkelpositionen belastbarer werden, in denen die meisten Verletzungen auftreten. Im Fall der Hamstrings sind das vor allem die gestreckte Phase, wenn der Unterschenkel kurz vor Bodenkontakt nach vorn pendelt, sowie exzentrische Belastungen während des Bodenkontaktes beim Laufen.[245] Ein Training der Hamstringmuskulatur durch die Nordic Hamstring Exercise (Seite 144) beispielsweise führt zu einer Kräftigung in einer stärker gestreckten Position.[246, 247]

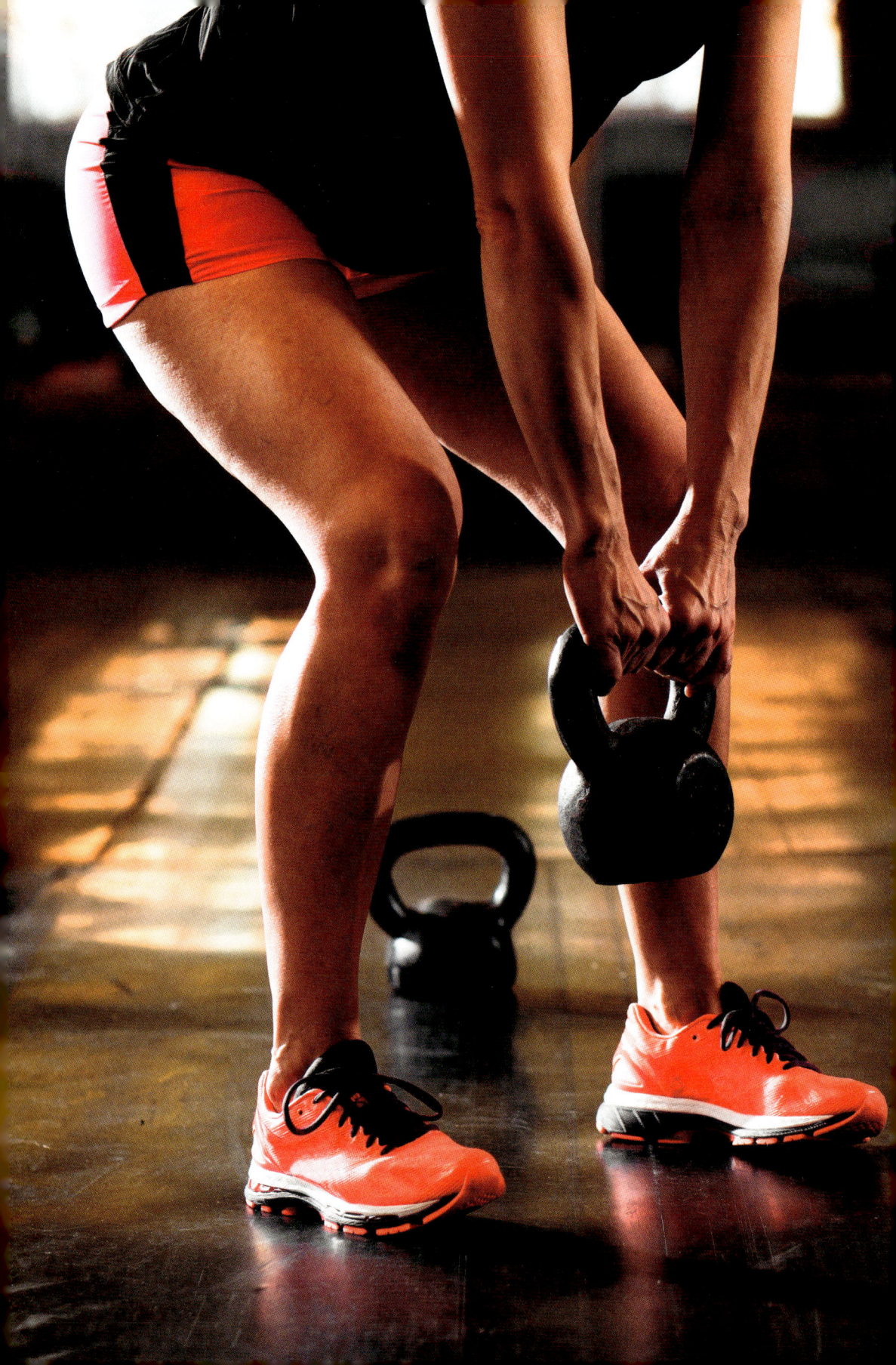

Funktionelles Training der Hamstrings

Vielseitiges Training als Schutz vor Hamstringverletzungen

Im Training sollte je nach Sportart und Leistungsziel auf die beschriebenen Verletzungsmechanismen eingegangen werden. Es sollte zudem funktionell trainiert werden, sodass gezielt Kraft für die sportartspezifischen Anforderungen und die Funktion aufgebaut wird. Ideal ist eine individuelle Kombination aus hüft- und knie- dominanten Übungen sowie Übungen, die die Muskulatur sowohl konzentrisch und exzentrisch als auch isometrisch beanspruchen. Eine vermehrte exzentrische Belastung der Hamstrings beeinflusst vor allem die Muskelfaserlänge positiv, die vor Hamstringverletzungen schützt.[248]

Grundsätzlich gilt, dass sich die Muskelkraft den spezifischen Anforderungen im Training und Alltag anpasst – use it or lo-

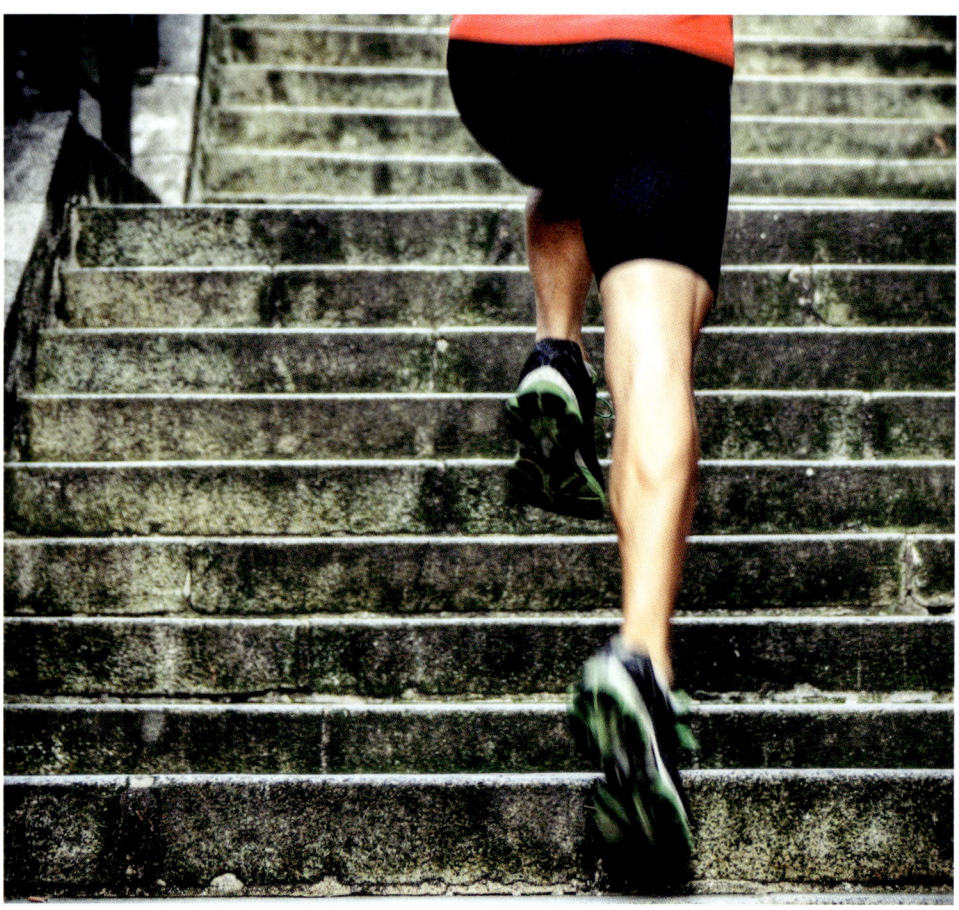

Treppenläufe bieten die Möglichkeit, vielfältige Trainingsreize für die Hamstringmuskulatur zu setzen.

> **INFO** | **Kniedominante und hüftdominante Übungen**
>
> Die Übungen für die Hamstrings können grob in kniedominante und hüftdominante Übungen eingeteilt werden. Der Unterschied liegt in der vermehrten Beanspruchung des mehr zur Hüfte gelegenen Anteils der Hamstrings oder des mehr zum Kniegelenk ziehenden Anteils. Bei hüftdominanten Übungen wird vermehrt das Hüftgelenk gebeugt und gestreckt, zum Beispiel beim Deadlift (Seite 126), bei kniedominanten Übungen hingegen das Kniegelenk, zum Beispiel beim Squat (Seite 132). Diese Unterscheidung erlaubt jedoch nur eine eingeschränkte Zuordnung, an welcher Stelle der Muskel spezifisch gefordert wird, da Muskulatur immer über die gesamte Länge beansprucht wird. Um gezielter sportartspezifisch zu trainieren, bieten sich integrative Übungen, also bestehend aus hüft- und kniedominanten Bewegungen, an. Jedoch kann ein Fortschritt bei den integrativen Übungen erst erzielt werden, wenn genügend Kraft vorhanden ist, um sowohl Hüft- als auch Kniegelenk isoliert in der Bewegung zu belasten. In diesem Zusammenhang sind auch die Begriffe Isolations- und Komplexübung zu nennen: Bei Isolationsübungen findet die Bewegungsausführung in einem Gelenk statt – zum Beispiel bei den Übungen Nordic Hamstring Exercise (Seite 144) und Good Morning (Seite 130), während bei Komplexübungen mehrere Gelenke bewegt werden, zum Beispiel beim Squat (Seite 132) oder Deadlift (Seite 126).

se it. Durch ein vermehrt exzentrisches Training kann die exzentrische Kraft im Vergleich zur konzentrischen Kraft gesteigert werden und umgekehrt.[249] Exzentrisches Training hat zudem positive Effekte auf die Sehnensteifigkeit und andere leistungsbestimmende Faktoren.[250] Besonders Hüftstreckerübungen sind vorteilhaft für die funktionelle Kraft der gesamten Hamstrings. Kräftigt man die gemeinsam arbeitende Hüftstreckmuskulatur an Gesäß und Hüften, entlastet das die Hamstrings. Bei der Auswahl von Übungen sollten deshalb sowohl Übungen gewählt werden, die die medialen, zur Körpermitte gelegenen Anteile der Hamstrings mehr beanspruchen, zum Beispiel Kettlebell Swing (Seite 150) oder Deadlift (Seite 126),[251, 252, 253] als auch Übungen, die die lateralen, seitlichen Anteile stärker fordern (Leg-Curl-Varianten, Hip Extension, Lunge).[254, 255, 256, 257] Das Gesamtvolumen der medialen Anteile der Hamstrings ist größer als das der lateralen. Aufgrund dessen unterliegen die seitlichen Anteile einem höheren Verletzungsrisiko, das sich auch in einer vermehrten Verletzungshäufigkeit widerspiegelt. Demgegenüber werden die medialen Anteile der Hamstrings bei hohen Belastungen, wie maximalen Sprints, stärker aktiviert. Infolgedessen sollten verschiedene Übungen im Training involviert werden, um die medialen und lateralen Anteile bestmöglich zu entwickeln und somit auf hochintensive Belastungen, zum Beispiel Sprints, vorzubereiten.

Aus diesem Grund ist es ebenfalls notwendig, die Hamstrings mit unterschiedlichen Belastungsreizen und Durchführungsgeschwindigkeiten zu trainieren. Die im Krafttraining absolvierten Übungen zur Steigerung der exzentrischen Kraft der Hamstrings werden jedoch vorwiegend langsamer ausgeführt als die entsprechenden Bewegungen in der eigentlichen Sportart, für die trainiert wird. Daher wird empfohlen, auch reaktiv-plyometrische Übungen in unterschiedlichen Bewegungsebenen, in der Sagittal- und Frontalebene, sowie Sprints mit maximaler Geschwindigkeit in das Trainingsprogramm zu integrieren.[258]

Plyometrisches Training führt im Vergleich zum klassischen Krafttraining zu anderen Adaptationen:[259] Plyometrische Übungen verlängern die Sehnen, Krafttraining hingegen führt zu einem Anstieg der Sehnenfestigkeit. Beide Faktoren schützen vor Hamstringverletzungen. Auch dies spricht für ein variables und durch verschiedene Anforderungen geprägtes Trainingskonzept.[260]

Je geringer die exzentrische Kraft der Hamstrings ausgebildet ist, desto verletzungsanfälliger sind sie. Auch bei der Hüftstreckung sind die Hamstrings häufig überlastet, wenn die Gesäßmuskulatur konzentrisch arbeiten muss, jedoch zu schwach ausgebildet ist. Ein funktionelles Krafttraining für die hintere Muskelkette, welches beide Aspekte aufgreift, beugt dementsprechend wirksam Verletzungen vor.

Zudem sollten bilaterale Übungen, sobald sie stabil ausgeführt werden können, durch unilaterale Übungen ergänzt werden, um noch spezifischer auf das Leistungsziel hinzutrainieren (vergleiche dazu »Bilaterale und unilaterale Übungen«, Seite 54). In diesem Kontext sind Übungen in der geschlossenen und offenen kinematischen Kette (Kasten »Geschlossene versus offene kinematische Kette«, Seite 29) variabel einzubauen. Ein Athlet auf einem hohen Leistungsniveau wird alleine durch geführte Übungen wie die Beinpresse oder -beuge in sitzender Position keine Steigerung seiner Leistung mehr erreichen.

Zusammenfassend kann noch einmal gesagt werden, dass ein ganzheitlicher Ansatz zur Reduzierung von Hamstringverletzungen empfohlen wird[261, 262] – bestehend aus hüft- und kniedominanten Übungen im Krafttraining sowie Beschleunigungs- und Sprinttraining bei maximaler Geschwindigkeit. Die Sprints sollten Richtungsänderungen und Abbremsmanöver beinhalten und die Muskulatur rund um das Hüft- und Sprunggelenk sollte mobilisiert werden. Zudem kann in einer methodischen Reihe trainiert werden. Hierbei wird eine Abfolge von Übungen trainiert. Je nach Leistungsniveau und Ausführungsqualität durch den Sportler wird eine Regression über erleichterte Übungen oder Progression über erschwerte Übungen erzielt.

Im folgenden Übungsteil ab Seite 66 wird eine Auswahl funktioneller Übungen vorgestellt, mit denen ein Training der Hamstringmuskulatur variabel gestaltet werden kann. Weitere gute Ideen für präventive und rehabilitative Trainingsinhalte der Hamstringmuskulatur sind in einschlägigen (englischsprachigen) Aufsätzen zu finden.[263, 264, 265]

> **INFO** — **Aktuelles aus der Wissenschaft**
>
> Der Grad der Aufrichtung der Hüfte und die Auswahl der Übungen können einen Einfluss auf die Aktivierung der Hamstrings haben.[266, 267, 268, 269] Ist die Hüfte im Stehen, beispielsweise beim Deadlift (Seite 126), stark nach vorn gebeugt, sind die Hamstrings aktiver. In der auf dem Rücken liegenden Position sind sie hingegen aktiver, wenn der Hüftwinkel geringer, die Hüfte also aufgerichteter ist, beispielsweise beim Slide Leg Curl (Seite 140). Die größte Aktivierung des zweiköpfigen Oberschenkelmuskels konnte während der Ausführung der Nordic Hamstring Exercise (Seite 144), einer Isolationsübung mit exzentrischem Fokus durch eine Streckung im Kniegelenk, nachgewiesen werden.[270] Zudem hat die Fußposition Einfluss auf die regionale Aktivierung der Hamstringmuskulatur:[271] So steigert eine Innenrotation der Füße die Aktivierung der medialen Anteil, mit der Außenrotation der Füße nimmt hingegen die Aktivierung der lateralen Anteile zu.
>
> Grundsätzlich ist es, bezogen auf den Kraftzuwachs, egal, ob die Übungen vor oder nach dem Training ausgeführt werden.[272] Mit Blick auf die Muskelfaserlänge des *Musculus biceps femoris* konnten größere Effekte festgestellt werden, wenn die Übungen vor dem Training ausgeführt wurden.

Ein ausgewogenes Trainingsprogramm, das die Muskulatur auf vielfältige Art fordert, sollte folgende Komponenten enthalten

1. Mobilisation und Aktivierung der Hüftmuskulatur
2. Rumpfstabilisation: Antirotation (Antiverdrehung), Antiextension (Antistreckung), Antiflexion (Antibeugung)
3. Konzentrisches, exzentrisches und isometrisches Krafttraining
4. Bilaterale und unilaterale Übungen für die unteren Extremitäten
5. Hüft- und kniedominante sowie integrative Übungen: Isolations- und Komplexübungen
6. Explosive Kraftentwicklung: Reaktivplyometrische Inhalte
7. Mechanik des Springens, Landens und Abfederns: Beinachsenstabilität
8. Beschleunigen, abbremsen und wieder beschleunigen: Sprintmechanik
9. Sportartspezifische Anforderungen im Rahmen von Richtungsänderungen

Warm-up – empfehlenswerte Strategien zur Bewegungsvorbereitung

Welche Strategien zur Vorbereitung auf ein Training der unteren Extremitäten sind zu empfehlen? Aktuelle Strategien befassen sich mit verschiedenen Mitteln und Methoden der dynamischen Bewegungsvorbereitung. Diese sogenannten Movement-Preparation-Strategien sind die logische Konsequenz des funktionellen Trainingsansatzes, denn sie wirken ganzheitlich auf verschiedenen Subebenen des Organismus: den aktiven und passiven Stütz- und Bewegungsapparat, das Herz-Kreislauf- und Atmungssystem wie auch den Stoffwechsel. Zudem wird die Kopplung zwischen Sensorik und Motorik verbessert. Ziel ist es, auf vielfältige Reize im Training vorzubereiten, daher sollten insbesondere Bewegungsmuster ins Warm-up integriert werden, die auf typische Bewegungen im Training vorbereiten.

Im Folgenden werden verschiedene solcher Warm-up-Strategien vorgestellt, die für bestimmte Zielstellungen in der jeweiligen Trainingseinheit gezielt ausgewählt und angewendet werden können. Zwischen diesen Kategorien existieren zum Teil große Schnittmengen. Dennoch sollten Trainer und Athleten dafür sensibilisiert werden, bewusst individuelle Warm-up-Programme zusammenzustellen, die Bezug nehmen auf das jeweilige Ziel in der Haupttrainingseinheit.

1. **Faszientraining:** Hier geht es darum, das Gewebe auf die Belastung vorzubereiten. Genutzt wird dabei die Technik des Myofascial Release mit einer Foam Roll oder anderen Hilfsmitteln. Ziel ist es, Verklebungen im Bindegewebe (Faszien) zu lösen und diese Bereiche damit optimal auf das Training vorzubereiten. Bearbeitet werden vor allem die Bereiche, die

für das spätere Training wichtig sind, sowie individuelle Schwach- beziehungsweise Schmerzpunkte.

2. **Dynamisches Stretching und Aktives isoliertes Stretching:** Dynamisch zu stretchen verbessert die Beweglichkeit durch kurz gehaltene Dehnpositionen, welche durch eine aktive Bewegung hervorgerufen werden. Sie bereiten so die Körpergelenke auf die Bewegung in ihrem möglichen Bewegungsradius vor. Beim aktiven isolierten Stretchen wird gezielt die Dehnfähigkeit der Muskulatur bezogen auf einzelne Körpergelenke verbessert; vor allem in Bereichen, in denen individuelle Defizite (zum Beispiel Bewegungseinschränkungen oder muskuläre Dysbalancen) vorliegen oder die für das folgende Training relevant sind. Aktiv isolierte oder dynamische Varianten des Stretchings weisen dabei eine große Schnittmenge mit Mobilitätsübungen auf.

3. **Mobilitätstraining:** Ziel dieser Übungen ist es, die Beweglichkeit zu verbessern. Die Mobilität setzt sich aus der Dehnfähigkeit der Muskulatur und des Bindegewebes sowie dem möglichen Bewegungsausmaß des Gelenks zusammen. Spezielle Übungen fördern diese Bereiche gezielt. Grundsätzlich ist hierbei für die meisten Athleten der Fokus auf die Sprung-, Hüft- und Schultergelenke sowie die Brustwirbelsäule zu legen, da in diesen Bereichen eine Mobilitätsverbesserung zumeist zu einer allgemeinen Leistungssteigerung führt und Verletzungen vorbeugt. Beim Mobilitätstraining werden einzelne Muskeln und Muskelketten durch gezielte Bewegungen aktiviert – sie werden also immer willkürlich und aktiv angesteuert.

4. **Core-Aktivierung:** Hierbei werden neben dem Rumpf auch der Schulter- und Hüftgürtel aktiviert, um später beim Training Stabilität in vertikaler und horizontaler Richtung zu geben und Kraft auf Arme und Beine übertragen zu können. Neben Varianten der Übung Plank (Seite 107 oder 111), können hier zum Beispiel auch der Inchworm (Seite 82) und das Crawling (Seite 112) für den Schulter- und Hüftgürtel eingebaut werden. Einzelne Übungen zur Brustwirbelsäulenmobilisierung aktivieren parallel dazu die rumpfstabilisierende Muskulatur. Auch in diesem Bereich kann also sehr zeitsparend gearbeitet werden, indem kombiniert auf verschiedene Ziele hin trainiert wird.

5. **Bewegungsintegration:** Übungen wie das Skipping (Seite 86) oder der Walking Lunge (Seite 84) erhöhen die Körperkerntemperatur und bereiten

den Organismus auf die nachfolgende Belastung vor. Herz-Kreislauf-, Atmungs- und Stoffwechselsystem sowie das vegetative und zentrale Nervensystem werden hierbei zeitökonomisch aktiviert. Laufschulübungen (Lauf-ABC) können ebenfalls sinnvoll eingebaut werden. Aus diesem Grund sollten die Bewegungen so gewählt werden, dass sie zu den nachfolgenden Trainingsinhalten passen. So sind beispielsweise für einen Sprinter vor allem lineare Bewegungen und für einen Tennisspieler seitwärts verlaufende Bewegungen besonders geeignet.

6. **Neuronale Aktivierung:** Durch die Einbettung von Übungen zur neuronalen Aktivierung wird die Ansteuerung der Muskulatur über das zentrale und periphere Nervensystem verbessert. Hierbei können reaktiv-plyometrische Übungen sowie Sprints am Ort oder über kurze Distanzen eingebaut werden, um eine Verbesserung zu erzielen und die Reizleitung für das folgende Training oder den Wettkampf zu aktivieren. Je nach Sportart sind in der Schnittmenge zur Bewegungsintegration auch Richtungswechsel einzubauen. Will man die eigene Leistung durch ein funktionelles Warm-up-Programm steigern, kann man den Effekt Post-Activation-Potentiation für sich nutzen: eine kurzweilige muskuläre Voraktivierung kann in einem anschließenden Zeitfenster von sieben bis zehn Minuten zu einer gesteigerten muskulären Leistungsfähigkeit führen. Diese Strategie ist besonders für Sportarten mit maximalen Beschleunigungs- und Sprintphasen, Abstoppmanövern und Sprüngen zu empfehlen.

Eine weitere Möglichkeit ist es, sich auch nach dem sogenannten RAMP-Ansatz aufzuwärmen, der die genannten Strategien beinhaltet:[273, 274] RAMP steht für »Raise«, »Activate und Mobilise« sowie »Potentiate« oder »Performance«. »Raise« beschreibt den Anstieg der Körperkerntemperatur, Herz- und Atmungsfrequenz sowie Durchblutung. Dies kann unter anderem durch die oben genannte Bewegungsintegration oder das Dynamische Stretching erreicht werden. Unter »Activate und Mobilise« versteht man die Aktivierung von spezifischen Muskelgruppen, die für die folgende Trainingseinheit relevant sind. Es geht zudem darum, die dabei beanspruchten Körpergelenke zu mobilisieren, um deren Beweglichkeit zu erhöhen. Dies kann wiederum durch Faszientraining, Dynamisches und Aktives isoliertes Stretchen, Mobilitätstraining sowie die Core-Aktivierung erreicht werden. In der letzten Kategorie »Potentiate oder Performance« geht es darum, die Intensität im speziellen Teil der Vorbereitung progressiv zu steigern, um die im Training folgenden Bewegungen gezielt vorzubereiten. Hierbei geht es auch um die neuromuskuläre Aktivierung. Aus diesem Grund sind die oben benannte Bewegungsintegration und die Neuronale Aktivierung passend für diese Zielstellung.

In welchem Umfang die Komponenten und welche Übungen gewählt werden, hängt von den nachfolgenden Inhalten der Trainingseinheit, der gewünschten Belastung sowie den Stärken und den Defiziten des Athleten ab. Nicht bei jedem Warm-up muss das RAMP-Protokoll vollständig durchlaufen werden. Ziel sollte es sein, sinnvoll und zeitökonomisch bestimmte Schwerpunkte individuell für das Warm-up-Programm zusammenzustellen. Somit lässt sich ein durchdachtes Aufwärmprogramm von 15 bis 20 Minuten Dauer zusätzlich für mittelfristige Zielstellungen nutzen. Fünf bis sechs Trainingseinheiten pro Woche addieren sich so zu 75 bis 120 Minuten, die effektiv nicht nur zum kurzfristigen Aufwärmen, sondern auch für den längerfristigen Leistungsaufbau genutzt werden können. Durch den kreativen und variablen Einsatz unterschiedlicher Übungen wird zudem die allgemeine Bewegungs- und Wahrnehmungskompetenz gefordert und gefördert – ein weiterer Faktor für die Verletzungsprävention und -reduktion.

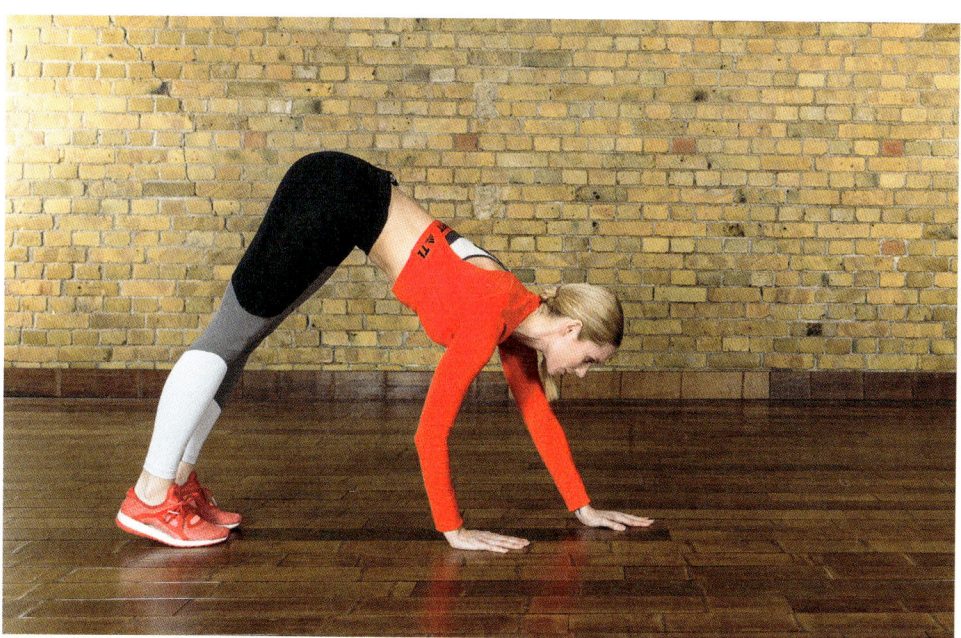

Der Inchworm (Seite 82/83) ist für ein dynamisches Stretching der hinteren Oberschenkelmuskulatur und zur Core-Aktivierung optimal geeignet.

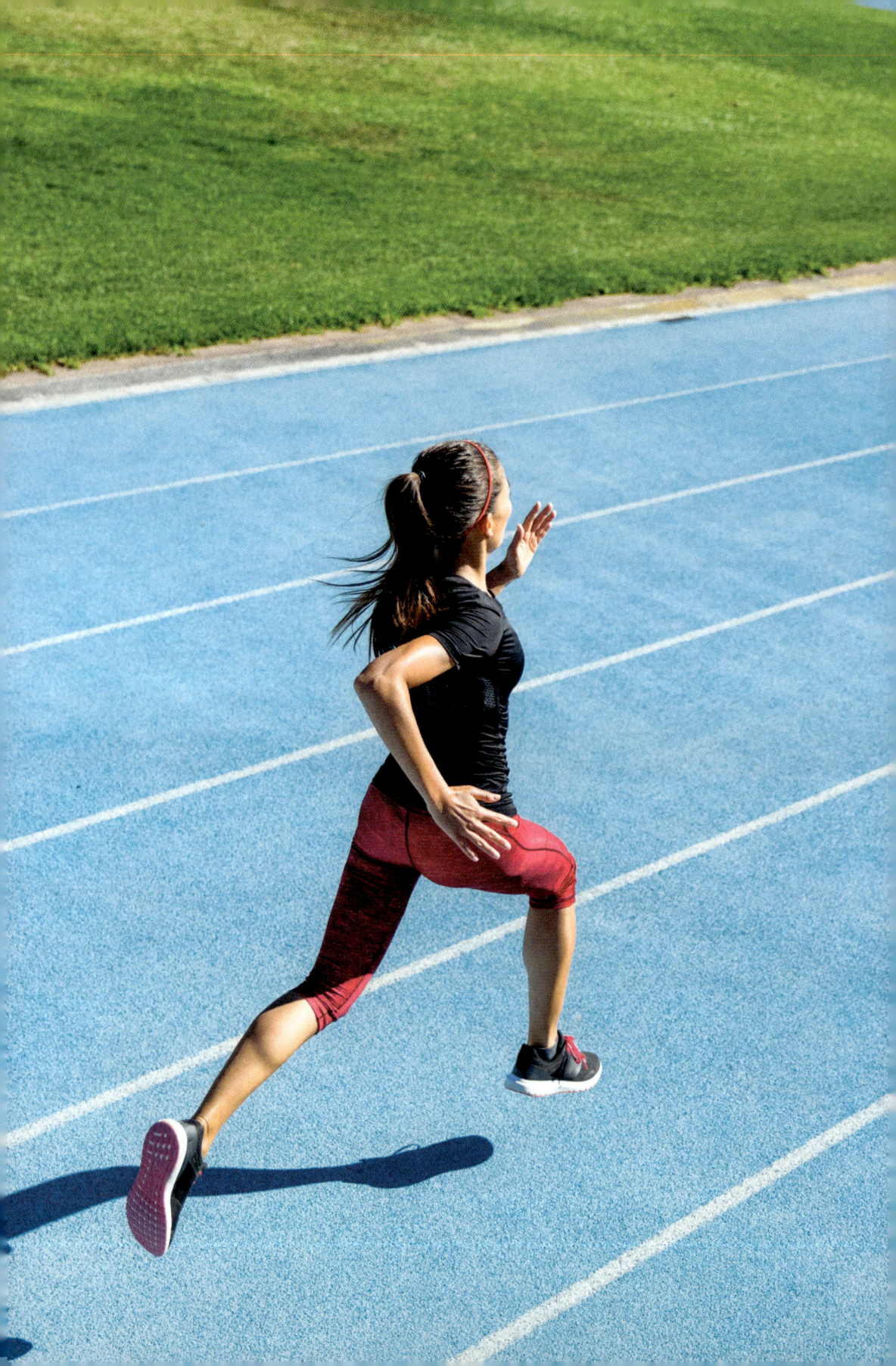

Übungen für starke und gesunde Hamstrings

Warm-up-Übungen speziell für die Hamstrings

In jeder Sportart, vor allem in den Teamsportarten, geht es darum, den Stütz- und Bewegungsapparat, also die Rumpf- und Hüftmuskulatur, aber auch Sehnen und Bänder sowie muskuläre Strukturen, vor dem eigentlichen Training zu aktivieren und auf kommende Belastungen vorzubereiten. Warm-up-Übungen für muskulär anspruchsvolle Sportarten, die viele Richtungswechsel und Beschleunigungs- und Abbremsmanöver erfordern, können daher auch für das Aufwärmen der Hamstringmuskulatur herangezogen werden.

Die folgenden vorwiegend dynamischen Übungen verfolgen diese genannten Ziele und sollen die Muskulatur für das sportartspezifische Springen und Sprinten sowie auf Richtungsänderungen, geprägt durch einen Wechsel aus Beschleunigen, Abbremsen und erneutem Beschleunigen, vorbereiten. Hierbei gilt es, progressiv, also von niedriger bis hin zu mittlerer und hoher Intensität, zu belasten, um das folgende spezifische Work-out adäquat anschließen zu können. Dynamisches Stretching mit kurzen Haltephasen kann zur Mobilisation der einzelnen Körpergelenke ins Warm-up aufgenommen werden. Das Gleiche gilt für das Myofascial Release. Weiterhin sollten die rumpfstabilisierende Muskulatur aktiviert werden und eine Laufschulung mit steigender Intensität in linearer und lateraler Bewegungsrichtung hinzugefügt werden. In Bezug zur Körperhaltung gelten für alle Übungen folgende Vorgaben:

1. Achten Sie darauf, die Beinachsen und Beckenstellung stabil zu halten: keine X-Bein-Stellung der Beine, Füße und Kniegelenke sind während der Übungsausführung leicht nach außen rotiert, keine Verdrehung des Beckens und keine Hohlkreuzbildung durch Kippung des Beckens nach vorn.
2. Ziehen Sie Ihre Schultern nicht nach oben zu den Ohren, sondern nach hinten unten.

Warm-up-Übungen speziell für die Hamstrings

3. Halten Sie Ihre Rumpfmuskulatur während der Übungsausführung angespannt, um die Lendenwirbelsäule in einer Neutralstellung (Rücken in natürlicher Doppel-S-Krümmung, kein Hohlkreuz in der Lendenwirbelsäule und kein Rundrücken in der Brustwirbelsäule, kein Überstrecken in der Halswirbelsäule) und das Becken aufrecht zu halten.

Überblick über die bewegungsvorbereitenden Übungen für das Warm-up

1. **Ausrollen der hinteren Oberschenkelmuskulatur** (Seite 70): Die ersten vier Übungen dienen dem Myofascial Release beziehungsweise Faszientraining. Hierbei wird die Oberschenkel- und Gesäßmuskulatur mit einer Foam Roll oder vergleichbaren Gerätschaften ausgerollt. Als Bewegungsvorbereitung sollte es vor jedem Training durchgeführt werden. Ziel ist es, Schmerzpunkte zu finden und diese mit der Rolle zu bearbeiten.
2. **Ausrollen der Gesäßmuskulatur** (Seite 71)
3. **Ausrollen der vorderen Oberschenkelmuskulatur** (Seite 72)
4. **Ausrollen der inneren Oberschenkelmuskulatur** (Seite 73)
5. **Lockeres Laufen** (Seite 74): Lockeres Laufen in moderater Intensität aktiviert den Stoffwechsel und das Herz-Kreislauf-System
6. **Side Step** (Seite 74): Side Steps sind, dynamisch ausgeführt, eine gute Übung, um neben der linearen Ausführung des lockeren Laufens eine Bewegung in seitlicher Richtung in das Warm-up zu integrieren.
7. **High Knee Walk** (Seite 76): Um die Hüft- und Oberschenkelmuskulatur gezielt anzusteuern und dynamisch zu stretchen, werden Übungen aus der Bewegung heraus durchgeführt. Zu dieser Übungskategorie gehören der High Knee Walk, das Walking Heel to Butt, der Leg Cradle Walk, der Inchworm sowie der Walking Lunge.
8. **Walking Heel to Butt** (Seite 78)
9. **Leg Cradle Walk** (Seite 80)
10. **Inchworm** (Seite 82)
11. **Walking Lunge** (Seite 84)
12. **Marching** (Seite 85): Im Marching und den folgenden Übungen geht es darum, die Mechanik des Laufens und Sprintens vorzubereiten und Bewegung in das Warm-up zu integrieren.
13. **Skipping linear** (Seite 86)
14. **Skipping lateral** (Seite 88)
15. **Triple Extension** (Seite 90)
16. **Jump Rope Run to Sprint** (Seite 92)
17. **Incremental Run to Sprint** (Seite 93)

Ausrollen der hinteren Oberschenkelmuskulatur

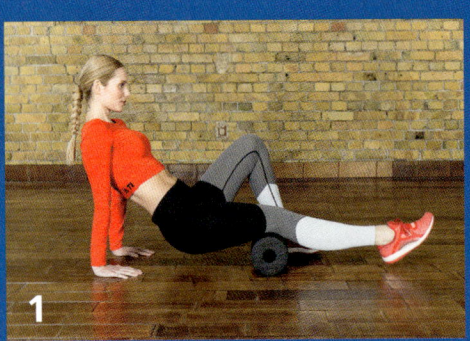 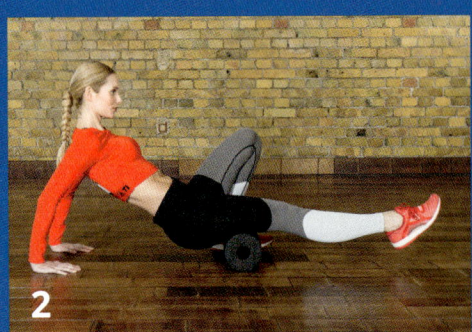

Beanspruchte Muskulatur: Durch das gezielte Abrollen der gesamten hinteren Oberschenkelmuskulatur werden alle Teile der Hamstrings mit der Rolle bearbeitet.

1. Legen Sie die Rolle unter die hintere Oberschenkelmuskulatur des rechten Beins knapp oberhalb des Kniegelenks, während Sie das linke Bein angewinkelt neben der Rolle aufstellen. Stützen Sie Ihre Hände unterhalb der Schultern auf dem Boden ab. Aus dieser Position heben Sie das Gesäß leicht an.
2. Rollen Sie die hintere Oberschenkelrückseite von oberhalb des Kniegelenks bis zur Gesäßmuskulatur aus, rollen Sie dafür hin und zurück. Achten Sie darauf, dass Sie die inneren, mittleren und seitlichen Anteile der Muskulatur mit bearbeiten. Rotieren Sie Ihr Bein dazu nach links und rechts. Im Anschluss wechseln Sie das Bein.

Hinweise

Es ist wichtig, die belastete Muskulatur direkt wahrzunehmen und den Druck je nach Schmerzintensität zu verringern oder zu erhöhen. Höherer Druck kann durch höheres Gewicht erzeugt werden, zum Beispiel, indem Sie das angewinkelte Bein vom Boden abheben. Ziel ist es, nicht statisch auf einem Triggerpunkt zu verharren, sondern diesen gezielt durch Ausstreichbewegungen über den gesamten Muskelzug zu bearbeiten. Die Bearbeitungszeit ist daher sehr individuell und kann zwischen 30 Sekunden und 2 Minuten pro Muskel oder Muskelgruppe betragen. Durch eine gezielte Ein- und Ausatmung bei der Bearbeitung des Gewebes kann der Effekt des Myofascial Release vergrößert werden.

Ausrollen der Gesäßmuskulatur

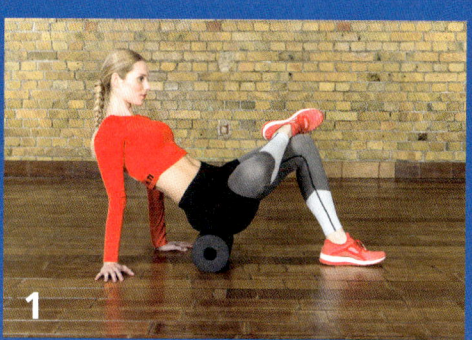
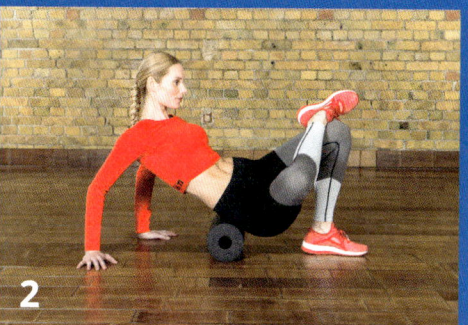

Beanspruchte Muskulatur: Durch das gezielte Abrollen des Gesäßes werden auch tiefer gelegene Anteile der Glutealmuskelgruppe erreicht.

1. Setzen Sie sich mit dem Gesäß auf die Rolle und stützen Sie Ihre Hände unterhalb der Schultern auf dem Boden ab. Stellen Sie das linke Bein angewinkelt auf. Überschlagen Sie das rechte Bein mit gebeugtem Kniegelenk, sodass Ihr rechtes Fußgelenk auf dem linken Oberschenkel aufliegt.
2. Aus dieser Position heraus bearbeiten Sie die Muskulatur langsam vor und zurück, vom unteren Gesäßansatz bis hoch zum Beckenkamm. Durch seitliche Gewichtsverlagerung und leichte Rotation zur Seite des rechten Beins können Sie auch die seitlichen Anteile der Muskulatur bearbeiten. Im Anschluss wechseln Sie die Seite und rollen Sie die linke Gesäßhälfte aus.

Hinweise
Verringern und erhöhen Sie den Druck je nach Schmerzintensität, indem Sie zum Beispiel das aufgestellte Bein vom Boden abheben. Bearbeiten Sie durch Ausstreichbewegungen den gesamten Muskelzug, statt sich auf einen Triggerpunkt zu fokussieren. Bearbeiten Sie Ihr Gesäß für etwa 30 Sekunden bis 2 Minuten.

Ausrollen der vorderen Oberschenkelmuskulatur

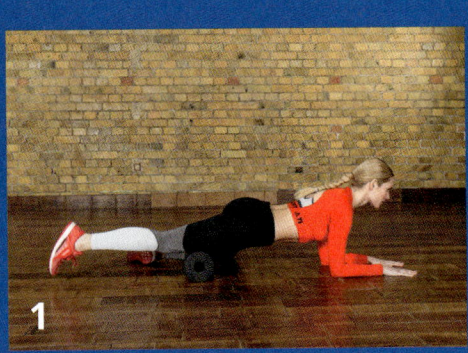
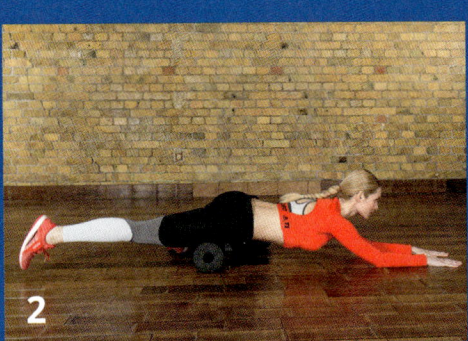

Beanspruchte Muskulatur: Durch das gezielte Abrollen des gesamten vorderen Oberschenkels werden alle vier Muskelanteile des Oberschenkelstreckers mit der Rolle bearbeitet.

1. Legen Sie sich bäuchlings auf den Boden. Stellen Sie die Unterarme auf, die Ellbogen befinden sich unterhalb der Schultern. Nehmen Sie eine Unterarmstützposition ein, indem Sie sich auf den Unterarmen und Händen abstützen und den Oberkörper so vom Boden anheben. Legen Sie das rechte Bein mit der Oberschenkelvorderseite knapp oberhalb des Knies auf der Rolle ab, das linke Bein wird zur Seite angewinkelt. Halten Sie Ihren Körper während der ganzen Übungsausführung gerade.
2. Aus dieser Position heraus rollen Sie die Oberschenkelvorderseite zwischen Knie- und Hüftgelenk hin und zurück aus. Bearbeiten Sie auch die inneren, mittleren und seitlichen Anteile der Muskulatur, indem Sie Ihr Bein nach links und rechts rotieren. Im Anschluss wechseln Sie das Bein.

Hinweise
Auch hier können Sie den Druck erhöhen, indem Sie zum Beispiel das linke Bein vom Boden abheben. Verharren Sie nicht statisch auf einem Triggerpunkt, sondern rollen Sie den gesamten Muskelzug aus.

Ausrollen der inneren Oberschenkelmuskulatur

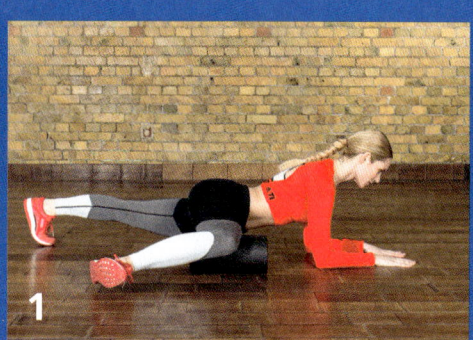 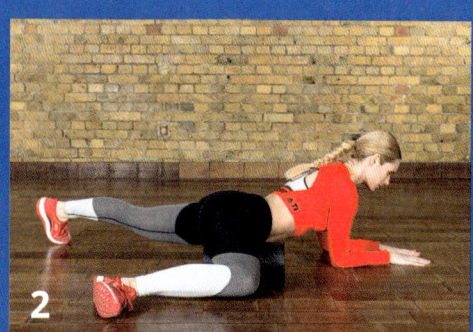

Beanspruchte Muskulatur: Durch das gezielte Abrollen der inneren Oberschenkel wird die sogenannte Adduktorengruppe, die verantwortlich ist für das Heranführen des Beins an den Körper, mit der Rolle bearbeitet.

1. Gehen Sie in einen Unterarmstütz und stützen Sie sich mit gerader Körperhaltung auf dem linken Fußballen und auf den Unterarmen und Händen ab. Winkeln Sie Ihr rechtes Bein zur Seite hin an und legen Sie es mit der Oberschenkelinnenseite knapp oberhalb des Kniegelenks auf der Rolle ab.
2. Aus dieser Position heraus rollen Sie die Oberschenkelinnenseite vom Kniegelenk bis zum Becken hin und zurück aus. Sie sollten auch hier darauf achten, alle Anteile der Muskulatur mitzubearbeiten. Dazu rotieren Sie den Unterschenkel noch oben und unten. Im Anschluss wechseln Sie die Seite.

Hinweis
Höheren Druck können Sie erzeugen, indem Sie zum Beispiel Ihr Körpergewicht stärker auf die gerade zu bearbeitende Seite verlagern.

Lockeres Laufen

Starten Sie mit dem lockeren Laufen in einem angenehmen moderaten Tempo. Sie können gern auch die Richtung wechseln und eine kurze Strecke rückwärtslaufen oder Sie kombinieren im Wechsel – mal vorwärts, mal rückwärts. 5 Minuten reichen dafür aus.

Side Step (Fotos Seite 75)

Beanspruchte Muskulatur: Beim Side Step werden vor allem die Muskelketten der Beine, im Speziellen die Abduktoren, die verantwortlich sind für das Wegführen des Beins vom Körper, im Zusammenspiel mit der rumpf- und beckenstabilisierenden Muskulatur beansprucht.

1. Stehen Sie in der Ausgangsposition aufrecht. Ihre Füße sind etwa hüftbreit voneinander entfernt. Ihre Knie- und Hüftgelenke sind etwas gebeugt. Spannen Sie nun Ihre Rumpfmuskulatur an, indem Sie den Bauchnabel Richtung Wirbelsäule ziehen. Spannen Sie zudem Ihre Gesäßmuskulatur an und halten Sie Ihr Becken nach vorn ausgerichtet. Beide Hüftknochen sollten sich auf einer Höhe befinden. Beugen Sie den Oberkörper nun aus der Hüfte heraus leicht nach vorn.
2. Drücken Sie sich mit dem linken Bein nach rechts vom Boden ab und machen Sie mit dem rechten Bein einen Schritt nach rechts. Ihr gegengleicher linker Arm wird aktiv mitgenommen, um die Bewegung zu unterstützen.
3. Ziehen Sie nun das linke Bein nach, sodass Sie wieder hüftbreit in der Ausgangsposition stehen. Der gegengleiche Arm arbeitet wieder aktiv mit.
4. Schließen Sie den nächsten Schritt an: Drücken Sie sich wiederum mit dem linken Bein nach rechts ab und machen Sie mit dem rechten Bein einen Schritt nach rechts. Fahren Sie so fort. Nach 10 bis 20 Metern beziehungsweise 10 bis 20 Schritten wechseln Sie die Bewegungsrichtung.

Warm-up-Übungen speziell für die Hamstrings

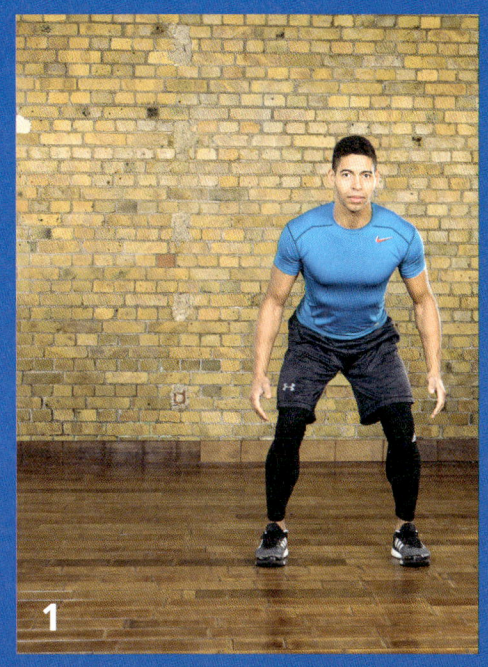

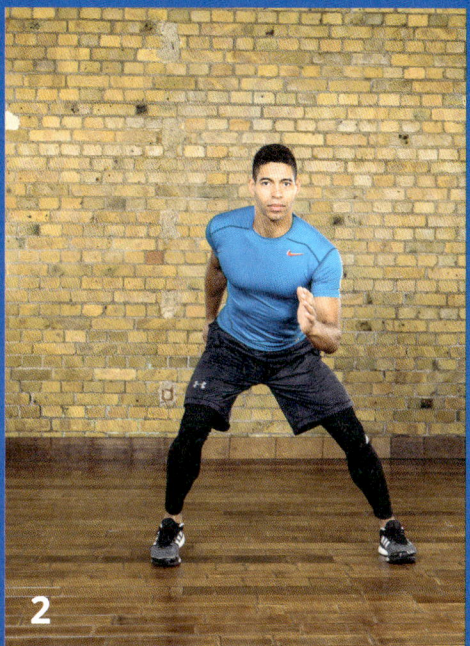

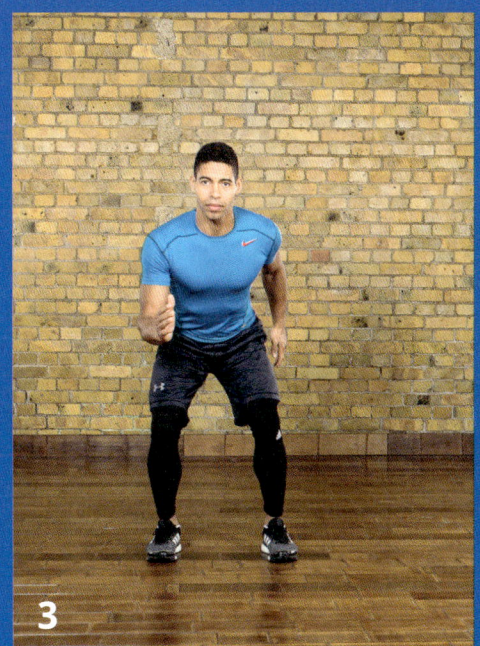

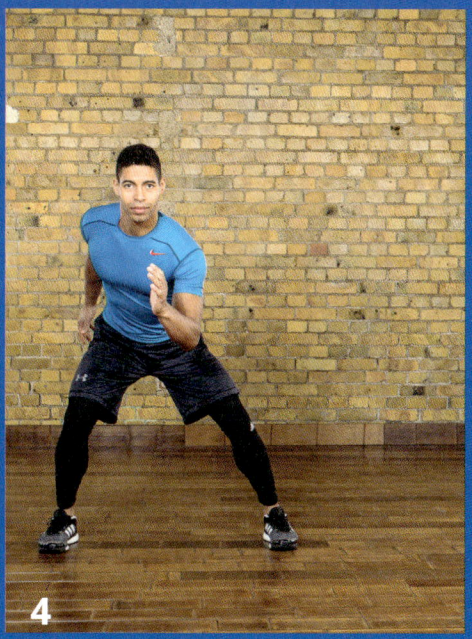

High Knee Walk

Beanspruchte Muskulatur: Beim High Knee Walk wird vor allem die hintere Oberschenkelmuskulatur aufgedehnt.

1. Stehen Sie aufrecht im hüftbreiten Stand, spannen Sie Ihre Rumpfmuskulatur an und halten Sie Ihr Becken stabil. Winkeln Sie nun Ihr linkes Bein an und ziehen Sie Ihr linkes Knie mit den Händen an den Oberkörper heran, um die hintere Oberschenkelmuskulatur kurzzeitig aufzudehnen. Ihr Oberkörper bleibt während der Ausführung aufrecht. Diese Position halten Sie für 1 bis 2 Sekunden.
2. Im Übergang zum anderen Bein führen Sie mit dem linken Bein einen dynamischen Schritt nach vorn durch. Nehmen Sie dabei den gegengleichen rechten Arm aktiv mit, um die Bewegung zu unterstützen.
3. Ziehen Sie nun das rechte Knie mit den Händen an den Oberkörper heran und dehnen Sie die hintere Oberschenkelmuskulatur dieses Beins. Im Anschluss folgt mit dem rechten Bein ein dynamischer Schritt nach vorn. Laufen Sie auf diese Art 10 bis 20 Meter beziehungsweise 10 bis 20 Dehnzyklen pro Seite.

Warm-up-Übungen speziell für die Hamstrings

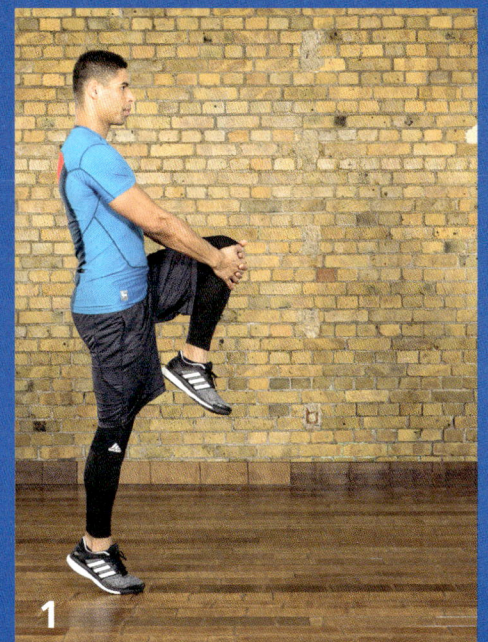

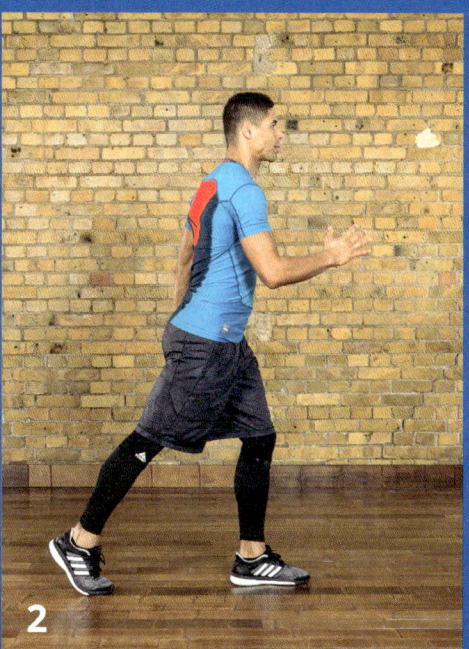

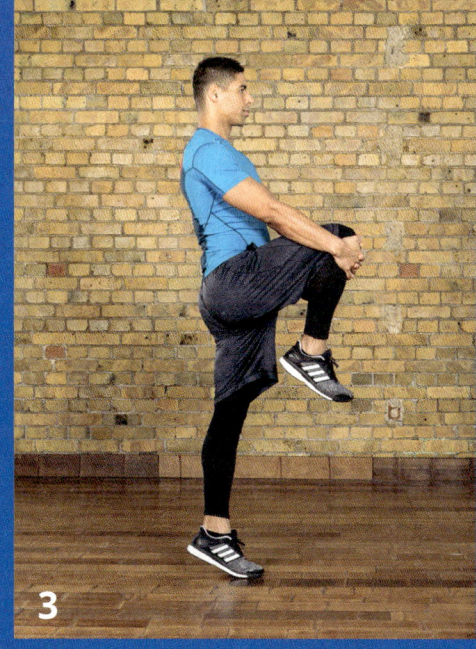

Walking Heel to Butt

Beanspruchte Muskulatur: Bei Walking Heel to Butt wird vor allem die vordere Oberschenkelmuskulatur zusammen mit der hüftbeugenden Muskulatur, die hauptsächlich von der Lendenwirbelsäule und dem Beckenkamm zum Oberschenkelknochen zieht, aufgedehnt.

1. Stehen Sie aufrecht im hüftbreiten Stand. Spannen Sie Ihre Rumpfmuskulatur an und halten Sie Ihr Becken stabil. Heben Sie nun den rechten Unterschenkel zum Gesäß hin an. Umfassen Sie einen Fuß am Fußrücken mit den Händen und ziehen Sie die Ferse an das Gesäß heran. Die vordere Oberschenkelmuskulatur des gehaltenen Beins wird dabei kurzzeitig aufgedehnt. Ziel ist es hierbei, dass Sie Ihre Hüfte strecken, indem Sie das Becken nach vorn schieben, um die hüftbeugende Muskulatur mit in die Dehnung zu bringen. Ihr Oberkörper bleibt während der Ausführung aufrecht. Diese Position halten Sie für 1 bis 2 Sekunden.
2. Im Übergang zum anderen Bein führen Sie mit dem rechten Bein einen dynamischen Schritt nach vorn durch. Führen Sie den gegengleichen linken Arm mit, um die Bewegung zu unterstützen.
3. Folgend ziehen Sie den linken Fuß an das Gesäß heran, um auch dessen vordere Oberschenkelmuskulatur zu dehnen. Im Anschluss folgt mit dem linken Bein wieder ein dynamischer Schritt nach vorn. Wiederholen Sie diese Abfolge für 10 bis 20 Meter beziehungsweise 10 bis 20 Dehnzyklen pro Seite.

Warm-up-Übungen speziell für die Hamstrings

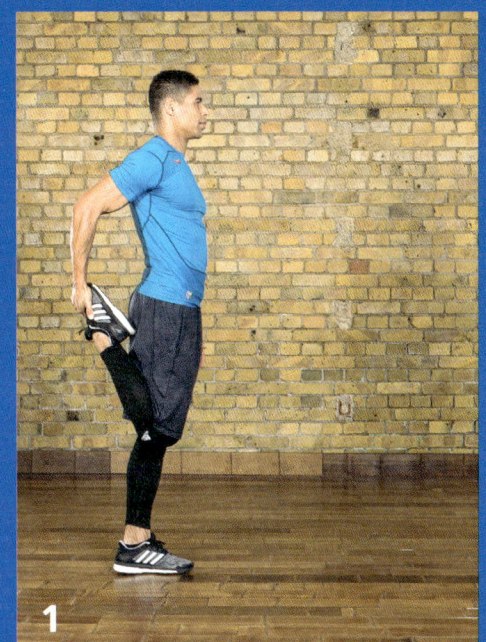

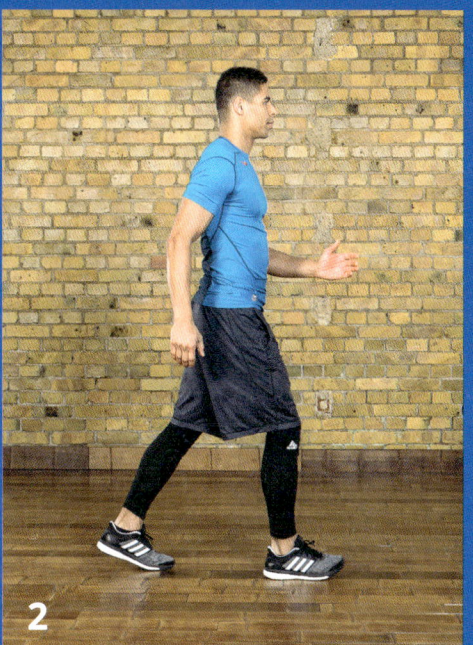

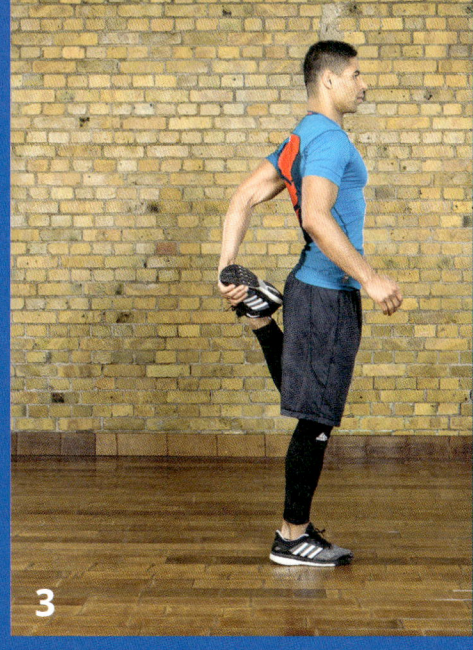

Leg Cradle Walk

Beanspruchte Muskulatur: Beim Leg Cradle Walk wird vor allem die nach außen- und innenrotierende Muskulatur im Hüftgelenk beansprucht, die auch der Abduktoren- und Adduktorengruppe zugeordnet werden kann.

1. Stehen Sie in der Ausgangsposition aufrecht mit geradem Oberkörper und halten Sie Ihre Rumpfmuskulatur angespannt.
2. Rotieren Sie nun das linke Bein mit angewinkeltem Kniegelenk nach links außen und oben. Ihr Kniegelenk wird dabei über Hüfthöhe gezogen. Rumpf- und Beckenposition bleiben stabil.
3. Führen Sie das Kniegelenk nun nach vorn. Sie nehmen dabei keine Halteposition ein, das Bein rotiert kontinuierlich in der Hüfte von außen nach innen. Das Knie beschreibt dabei eine Art Kreis. Ziel ist es hierbei, eine möglichst kontrollierte Bewegung bei maximal möglicher Bewegungsamplitude durchzuführen.
4. Im Übergang zum anderen Bein führen Sie mit dem linken Bein einen dynamischen Schritt nach vorn durch. Führen Sie den gegengleichen Arm mit, um die Bewegung zu unterstützen.
5. Folgend rotieren Sie das rechte Bein mit angewinkeltem Knie nach rechts außen.
6. Führen Sie das rechte Knie anschließend nach vorn.
7. Abgeschlossen wird die Übung durch einen dynamischen Schritt nach vorn mit rechts. Wiederholen Sie diese Übung für 10 bis 20 Meter beziehungsweise 10 bis 20 Zyklen pro Seite.

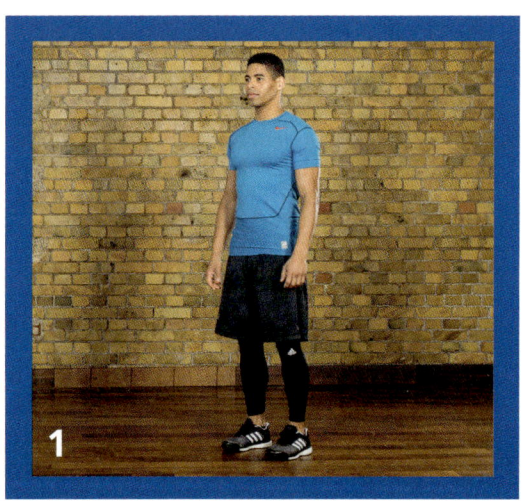

Warm-up-Übungen speziell für die Hamstrings

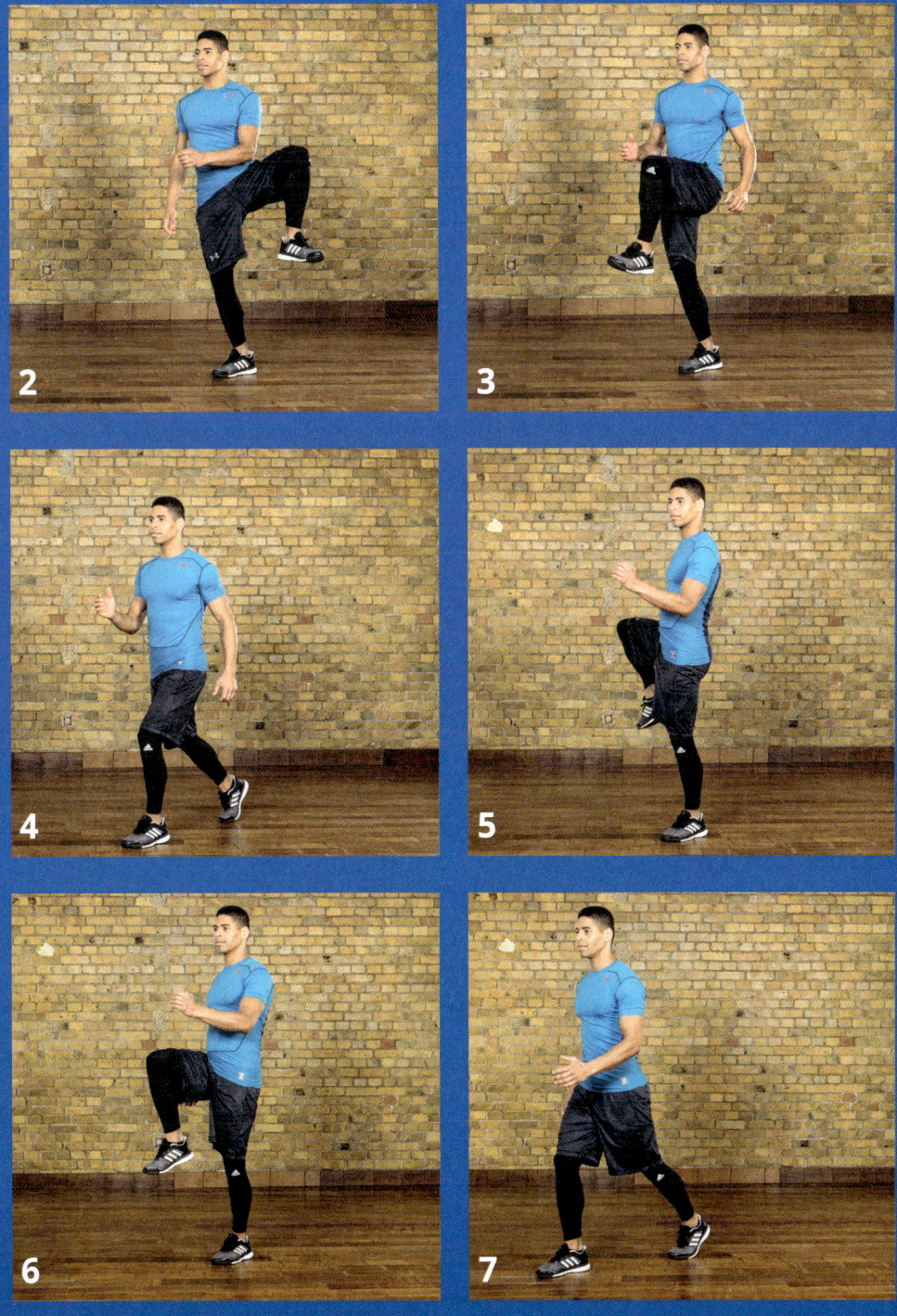

Inchworm

Beanspruchte Muskulatur: Beim Inchworm wird vor allem die hintere Oberschenkelmuskulatur aufgedehnt. Zudem werden die Muskulatur des Schultergürtels und die Streckmuskulatur im Ellenbogengelenk beansprucht.

1. Stellen Sie sich aufrecht hin, Ihre Füße sind hüftbreit geöffnet. Beugen Sie den Oberkörper nach vorn und berühren Sie mit den Fingerspitzen den Boden direkt vor Ihren Fußspitzen. Ihre Beine sind gestreckt.
2. Wandern Sie nun mit den Händen langsam nach vorn und lassen Sie dabei Arme und Beine gestreckt. Halten Sie Ihre Rumpfmuskulatur angespannt und die Beine im Kniegelenk gestreckt.
3. Die Endposition ist ein Liegestütz. Ihr Körper bildet eine Linie vom Kopf bis zu den Füßen, Ihr Blick geht Richtung Boden. Wenn Sie möchten, wandern Sie mit den Händen noch etwas weiter nach vorn.
4. Aus dieser Position beginnen Sie nun, mit den Füßen in kleinen Schritten zu den Händen nach vorn zu wandern, bis Sie wieder in der Ausgangsposition ankommen. Wiederholen Sie diese Übung 5- bis 10-mal.

Warm-up-Übungen speziell für die Hamstrings

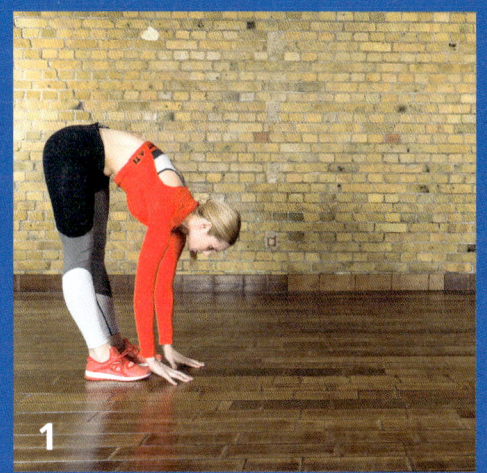

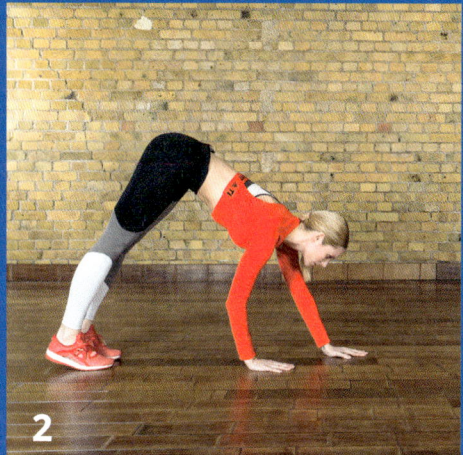

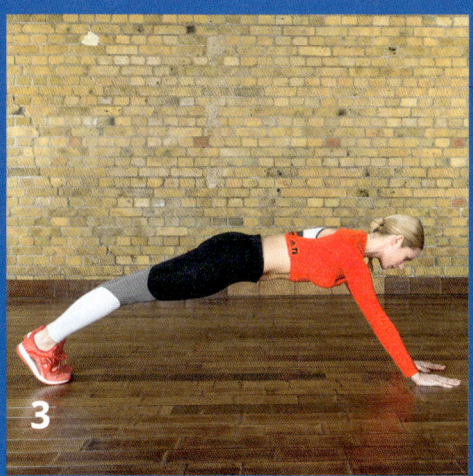

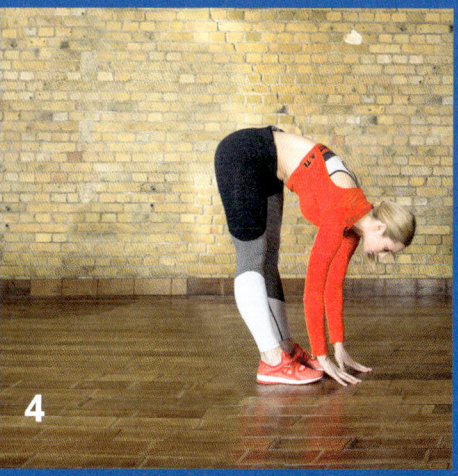

Walking Lunge

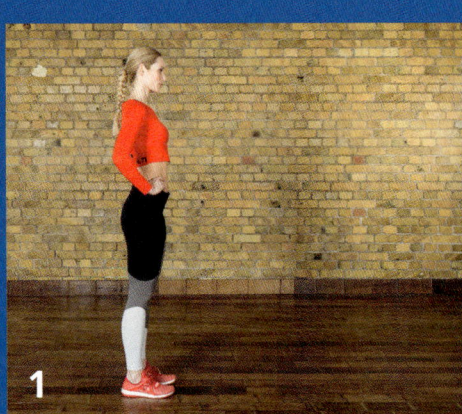 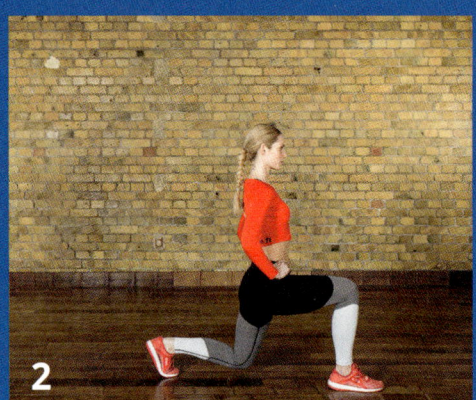

Beanspruchte Muskulatur: Beim Walking Lunge wird vor allem die hintere Oberschenkelmuskulatur des vorderen Beins zusammen mit der hüftbeugenden Muskulatur des hinteren Beins aufgedehnt.

1. Stellen Sie sich aufrecht hin, Ihre Füße sind hüftbreit geöffnet. Die Arme sind in der Hüfte angestellt. Spannen Sie Ihre Rumpfmuskulatur an und halten Sie Ihr Becken stabil ausgerichtet.
2. Machen Sie mit dem rechten Bein nun einen großen Ausfallschritt nach vorn. Gleichzeitig senken Sie das linke Bein nach unten ab, bis Ihr Knie beinahe den Boden berührt. Wichtig ist es hierbei, den Oberkörper und damit die Wirbelsäule aufrecht und in neutraler Position zu halten. Die Dehnposition kann verstärkt werden, indem Sie vertiefend ausatmen. Halten Sie den Ausfallschritt für 1 bis 2 Sekunden. Richten Sie sich anschließend wieder auf, indem Sie sich aus der rechten Ferse heraus kraftvoll in die Ausgangsposition hochdrücken. Machen Sie nun mit dem linken Bein einen raumgreifenden Schritt nach vorn. Wiederholen Sie diese Übung für 10 bis 20 Meter beziehungsweise 8 bis 10 Ausfallschritte pro Seite.

Hinweise
Mit dem Walking Lunge öffnen Sie Ihre Hüftgelenke und dehnen Ihre hüftbeugende Muskulatur dynamisch. Hierbei ist es wichtig, dass Sie die Bewegung bewusst kontrollieren und in der weiten Ausfallposition vertiefend in die Dehnposition gehen.

Marching

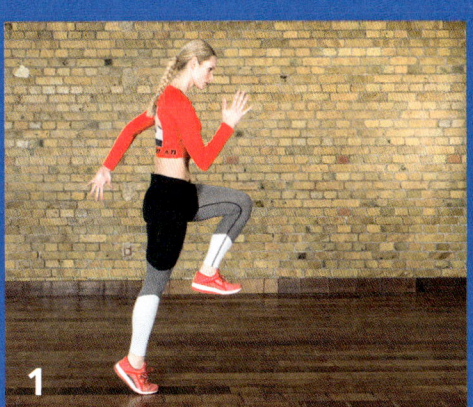 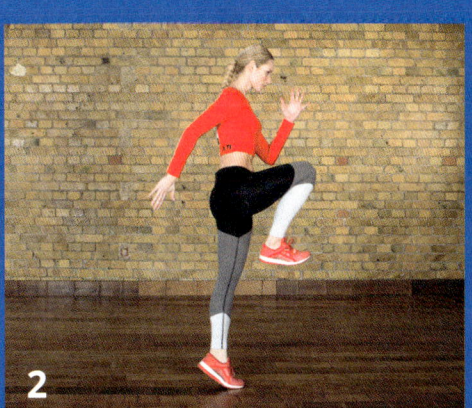

Beanspruchte Muskulatur: Beim Marching wird die gesamte Strecker- und Beugerkette der Beine beansprucht, um die Kniehub- und Abdruckphase zu gewährleisten.

1. Stellen Sie sich aufrecht hin, Ihre Füße sind hüftbreit geöffnet. Ziehen Sie nun Ihr linkes Knie dynamisch nach oben, um einen aktiven Kniehub durchzuführen. Ihre rechte Ferse hebt dabei kurz vom Boden ab. Heben Sie zudem zeitgleich Ihren rechten Arm mit an. Halten Sie während der Ausführung Rumpf und Becken maximal stabil.
2. Senken Sie das linke Bein wieder ab und wechseln Sie nun das Bein und den Arm für die Übungsausführung. Die Bewegung kann auf der Stelle oder linear, also in einer Bewegung nach vorn, durchgeführt werden. Wiederholen Sie diese Übung für 20 bis 30 Schritte.

Tipp
Indem Sie während der Übungsausführung gezielt den jeweils gegengleichen Arm einsetzen, unterstützen Sie die Beinbewegung in der Kniehub- und Abdruckphase und übertragen den Kraftfluss.

Skipping linear

Beanspruchte Muskulatur: Hierbei wird die gesamte Strecker- und Beugerkette der Beine beansprucht, um die Kniehub- und Abdruckphase zu gewährleisten.

1. Stellen Sie sich aufrecht hin, Ihre Füße sind hüftbreit geöffnet. Spannen Sie Ihre Rumpfmuskulatur an und halten Sie Ihr Becken stabil. Verlagern Sie Ihr Körpergewicht auf das linke Bein und heben Sie die rechte Ferse leicht an. Heben Sie den linken Arm mit an, um die Bewegung zu unterstützen.
2. Ziehen Sie nun Ihr rechtes Knie dynamisch Richtung Oberkörper für einen aktiven Kniehub. Gleichzeitig drücken Sie sich aus dem Standbein heraus nach oben ab. Halten Sie Rumpf und Becken maximal stabil. Es besteht nun eine kurze Phase ohne Bodenkontakt, da beide Beine vom Boden abgehoben sind.
3. Senken Sie das rechte Bein wieder ab, heben Sie das linke Bein vom Boden ab. Der rechte Arm arbeitet wieder gegengleich mit.
4. Ziehen Sie Ihr linkes Knie dynamisch Richtung Oberkörper. Fahren Sie anschließend im schnellen Beinwechsel mit der Übung fort. Die Bewegung kann auf der Stelle oder in linearer Bewegungsrichtung nach vorn laufend durchgeführt werden. Wiederholen Sie diese Übung für 20 bis 30 Schritte.

Tipp
Durch den gezielten gegengleichen Armeinsatz unterstützen Sie die Beinbewegung in der Kniehub- und Abdruckphase und übertragen den Kraftfluss.

Hinweise
In einer methodischen Reihe (siehe Seite 61) kann progressiv vom Marching zum Skipping übergegangen werden. Die Bewegungsformen werden hierbei linear ausgeführt. Im Vergleich zum Marching besteht im Skipping eine kurze Phase ohne Bodenkontakt mit einem Zwischenschritt. Die Anforderungen bleiben die gleichen, die Bewegung wird nur etwas dynamischer.

Warm-up-Übungen speziell für die Hamstrings

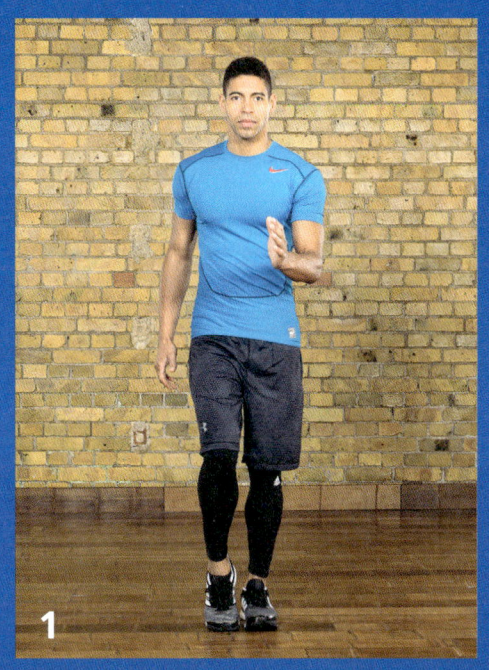
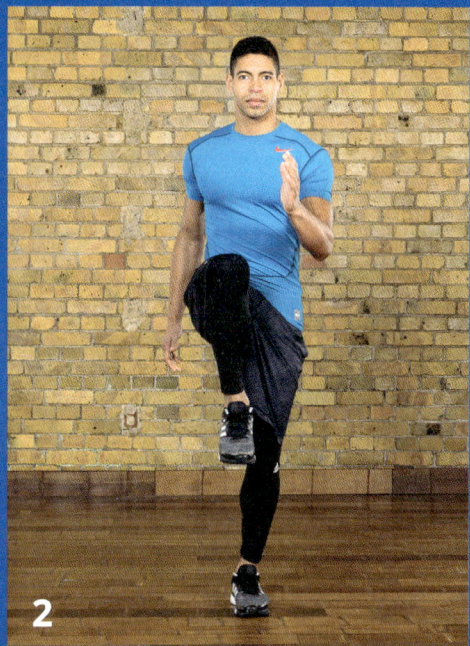
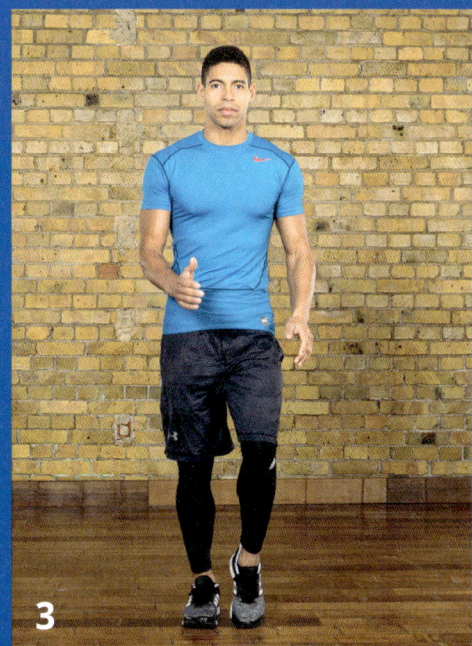
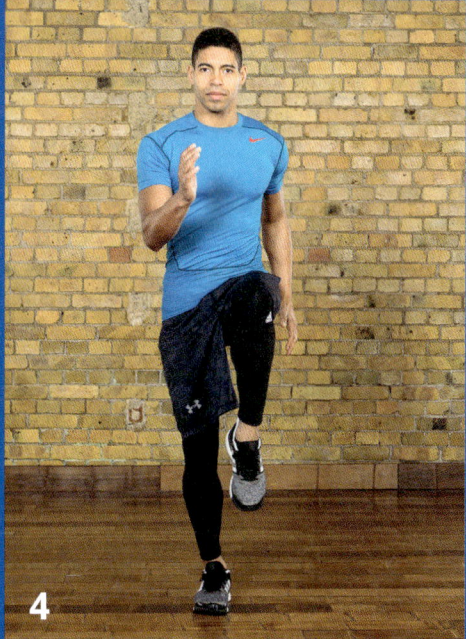

Variante: Skipping lateral

Beanspruchte Muskulatur: Beim Skipping lateral wird ebenfalls die gesamte Strecker- und Beugerkette der Beine beansprucht, um die Kniehub- und Abdruckphase zu gewährleisten.

1. Stellen Sie sich aufrecht hin, Ihre Füße sind hüftbreit geöffnet. Spannen Sie Ihre Rumpfmuskulatur an und halten Sie Ihr Becken stabil. Verlagern Sie Ihr Körpergewicht auf das linke Standbein und heben Sie die rechte Ferse leicht an. Der linke Arm arbeitet gegengleich zum rechten Bein mit, um die Bewegung zu unterstützen.
2. Ziehen Sie nun das rechte Knie dynamisch Richtung Oberkörper für einen aktiven Kniehub. Rumpf und Becken bleiben weiterhin maximal stabil.
3. Gleichzeitig drücken Sie sich aus dem linken Standbein heraus in seitlicher Bewegungsrichtung nach rechts ab und machen einen weiten Schritt nach rechts. Es besteht nun eine kurze Phase ohne Bodenkontakt. Landen Sie auf dem rechten Bein.
4. Ziehen Sie sofort im Anschluss das linke Bein nach oben Richtung Oberkörper, der rechte Arm arbeitet gegengleich mit.
5. Setzen Sie das linke Bein wieder ab und setzen Sie die Übungsabfolge in hoher Geschwindigkeit weiter nach rechts fort. Nach 10 bis 20 Metern erfolgt ein Wechsel der Bewegungsrichtung nach links. Wiederholen Sie diese Übung für 20 bis 30 Schritte in jede Richtung.

Hinweise

Das Skipping kann und sollte abhängig von der Sportartspezifik auch in lateraler Bewegungsrichtung ausgeführt werden. Hierbei ist es möglich, die hüftstabilisierende Muskulatur unterschiedlich anzusteuern und vermehrt die Abduktoren oder Adduktoren zu beanspruchen, indem das Abdruckbein variiert: Wenn Sie wie auf den ersten beiden Fotos nach rechts skippen, können Sie sich zum Beispiel mit dem linken Bein (Abduktoren des linken Beins) oder mit dem rechten Bein (Adduktoren des rechten Beins) abdrücken.

Warm-up-Übungen speziell für die Hamstrings

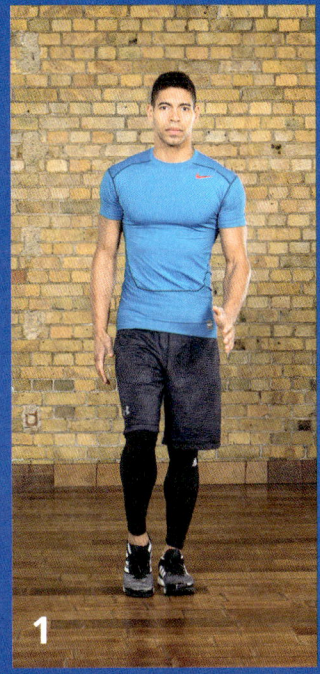
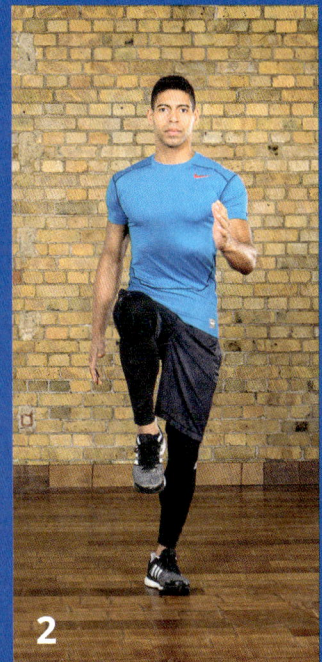
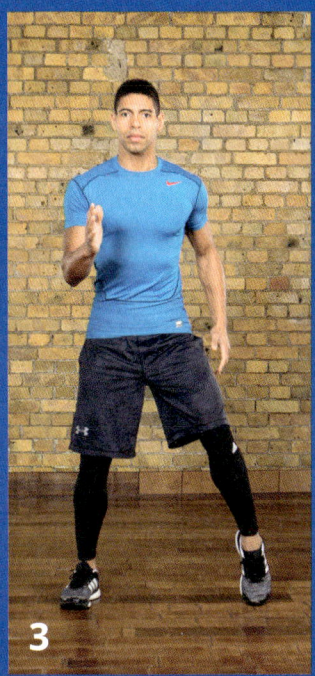
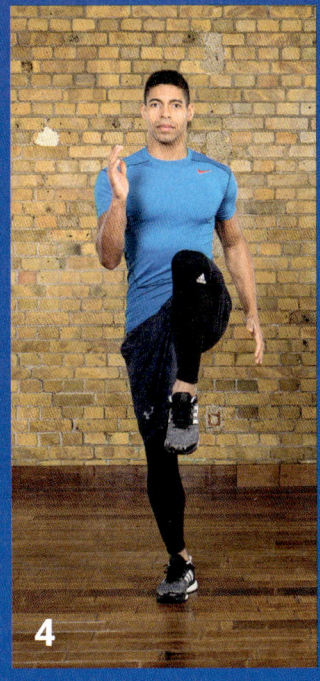
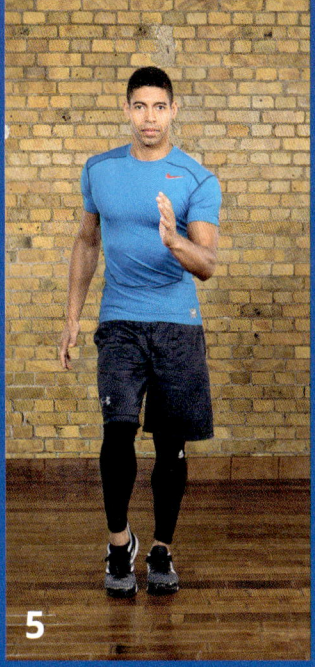

Triple Extension

Beanspruchte Muskulatur: Die Triple Extension zielt auf die gleiche Muskulatur wie das Skipping. Es wird die gesamte Strecker- und Beugerkette der Beine beansprucht, um die Kniehub- und Abdruckphase zu gewährleisten.

1. Stehen Sie aufrecht im hüftbreiten Stand. Spannen Sie Ihre Rumpfmuskulatur an und halten Sie Ihr Becken stabil. Laufen Sie nun locker einige Schritte und springen Sie aus der Laufbewegung einbeinig nach oben ab. Dafür ziehen Sie das rechte Knie mit Schwung Richtung Oberkörper und drücken sich zeitgleich aus dem linken Standbein nach oben vom Boden ab. Achten Sie darauf, den gegengleichen linken Arm für die Bewegungseinleitung zu nutzen, indem Sie ihn ebenfalls dynamisch nach oben ziehen
2. Ziel beim Absprung nach oben ist es, das Hüft-, das Knie- und das Sprunggelenk des linken Absprungbeins komplett zu strecken und einen aktiven Kniehub des rechten Schwungbeins auszuführen. Landen Sie wieder auf dem linken Bein.
3. Wechseln Sie im Anschluss die Bein- und Armstellung für den nächsten Sprung. Führen Sie die Sprünge über 10 bis 20 Meter beziehungsweise 8 bis 10 Sprünge pro Seite durch.

Hinweise

Bei der Übung Triple Extension, die auch als aktiver Hopserlauf bezeichnet werden kann, drücken Sie sich aus der dynamischen Laufbewegung heraus alternierend nach oben ab. Daher ist auch für diese Übung die Arm-Bein-Kreuzkoordination besonders wichtig: Setzen Sie wie beim Marching und Skipping aktiv den gegengleichen Arm ein, um die Bewegung zu unterstützen.

Warm-up-Übungen speziell für die Hamstrings

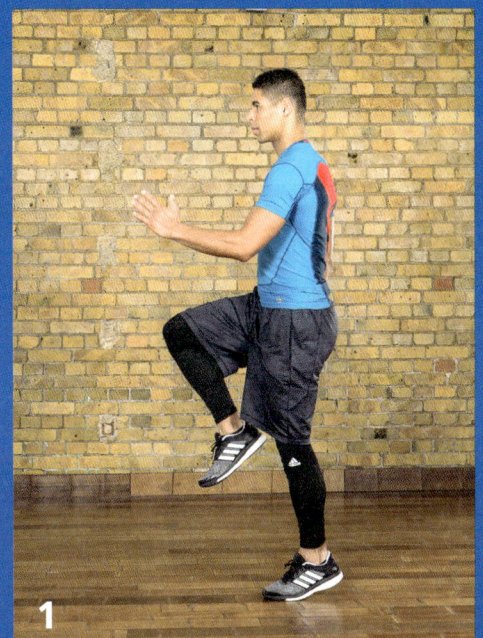

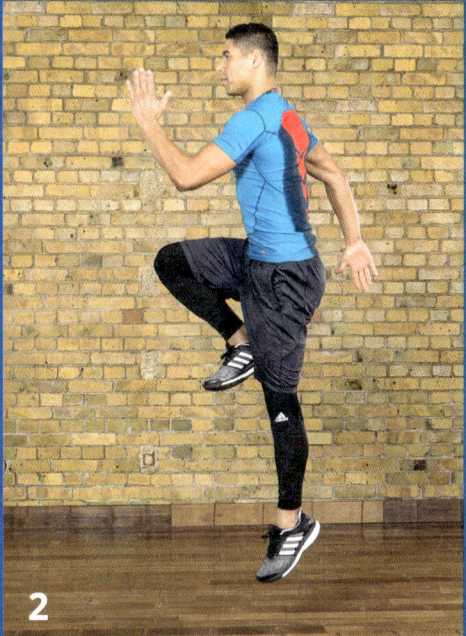

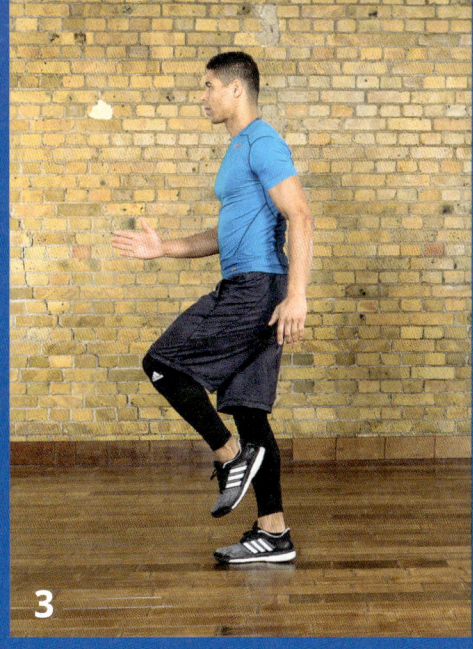

Jump Rope Run to Sprint

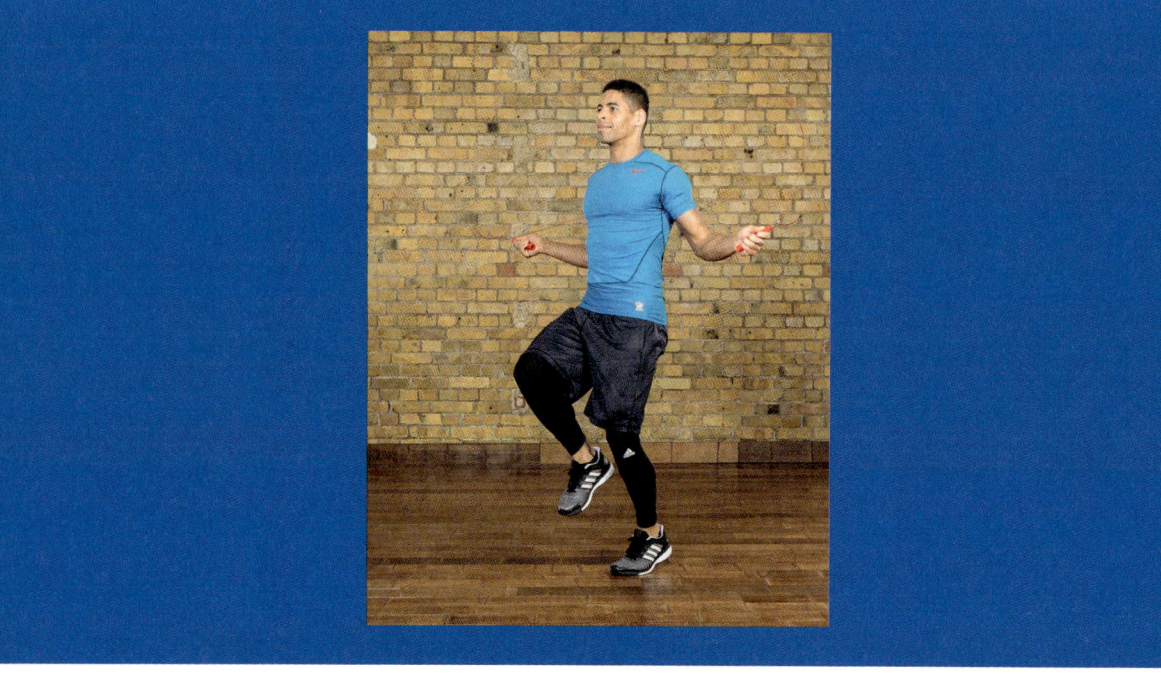

Beanspruchte Muskulatur: Es werden vor allem die Strecker- und Beugerketten der Beine im Zusammenspiel mit der rumpf- und beckenstabilisierenden Muskulatur beansprucht.

Beginnen Sie mit einem Springseil auf der Stelle einen Kniehebelauf mit aktivem Kniehub und mit parallelem Seildurchschlag. Wenn das ohne größere Probleme funktioniert, gehen Sie mit der Bewegung ins Laufen über und, wenn möglich, für 20 bis 30 Meter in einen submaximalen Sprint. Heben Sie während der ganzen Übung aktiv die Knie und halten Sie den Rumpf stabil aufrecht. Führen Sie 3 bis 4 Sprints auf diese Weise durch.

Tipp

Der Jump Rope Run to Sprint bietet sich an, um den aktiven Kniehub für die eigentliche Laufbewegung zu trainieren. Durch den Seildurchschlag sind Sie gezwungen, das Bein aktiv anzuheben. Da die Arme und Beine gleichzeitig bewegt werden, weist die Übung einen erhöhten koordinativen Beanspruchungsgrad auf.

Incremental Run to Sprint

Ausgehend vom Jump Rope Run to Sprint, lässt sich eine methodische Reihe (siehe Seite 61) mit dem Incremental Run to Sprint ohne Seil beenden. Es handelt sich hierbei um einen einfachen Steigerungslauf über 30 bis 40 Meter mit aktivem Armeinsatz und Kniehub sowie maximalem Fußabdruck vom Boden.

Laufen Sie locker und steigern Sie Ihre Geschwindigkeit zunehmend, bis Sie Ihre maximale Sprintgeschwindigkeit erreichen. Setzen Sie während des Laufens Ihre Arme ein, heben Sie Ihre Knie aktiv Richtung Oberkörper an und drücken Sie sich mit maximaler Kraft vom Boden ab.

Übungen zur Aktivierung der Rumpf- und Hüftmuskulatur

Zur Stabilisierung von Rumpf und Hüfte ist es wichtig, die Rumpf- und Hüftmuskulatur vor dem Krafttraining und dem Training reaktiv-plyometrischer Inhalte zu aktivieren. Im Wesentlichen kann die Wirbelsäule in drei verschiedene Bewegungsrichtungen beansprucht werden: in der Beugung (Flexion), Streckung (Extension) und Rotation. Die Hauptaufgabe der rumpfstabilisierenden Muskulatur ist es jedoch, diese Bewegungen in Verbindung mit dem Schulter- und Hüftgürtel, zumeist in isometrischer Haltearbeit, zu vermeiden (Antiflexion, Antiextension, Antirotation) oder kontrolliert auszuführen. Durch eine stabile Mitte wird zudem Kraft auf die anderen Körperbereiche effektiver übertragen.

Die im Folgenden vorgestellten Übungen können ins Warm-up eingebaut werden.[275] Es wird darauf hingewiesen, dass auch die meisten benannten Übungen zum funktionellen Krafttraining zur Rumpfstabilisierung und Kontrolle der Beckenposition beitragen.

Überblick über die Übungen zur Aktivierung der Rumpf- und Hüftmuskulatur

1. **Hip Rotation** (Seite 96): Zur Aktivierung der hüftstabilisierenden Muskulatur in allen Bewegungsebenen bieten sich Gelenkrotationen beziehungsweise Hip Rotations im Stehen oder im Vierfüßlerstand an.
2. **Hip Rotation im Vierfüßlerstand** (Seite 98)
3. **Side Step mit Miniband** (Seite 100): Übungen mit dem Miniband bieten sich an, um die hüftstabilisierende Muskulatur verstärkt zu aktivieren. Noch intensiver als beim Side Step wird die Ausführung bei der jeweils einbeinig ausgeführten Außen- und Innenrotation.

4. **Außenrotation mit Miniband** (Seite 101)
5. **Innenrotation mit Band** (Seite 102)
6. **Psoas Hold** (Seite 103): Für die Aktivierung der hüftbeugenden Muskulatur bieten sich sowohl isometrische als auch dynamisch konzentrische Übungen an. Der sogenannte Psoas Hold ist eine einfache Halteübung mit Kniehub, die folgenden Hip-Flexion-Übungen werden unter anderem mit einem Miniband ausgeführt, was eine zusätzliche Intensivierung in der Zielmuskulatur bewirkt. Die Plank Hip Flexion ist eine Variante im Liegestütz.
7. **Supine Hip Flexion mit Miniband** (Seite 104)
8. **Standing Hip Flexion mit Miniband** (Seite 105)
9. **Standing Hip Flexion Adduction mit Band** (Seite 106)
10. **Plank Hip Flexion** (Seite 107)
11. **Bird Dog** (Seite 108): Der Bird Dog ist eine optimale Übung, um die Hüftstreckmuskulatur im Gesäß zu aktivieren.
12. **Bird Dog mit angewinkeltem Knie** (Seite 110)
13. **Walking Plank** (Seite 111): Durch die Walking Plank in seitlicher Richtung sowie das Crawling muss die Muskulatur auf die während der Übungsausführung variierende Gelenkstellung und Lastverteilung reagieren. Die Anforderungen an die rumpfstabilisierende Muskulatur steigen daher. Durch die stabilisierenden Anforderungen kann parallel an der Kontrolle der Becken- und Lendenwirbelsäulenposition gearbeitet werden. Diese ist für das Laufen und die Sprintmechanik von essenzieller Bedeutung.
14. **Crawling** (Seite 112)
15. **Farmer's Walk** (Seite 114): Beim Farmer's Walk wird während des Gehens beidseitig oder einseitig eine Last getragen. Gehen, Laufen und Sprinten sind durch eine einbeinige Stützphase gekennzeichnet, in der das Becken und der Oberkörper relativ stabil zur Energieübertragung in den Muskelketten gehalten werden sollten. Der Farmer's Walk fordert und fördert diese Stabilität. Zudem wird die Griffkraft trainiert.
16. **Einseitiger Farmer's Walk** (Seite 115)
17. **Roll-out mit Gymnastikball** (Seite 116): Beim Roll-out mit Ball oder Roller wird die rumpf- und beckenstabilisierende Muskulatur vorwiegend in der Funktion der Antiextension beansprucht, was wiederum für die stabile Körpermitte bei Kraftübertragung auf Arme und Beine wichtig ist.
18. **Roll-out mit Roller** (Seite 117)

Hip Rotation

Beanspruchte Muskulatur: Bei der Hip Rotation werden alle hüft- und beckenstabilisierenden Muskeln angesprochen, die vor allem für die Außen- und Innenrotation des Beins verantwortlich sind. Zudem werden die Strecker im Gesäß, wie zum Beispiel die Glutealgruppe, bestehend aus kleinem, mittlerem und großem Gesäßmuskel (im hinteren und seitlichen Bereich zwischen Oberschenkel und Becken), und die Beuger in der Hüfte, bestehend aus der Iliopsoasgruppe (im vorderen Bereich zwischen Oberschenkel und Becken), beansprucht.

1. Stehen Sie aufrecht mit geschlossenen Füßen. Ihre Hände sind in der Hüfte abgestützt.
2. Führen Sie nun in einer langsamen kontrollierten Bewegung das im Kniegelenk angewinkelte rechte Bein nach hinten oben.
3. Führen Sie das Knie anschließend nach rechts zur Seite, die Rotation erfolgt aus dem Hüftgelenk, und versuchen Sie, die komplette Bewegungsamplitude auszuführen. Das Knie vollzieht dabei eine ungefähre Kreisbahn.
4. Führen Sie das angewinkelte Bein dann nach vorn, um die Rotation zu vollenden. Wichtig ist es, dass Becken und Oberkörper annähernd stabil bleiben und nicht zur Standbeinseite kippen.
5. Senken Sie das Bein ab zur Ausgangsposition. Führen Sie jetzt die Rotation in entgegengesetzter Richtung von vorn, über die Seite nach hinten aus. Wechseln Sie schließlich das Bein und wiederholen Sie die Übungen auf der anderen Seite. Führen Sie 4 bis 5 Rotationen in beide Richtungen und mit beiden Beinen durch.

Hinweise

Achten Sie bei dieser Übung in stehender Position darauf, dass Sie Becken- und Schultergürtel möglichst stabil halten, aber gleichzeitig die größtmögliche Bewegung im Hüftgelenk ausführen. Ziel ist es zudem, die Gelenkrotationen in beide Rotationsrichtungen auszuführen.

Übungen zur Aktivierung der Rumpf- und Hüftmuskulatur

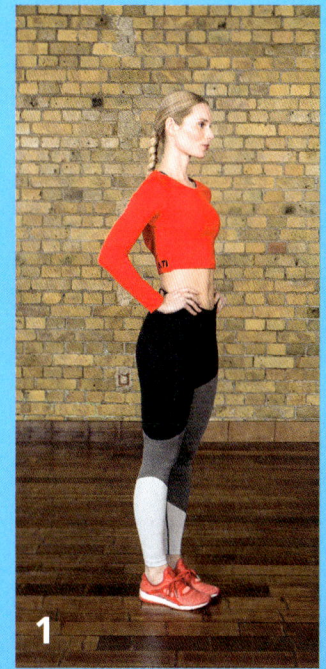
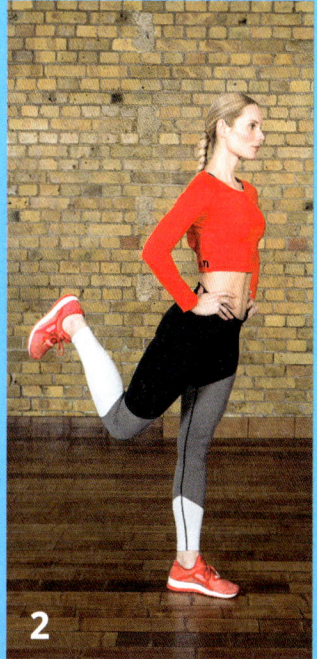
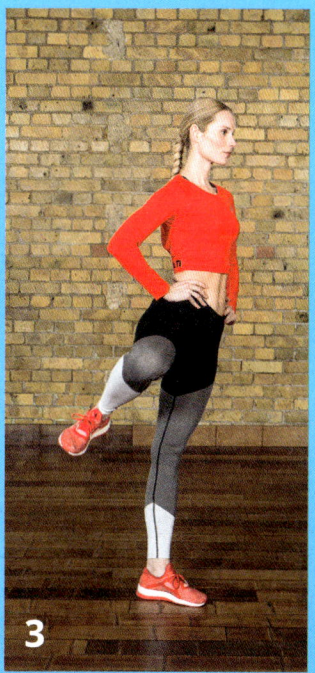
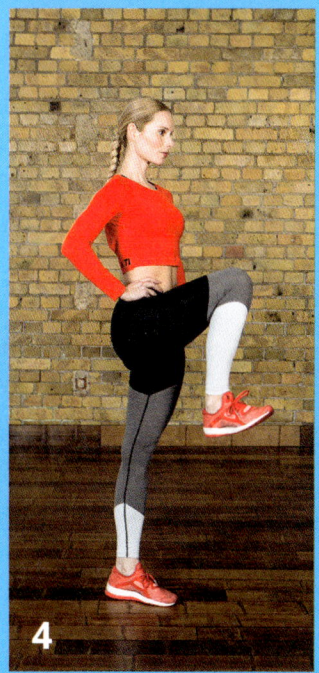
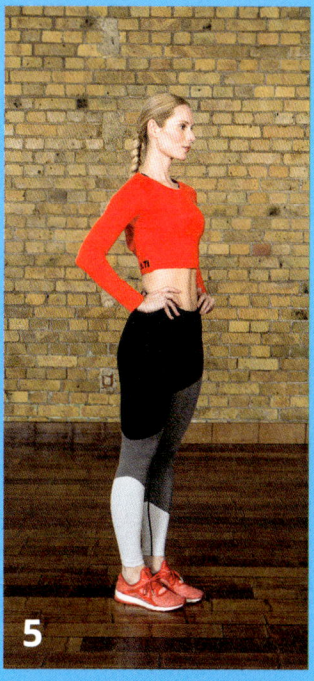

Variante: Hip Rotation im Vierfüßlerstand

1. Nehmen Sie einen Vierfüßlerstand mit geradem Rücken ein. Die Knie befinden sich direkt unter der Hüfte, die Hände sind unter Ihren Schultern aufgestützt.
2. Führen Sie nun in einer langsamen, kontrollierten Bewegung ein im Kniegelenk angewinkeltes Bein nach hinten oben.
3. Führen Sie das Knie anschließend durch eine Rotation des Beins im Hüftgelenk zur Seite und versuchen Sie dabei, die komplette Bewegungsamplitude auszuführen.
4. Führen Sie das angewinkelte Bein dann nach vorn, um die Rotation zu vollenden. Wichtig ist es, dass das Becken annähernd stabil bleibt. Senken Sie das Bein ab zurück in der Ausgangsposition. Führen Sie jetzt die Rotation in entgegengesetzter Richtung aus, von vorn über die Seite nach hinten, und wechseln Sie dann das Bein. Führen Sie 4 bis 5 Rotationen in beide Richtungen und mit beiden Beinen durch.

Hinweise
Bei der alternativen Ausführung im Vierfüßlerstand sollten Sie Ihr Becken und Ihren Schultergürtel ebenfalls nahezu stabil halten, während Sie das Bein mit der größtmöglichen Bewegungsreichweite im Hüftgelenk bewegen.

Tipp
Um ein Absetzen des beanspruchten Beins zu vermeiden und mehr Freiraum für die Rotation zu haben, können Sie Ihr Standbein auf einem Handtuch oder Air Pad abstellen und somit höher lagern.

Übungen zur Aktivierung der Rumpf- und Hüftmuskulatur

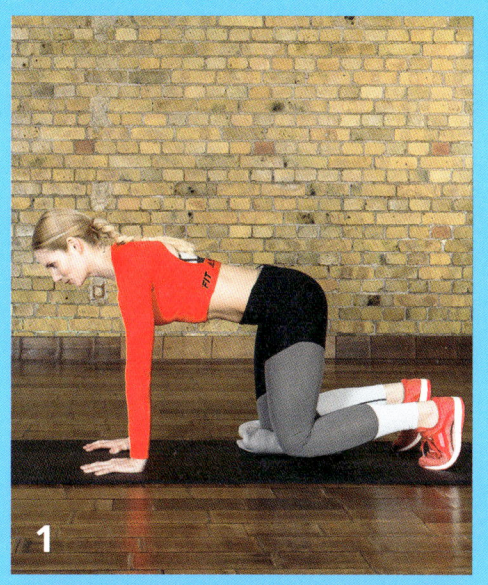

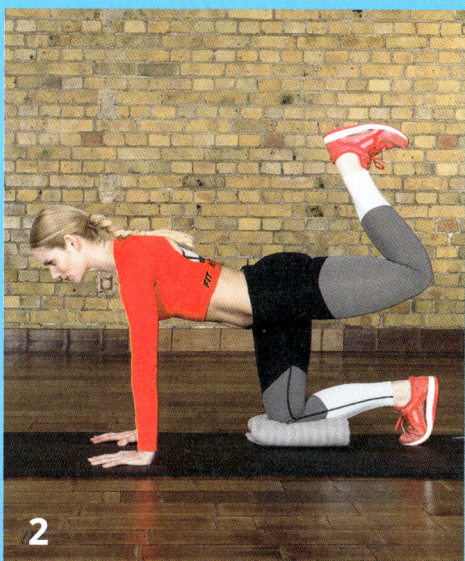

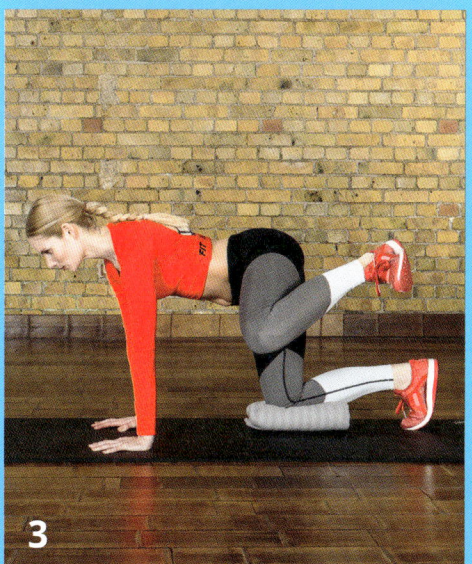

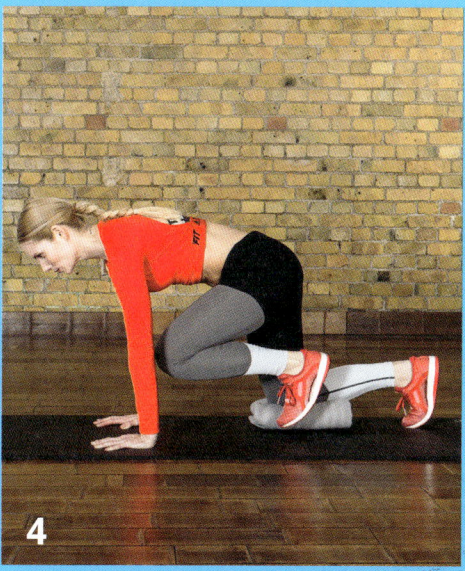

Side Step mit Miniband

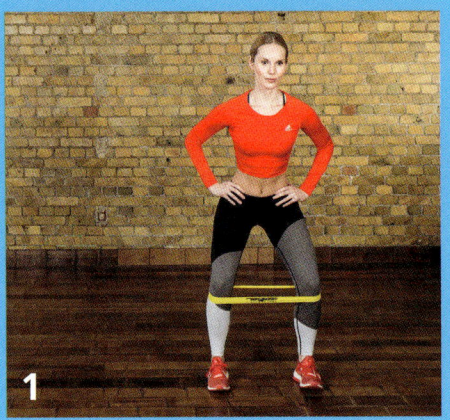

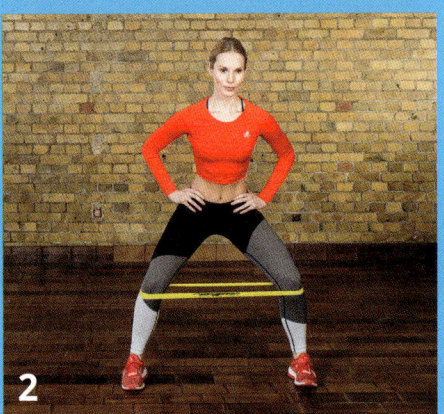

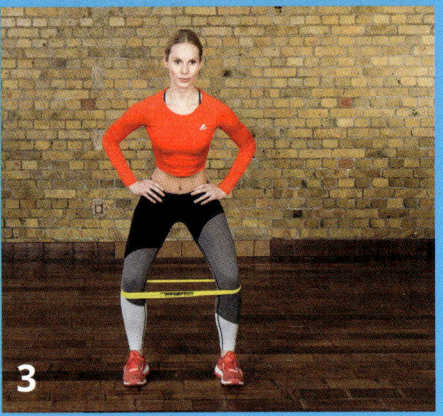

Beanspruchte Muskulatur: Durch langsam und kontrolliert durchgeführte Side Steps werden vor allem die becken- und rumpfstabilisierende Muskulatur angesprochen und insbesondere die Abduktoren der Glutealmuskulatur gefordert.

1. Stehen Sie in einem mehr als hüftbreiten Stand, Ihre Knie- und Hüftgelenke sind leicht gebeugt. Das Miniband ist gespannt unter den Kniegelenken positioniert. Ihre Hände sind in der Hüfte abgestützt.
2. Setzen Sie nun das rechte Bein aktiv nach rechts zur Seite und erhöhen Sie die Spannung des Minibandes. Die Schrittweite kann dabei von 20 bis 40 Zentimeter variiert werden. Je weiter der Schritt, desto stärker wird die Muskulatur beansprucht.
3. Setzen Sie nun das linke Standbein heran. Sie befinden sich wieder in der Ausgangsposition. Nach 15 bis 20 Schritten ändern Sie die Bewegungsrichtung und laufen nach links.

Tipp

Alternativ können Sie das Miniband bei dieser Übung auch oberhalb der Sprunggelenke anbringen. Durch den weiter unten angebrachten Widerstand erhöht sich die Spannung in der Zielmuskulatur.

Außenrotation mit Miniband

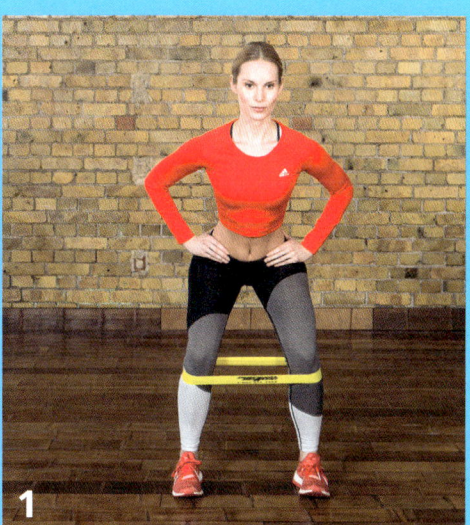 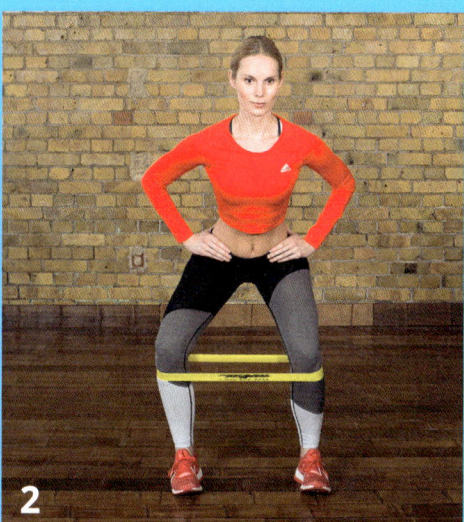

Beanspruchte Muskulatur: Es werden vor allem Muskeln zur Außenrotation und zur Abduktion in der Glutealgruppe beansprucht. Stabilisierend isometrisch werden die Innenrotatoren und Adduktoren beansprucht.

1. Stehen Sie in einem mehr als hüftbreiten Stand, Ihre Knie- und Hüftgelenke sind leicht gebeugt. Das Miniband ist gespannt knapp unter den Kniegelenken positioniert. Ihre Hände sind in der Hüfte abgestützt.
2. Rotieren Sie das rechte Bein, mit dem Kniegelenk führend, nach außen und erhöhen Sie die Spannung des Minibandes. Das Standbein bleibt unverändert. Halten Sie die Position kurz und rotieren Sie das rechte Bein wieder zurück in die Ausgangsposition. Führen Sie 10 Wiederholungen mit jedem Bein durch.

Innenrotation mit Band

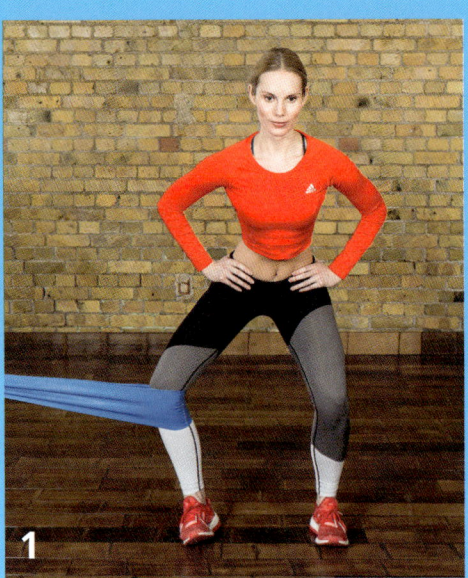
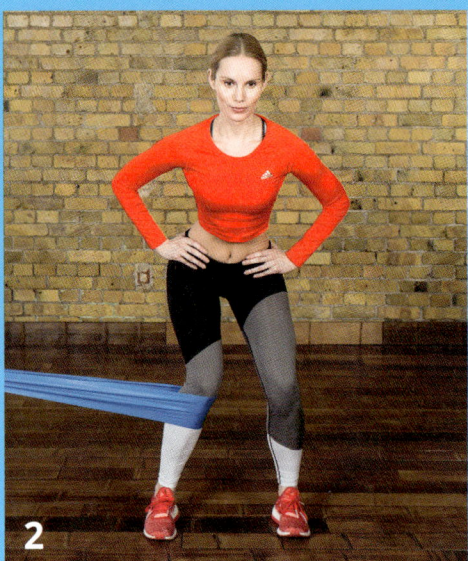

Beanspruchte Muskulatur: Es werden vor allem Muskeln zur Innenrotation und zur Adduktion trainiert. Stabilisierend isometrisch werden die Außenrotatoren und Abduktoren beansprucht.

1. Stehen Sie in einem mehr als hüftbreiten Stand, Ihre Knie- und Hüftgelenke sind leicht gebeugt. Rotieren Sie Ihr rechtes Bein nach außen und positionieren Sie das gespannte Band knapp unter Ihrem rechten Kniegelenk. Die Enden des Bandes sind entweder an einer Stange fixiert oder werden von einem Trainingspartner neben Ihnen gehalten, sodass der Widerstand von der Seite kommt. Stützen Sie Ihre Hände in der Hüfte ab.
2. Rotieren Sie das rechte Bein nun, mit dem Kniegelenk führend, nach innen und erhöhen Sie die Spannung des Bandes. Das Standbein bleibt unverändert. Halten Sie die Position kurz und rotieren Sie das rechte Bein wieder zurück in die Ausgangsposition. Führen Sie 10 Wiederholungen mit jedem Bein durch.

Psoas Hold

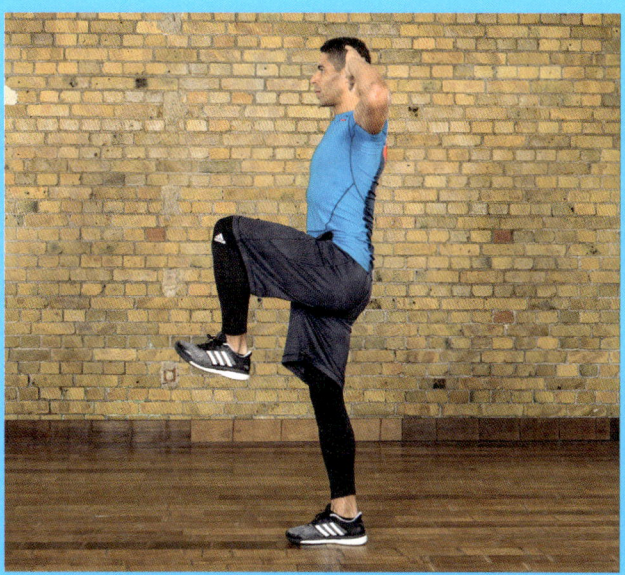

Beanspruchte Muskulatur: Beim Psoas Hold werden neben den rumpf- und beckenstabilisierenden Muskeln vor allem die Hüftbeuger der Psoasgruppe beansprucht.

Führen Sie in einem aufrechten, etwa schulterbreiten Stand ein Kniegelenk aktiv zur Brust und spannen Sie dabei die hüftbeugende Muskulatur zwischen Oberschenkel und Becken und die Rumpfmuskulatur an. Die Lendenwirbelsäule und damit die Beckenposition sollten neutral bleiben, sodass Sie nicht in ein Hohlkreuz überstrecken oder in der Brustwirbelsäule einen Rundrücken erzeugen. Ihre Arme sind hinter dem Kopf verschränkt. Führen Sie 3 bis 4 Haltepositionen pro Bein über 10 bis 20 Sekunden durch.

Tipp
Für mehr Stabilität können Sie sich während der Übungsausführung mit dem Rücken an einer Wand anlehnen.

Variante 1: Supine Hip Flexion mit Miniband

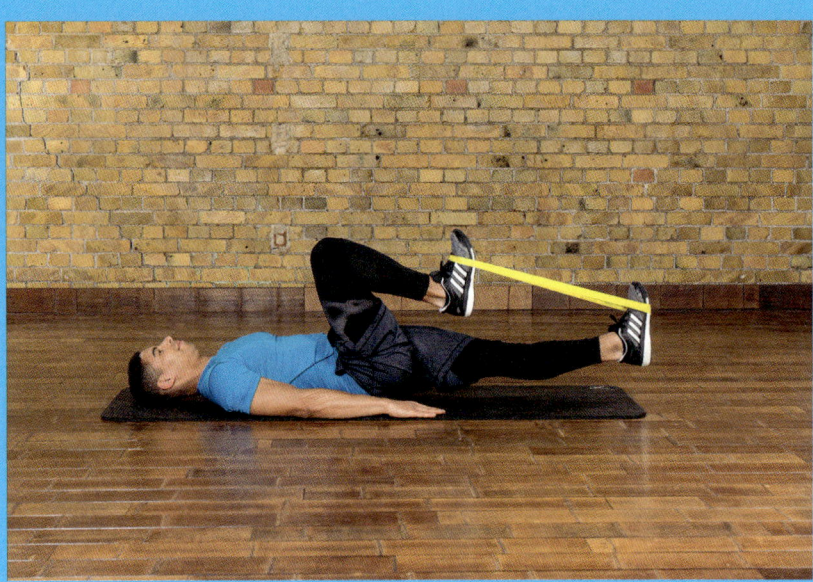

Beanspruchte Muskulatur: Bei dieser Übung werden vor allem die Hüftbeuger der Psoasgruppe beansprucht. Zusätzlich werden die Abduktoren zur Stabilisierung aktiviert.

Nehmen Sie die Rückenlage auf einer Matte ein und positionieren Sie das Miniband am Mittelfuß beider Füße. Die Arme liegen flach neben dem Körper, Ihre Handflächen zeigen zum Boden. Führen Sie ein Kniegelenk aktiv zur Brust und spannen Sie dabei die hüftbeugende Muskulatur zwischen Oberschenkel und Becken an. Das andere Bein halten Sie gestreckt wenige Zentimeter über dem Boden. Bleiben Sie für 10 bis 20 Sekunden in dieser Position und wiederholen Sie die Übung 3- bis 4-mal pro Bein.

Variante 2: Standing Hip Flexion mit Miniband

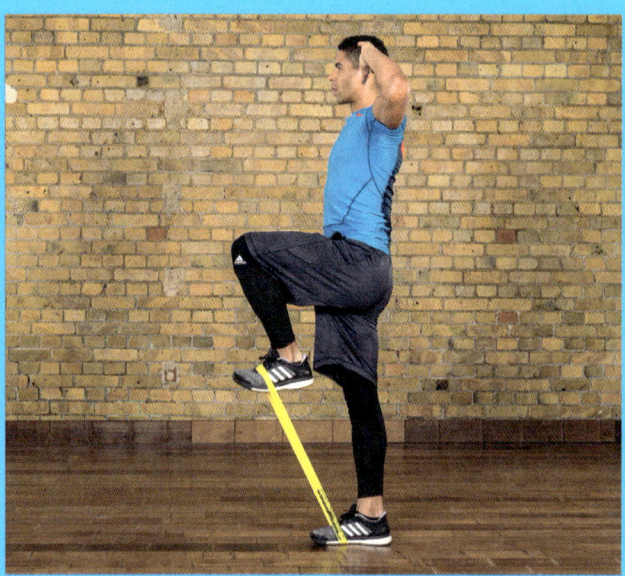

Stehen Sie aufrecht in einem hüftbreiten Stand. Das Miniband ist am Mittelfuß beider Füße positioniert. Ihre Arme sind hinter dem Kopf verschränkt. Ziehen Sie nun ein Kniegelenk aktiv zur Brust und spannen Sie dabei die hüftbeugende Muskulatur zwischen Oberschenkel und Becken sowie die Rumpfmuskulatur an. Die Lendenwirbelsäule und die Beckenposition sollten neutral bleiben. Halten Sie diese Position für 10 bis 20 Sekunden und wiederholen Sie die Übung 3- bis 4-mal pro Bein.

Variante 3: Standing Hip Flexion Adduction mit Band

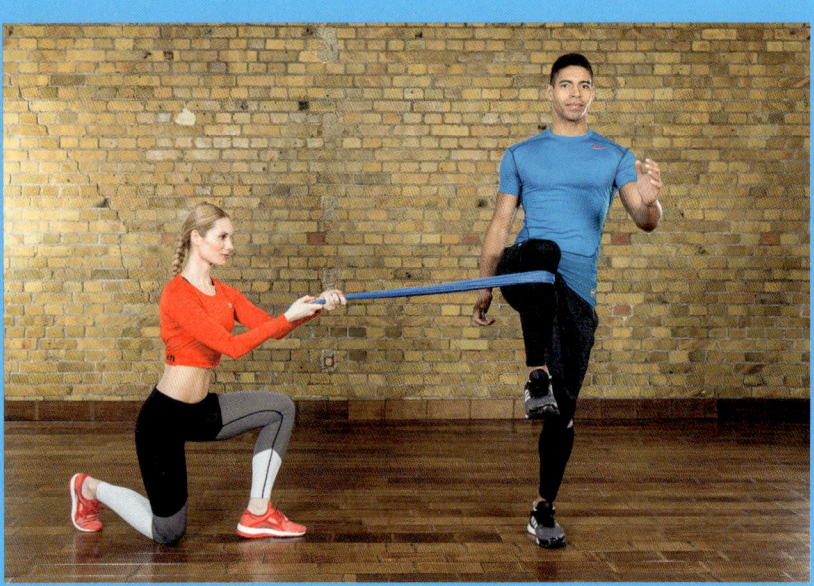

Beanspruchte Muskulatur: Bei dieser Übung werden vor allem die Hüftbeuger der Psoasgruppe beansprucht. Zusätzlich werden die Adduktoren isometrisch zur Stabilisierung aktiviert.

Stehen Sie in einem aufrechten, hüftbreiten Stand. Legen Sie sich ein Band um den Unterschenkel knapp unterhalb des Kniegelenks. Ihr Trainingspartner hält die Enden des Bandes, sodass Sie gegen einen von der Seite kommenden Widerstand arbeiten. Spannen Sie nun Ihre Rumpf- und hüftbeugende Muskulatur an und ziehen Sie ein Kniegelenk aktiv zur Brust. Ihre Arme arbeiten zur Unterstützung Ihrer Balance gegengleich mit. Die Lendenwirbelsäule und damit die Beckenposition sollten neutral bleiben. Halten Sie diese Position für 10 bis 20 Sekunden und wiederholen Sie die Übung dann 3- bis 4-mal pro Bein.

Variante 4: Plank Hip Flexion

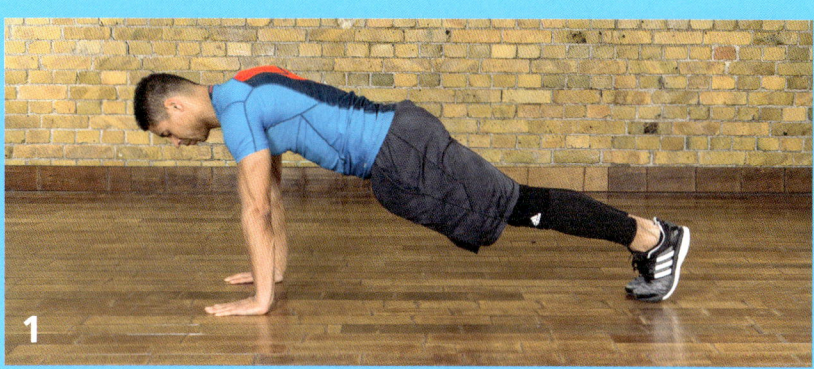

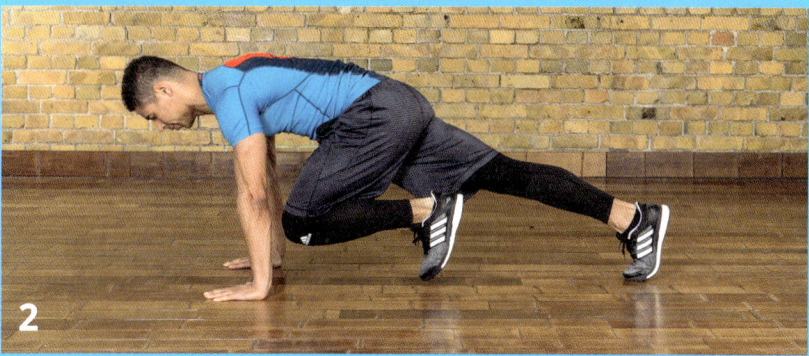

Beanspruchte Muskulatur: Hierbei werden vor allem die Hüftbeuger der Psoasgruppe beansprucht. Zusätzlich werden jedoch auch die Rumpf- und Beckenstabilisatoren aktiviert: Da durch das Abheben eines Beins vom Boden die Unterstützung verkleinert wird, stellt die Plank Hip Flexion erhöhte Anforderungen an die rumpfstabilisierende Muskulatur.

1. Nehmen Sie eine Liegestützposition ein, Ihre Hände befinden sich direkt unter den Schultern. Achten Sie auf einen stabilen Rumpf und eine neutrale Lendenwirbelsäulen- und Beckenposition, sodass Sie weder das Gesäß nach oben strecken noch in der Körpermitte durchhängen. Ihr Körper bildet vom Kopf bis zu den Füßen eine Linie.
2. Spannen Sie die hüftbeugende Muskulatur an und führen Sie dadurch ein Kniegelenk aktiv zur Brust Halten Sie diese Position für 10 bis 20 Sekunden und wiederholen Sie die Übung 3- bis 4-mal pro Bein.

Bird Dog

Beanspruchte Muskulatur: Beim Bird Dog werden vor allem die Hüftstreckmuskulatur im Gesäß und die Rückenstreckmuskulatur beansprucht.

1. Nehmen Sie einen Vierfüßlerstand ein. Ihre Hände sind direkt unter den Schultern aufgestützt, Ihre Knie befinden sich unter der Hüfte.
2. Spannen Sie Ihre Rumpfmuskulatur an und halten Sie Ihre Lendenwirbelsäule und Ihr Becken neutral, sodass Sie in der Körpermitte nicht durchhängen. Heben Sie nun den rechten Arm und das linke Bein vom Boden ab und strecken Sie beide gerade nach vorn beziehungsweise nach hinten, sodass sie parallel zum Boden stehen. Halten Sie diese Position.
3. Senken Sie den Arm und das Bein wieder in die Ausgangsposition ab, setzen Sie den Arm und das Knie jedoch nicht ab. Führen Sie 8 bis 10 Wiederholungen pro Seite durch.

Tipp
Um ein Absetzen des beanspruchten Beins zu vermeiden, können Sie Ihr Standbein auf einem Handtuch oder Air Pad abstellen und somit höher lagern.

Übungen zur Aktivierung der Rumpf- und Hüftmuskulatur

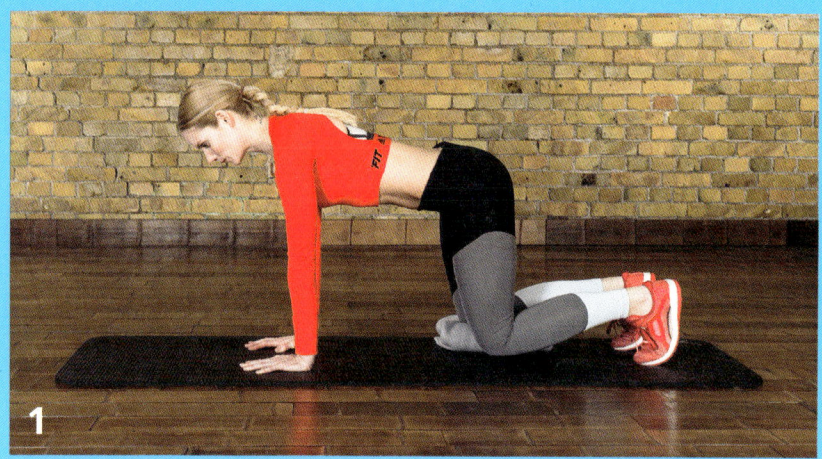

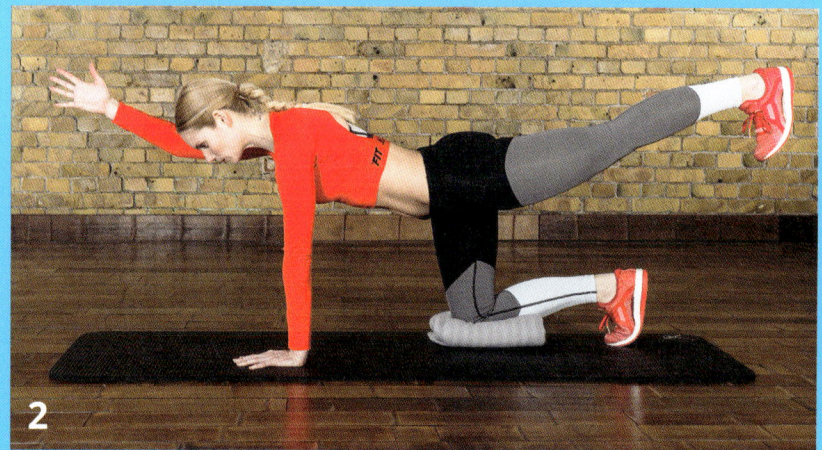

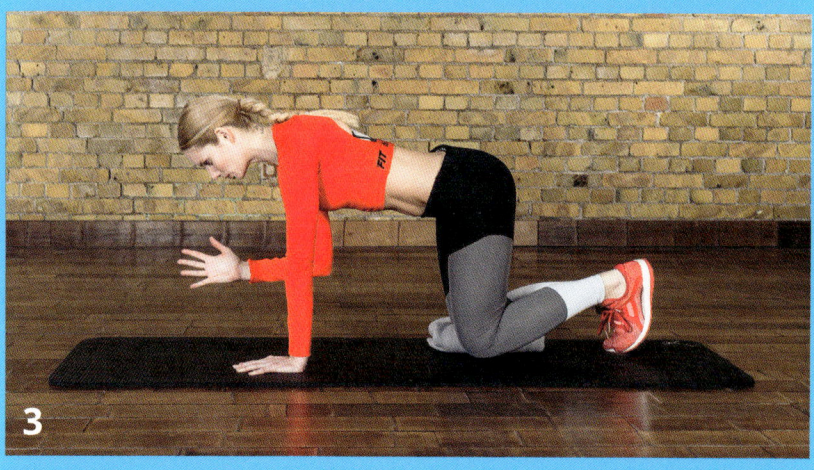

Variante: Bird Dog mit angewinkeltem Knie

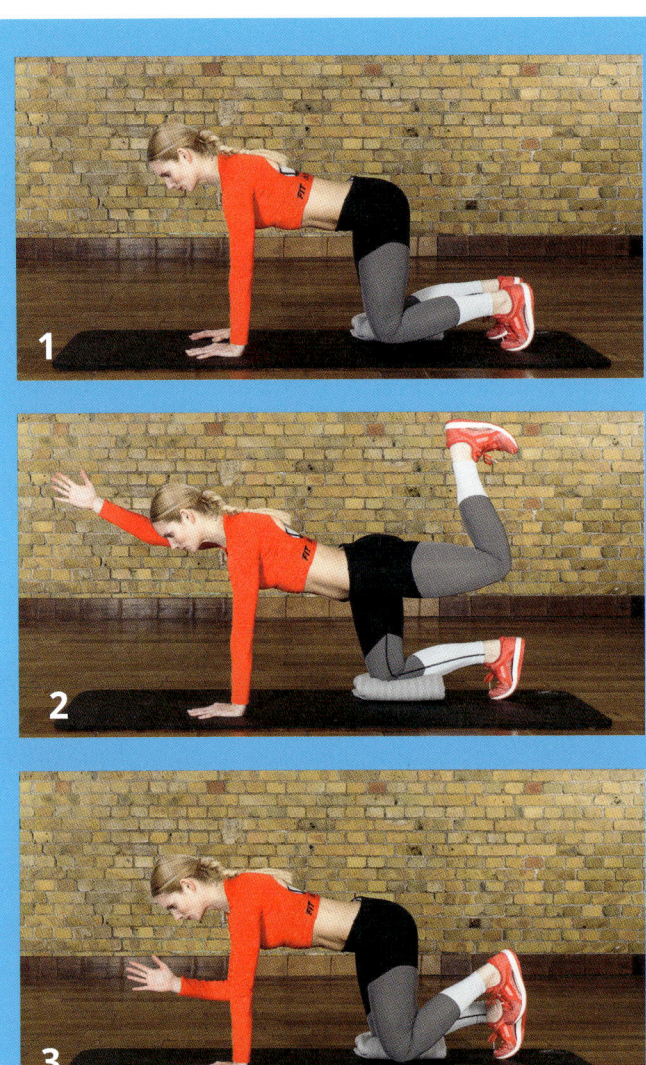

Beim Bird Dog mit angewinkelten Knie handelt es sich um eine Variante der Übung Bird Dog. Die Ausführung ist identisch, jedoch wird hier das aktive Bein nicht nach hinten gestreckt, sondern bleibt im Knie etwa im rechten Winkel gebeugt. Durch das Anwinkeln des Knies und das Nach-oben-Führen der Ferse wird die Glutealmuskulatur während der Ausführung der Übung verstärkt aktiviert.

Walking Plank

Beanspruchte Muskulatur: Bei der Walking Plank wird vor allem die rumpf- und beckenstabilisierende Muskulatur beansprucht, aber auch die des Schultergürtels.

1. Nehmen Sie eine Liegestützposition mit enger Fußstellung ein. Ihre Hände stehen in der Startposition direkt unter Ihren Schultern. Achten Sie auf einen stabilen Rumpf, indem Sie ihn während der gesamten Übung anspannen. Halten Sie zudem Ihre Lendenwirbelsäule und Ihr Becken in einer neutralen Position, sodass Sie in der Körpermitte nicht durchhängen.
2. Führen Sie nun mit dem rechten Fuß einen großen Schritt zur Seite aus und überkreuzen Sie simultan die Arme, indem Sie Ihren linken Arm über Ihren rechten führen.
3. Setzen Sie den linken Fuß wieder heran und den rechten Arm analog dazu weiter nach rechts. Sie befinden sich jetzt wieder in der Ausgangsposition. Führen Sie 8 bis 10 Wiederholungen für jede Bewegungsrichtung durch.

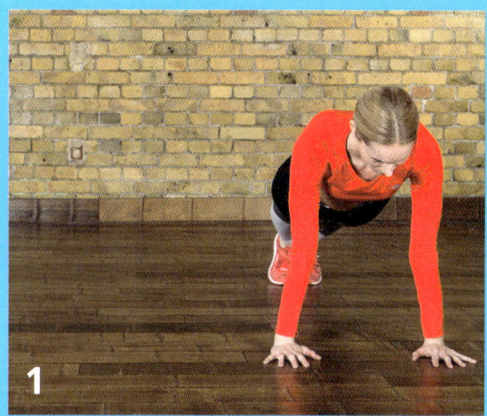
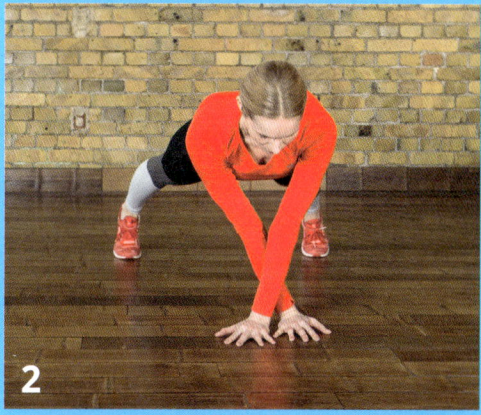
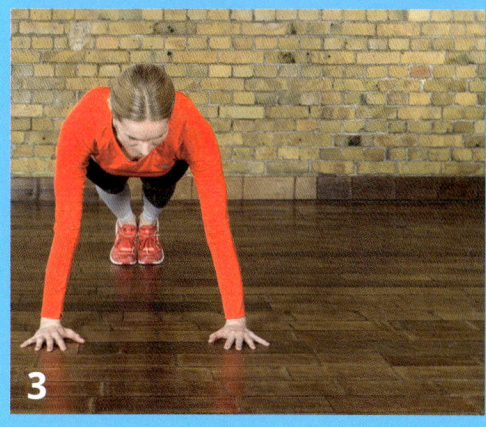

Crawling

Beanspruchte Muskulatur: Beim Crawling wird wie bei der Walking Plank vor allem die rumpf- und beckenstabilisierende Muskulatur beansprucht, aber auch die des Schultergürtels.

1. Nehmen Sie einen Vierfüßlerstand ein. Ihre Hände stehen unter Ihren Schultern, Ihre Knie unter Ihrer Hüfte und Ihre Zehen sind aufgestellt. Heben Sie Ihre Kniegelenke wenige Zentimeter vom Boden ab, indem Sie sich aus der Kraft Ihrer Schultern sowie Ihrer angespannten Rumpf- und Oberschenkelmuskulatur nach oben drücken.
2. Bewegen Sie nun den rechten Arm und das linke Bein parallel ganz flach über dem Boden vorwärts. Ihre Kniegelenke berühren dabei nicht den Boden. Führen Sie die Bewegung kontrolliert langsam mit stabiler Becken- und neutraler Wirbelsäulenposition aus. Der Rumpf dreht nicht ein, er bleibt parallel zum Boden ohne jegliche Rotationsbewegung.
3. Wandern Sie langsam vorwärts. Nach 20 Schritten pro Seite bewegen Sie sich rückwärts.

HAMSTRING10A

10% Rabatt auf deinen nächsten Einkauf* mit dem Code:
www.perform-better.de

10% RABATT

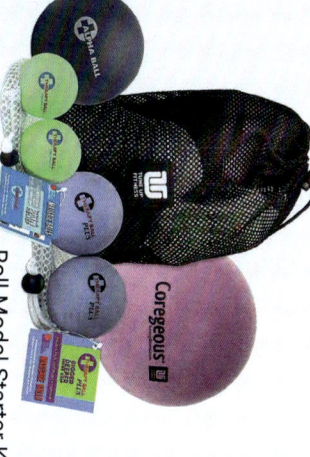
Roll Model Starter Kit

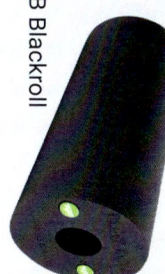
PB Lacrosse Ball

PB Blackroll

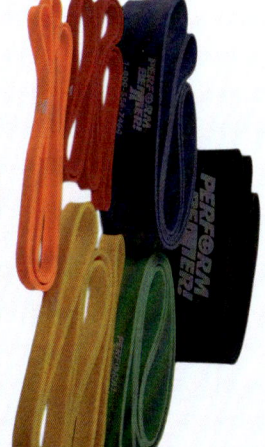
PB Superbands

PB Balance Pads

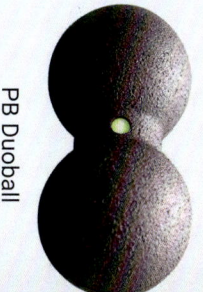
PB Duoball

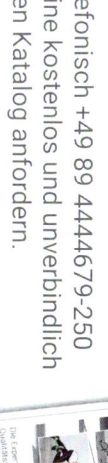

Kostenloser Newsletter mit Rabatt-Aktionen, Podcast und exklusiven Inhalten:
www.perform-better.de/newsletter

Jetzt telefonisch +49 89 4444679-250 oder online kostenlos und unverbindlich den neuen Katalog anfordern.
www.perform-better.de/katalog

* Gültig ab 20,00 € Bestellwert. Bereits reduzierte Ware, Bücher und Ausbildungen sind vom Rabatt ausgeschlossen. Nicht mit anderen Aktionen kombinierbar.

WIR LEBEN
FUNKTIONELLES
TRAINING

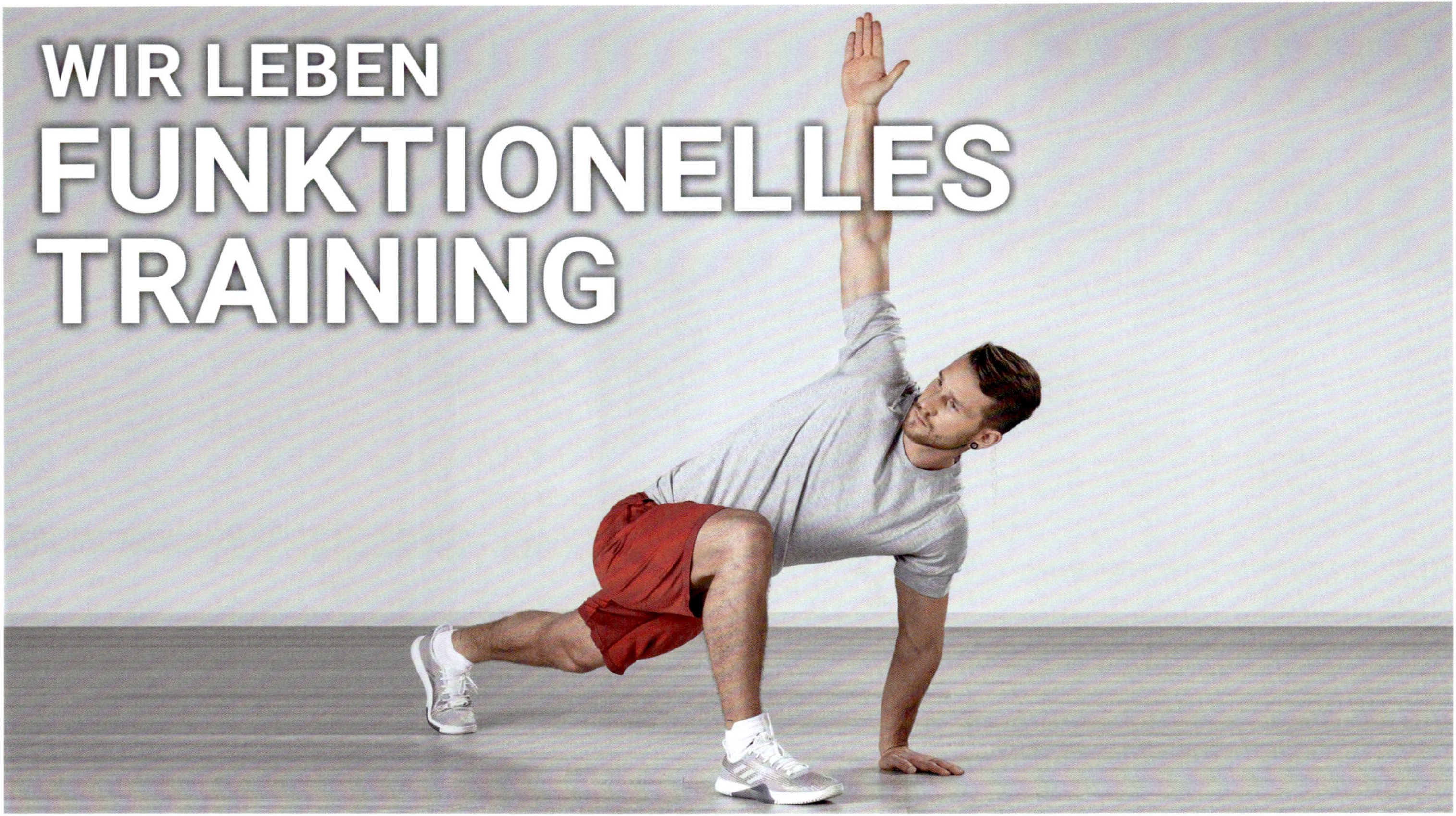

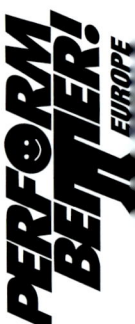

Übungen zur Aktivierung der Rumpf- und Hüftmuskulatur

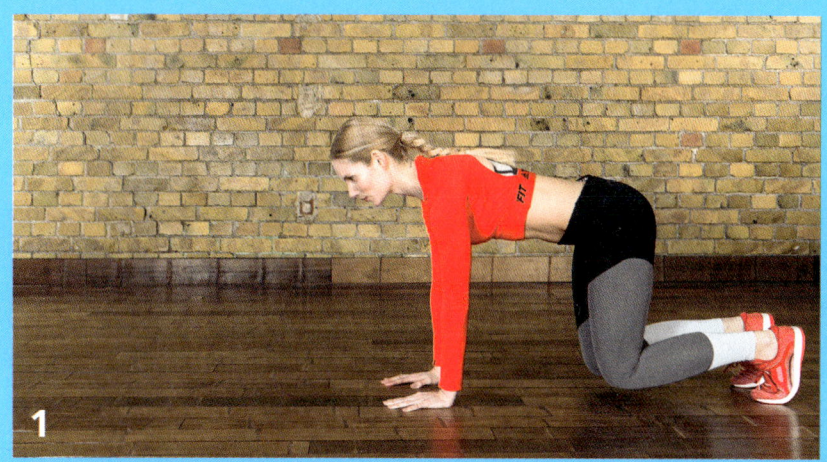

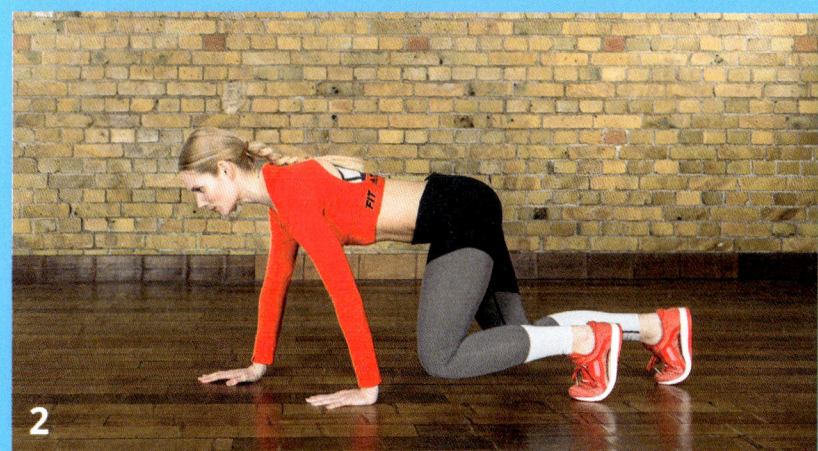

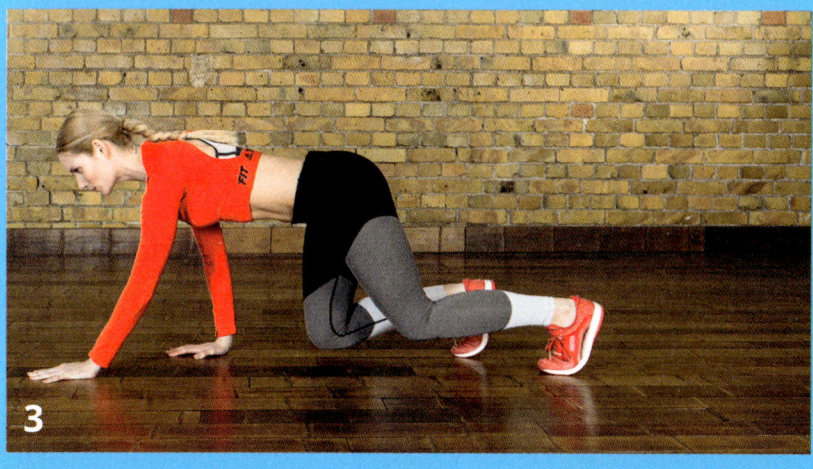

Farmer's Walk

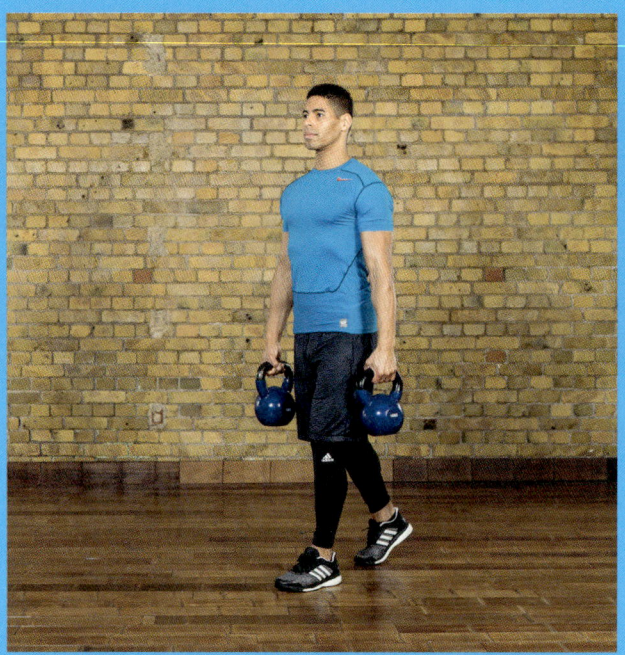

Beanspruchte Muskulatur: Hierbei wird vor allem die rumpf- und beckenstabilisierende Muskulatur beansprucht, die ihrer Hauptfunktion entsprechend isometrische Haltearbeit leistet.

Halten Sie beidseitig je eine Kettlebell in der Hand und Ihre Arme gestreckt neben dem Körper. Nehmen Sie beim Tragen der Last eine aufrechte Körperposition ein. Aktivieren Sie Ihre Rumpfmuskulatur sowie Ihre Muskulatur im Schultergürtel maximal, ziehen Sie hierfür die Schulterblätter nach hinten zusammen und nach unten. Gehen Sie mit der Last nun 10 bis 20 Meter.

Variante: Einseitiger Farmer's Walk

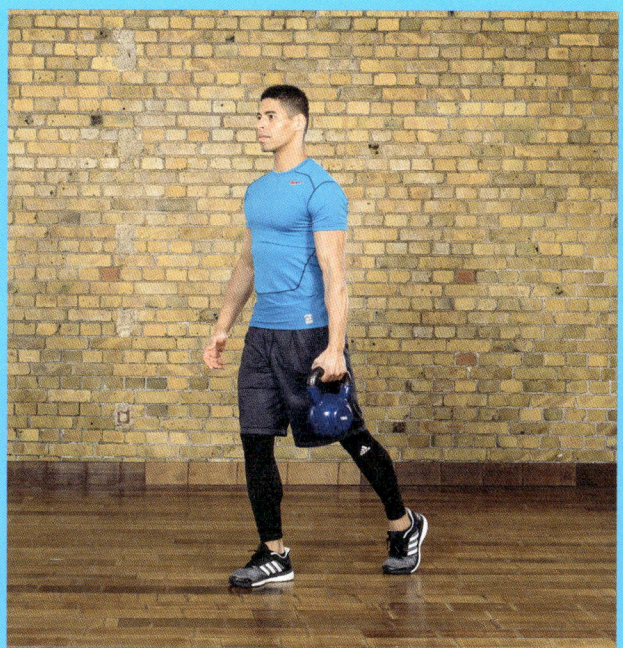

Beanspruchte Muskulatur: In der einseitigen Tragevariante muss die benannte Muskulatur vorwiegend die Beugung zur Seite vermeiden (Antiflexion), um den Körper gerade zu halten.

Die Übungsausführung entspricht der des Farmer's Walk, jedoch tragen Sie nur auf einer Körperseite eine Kettlebell. Gehen Sie mit der Last nun 10 bis 20 Meter. Wechseln Sie dann die Trageseite und gehen Sie erneut 10 bis 20 Meter.

Roll-out mit Gymnastikball

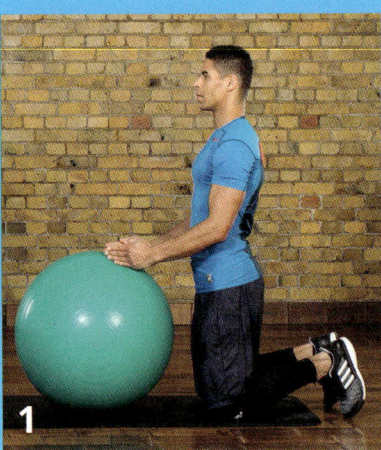 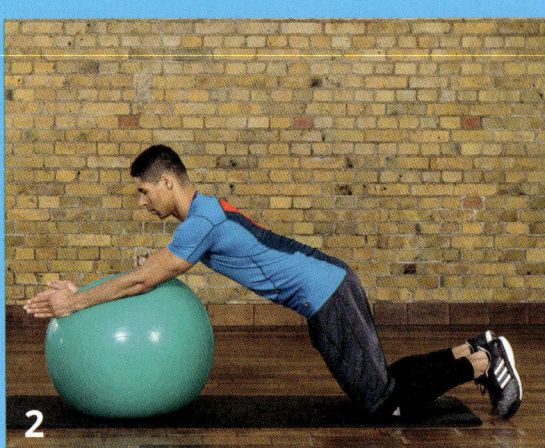

Beanspruchte Muskulatur: Beim Roll-out mit Ball wird vor allem die rumpf- und beckenstabilisierende Muskulatur beansprucht, indem sie ihrer Hauptfunktion entsprechend isometrische Haltearbeit leisten muss.

1. Nehmen Sie einen aufrechten Kniestand ein, Ihre Knie sind etwa hüftbreit voneinander entfernt, Ihre Zehen sind aufgestellt. Platzieren Sie Ihre Unterarme auf einem Gymnastikball vor Ihnen.
2. Gleiten Sie nun langsam mit dem Ball nach vorn. Halten Sie Ihren Rumpf dabei maximal angespannt und Ihr Becken stabil. Ihr Blick ist nach schräg vorn unten gerichtet. Am Punkt der maximalen Anstrengung und Streckung können Sie einen isometrischen Fokus einbauen, indem Sie die Position 1 bis 2 Sekunden halten. Atmen Sie aus und gleiten Sie dann wieder zurück in die Ausgangsposition. Führen Sie 8 bis 10 Wiederholungen durch.

Tipp
Die Bewegungsamplitude kann je nach Leistungsstand kleiner oder größer gewählt werden. Für die Begrenzung des Weges bietet sich jeweils eine Markierung oder ein Hindernis an beziehungsweise sollte die Bewegung nur so weit ausgeführt werden, wie die Rumpf- und Schultergürtelstabilisierung aufrechterhalten werden kann. Ein Air Pad oder ein gefaltetes Handtuch unter den Kniegelenken vermeidet Druckschmerzen.

Variante: Roll-out mit Roller

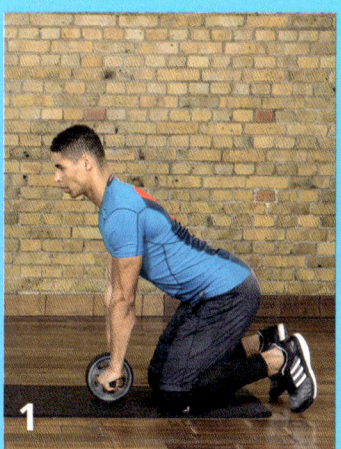
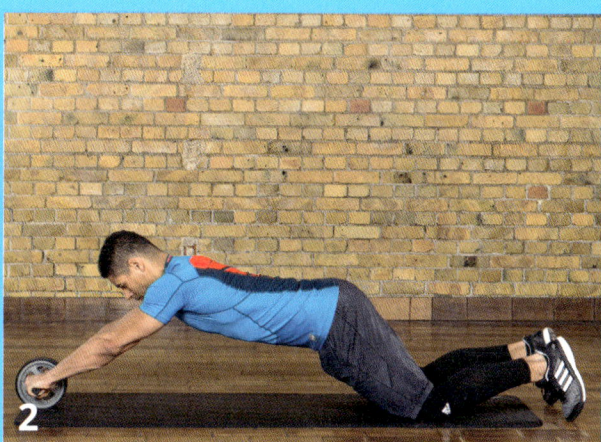

Beanspruchte Muskulatur: Hierbei wird wie beim Roll-out mit Ball vor allem die rumpf- und beckenstabilisierende Muskulatur beansprucht, die ihrer Hauptfunktion entsprechend isometrische Haltearbeit leisten muss. Die Übung mit Roller ist jedoch sehr viel intensiver als die Ausführung mit Gymnastikball.

1. Nehmen Sie einen aufrechten Kniestand ein, Ihre Zehen sind aufgestellt. Die Hände platzieren Sie an den Griffen des Rollers. Ihr Rücken ist gerade.
2. Gleiten Sie nun langsam mit dem Roller nach vorn. Halten Sie Ihren Rumpf dabei maximal angespannt und Ihr Becken stabil. Ihr Blick ist nach schräg vorn unten gerichtet und Ihre Handgelenke bleiben stabil und gerade. Am Punkt der maximalen Anstrengung beziehungsweise Streckung können Sie 1 bis 2 Sekunden lang eine isometrische Halteposition einbauen. Progressives Ziel sollte es sein, die nahezu komplette Streckung mit dem Roller zu erreichen, sodass sich der Oberkörper parallel zum Boden befindet. Atmen Sie aus und gleiten Sie dann wieder zurück in die Ausgangsposition. Führen Sie 8 bis 10 Wiederholungen durch.

Funktionelles Krafttraining für die Hamstrings

Für das funktionelle Krafttraining der unteren Körperhälfte sind insbesondere drei Bewegungsmuster mit verschiedensten Variationen entscheidend: kniedominante Übungen – zum Beispiel Squat (Seite 132) – und hüftdominante Übungen – zum Beispiel Deadlift (Seite 126) – sowie eine Kombination aus beiden Mustern – zum Beispiel beim Lunge (Seite 152). Durch die überwiegend zweigelenkige Funktionsweise der Hamstrings können sowohl knie- als auch hüftdominante Übungen isoliert oder in komplexen Übungen trainiert werden. Darüber hinaus ist es ratsam, die Gesäßmuskulatur zu stärken: Diese unterstützt die Hamstringmuskulatur bei der Hüftstreckung und stabilisiert das Becken, was wiederum Hamstringverletzungen durch Überlastung vorbeugt.

Je nach Sportart und Leistungsziel können die Übungsauswahl angepasst und unterschiedliche Schwerpunkte gesetzt werden. Zudem stellt sich die Frage, welche Anforderungen die jeweilige Sportart, für die trainiert wird, hinsichtlich der Körperhaltung sowie offene und geschlossener kinematischer Ketten (Kasten »Geschlossene versus offene kinematische Kette«, Seite 29) stellt. In Ergänzung dessen ist zu hinterfragen, inwieweit einer bilateralen Ausführung eine unilaterale Ausführung vorzuziehen ist – eine Übung also in Schrittstellung, wie zum Beispiel der Split Squat (Seite 134) oder der RFE Split Squat (Seite 136), und dadurch mit vermehrter Beanspruchung des vorderen oder hinteren Beins oder klassisch einbeinig ausgeführt werden soll.

In diesem Zusammenhang kann bei der Übungsausführung auch die rumpfstabilisierende Muskulatur durch die Wahl der Beinstellung und durch die Wahl und Platzierung der Zusatzlast involviert werden. Als weitere Stellgrößen können die Geschwindigkeit, in der die Übungen ausgeführt werden, sowie die Arbeitsweise der Muskulatur angesehen werden. Zum Beispiel kann die exzentrische Phase der Bewegungsausführung deutlich fokussiert werden, um die Muskulatur in dieser Phase länger unter Spannung zu halten und so den Anforderungen in der Sportartspezifik gerecht zu werden. Ebenso bieten sich isometrische Haltephasen an.

Überblick über die Übungen zum funktionellen Krafttraining

1. **Glute Bridge** (Seite 122): Die Glute Bridge ist eine bilaterale, also beidbeinig ausgeführte, hüftdominante Isolationsübung. Sie beansprucht fast ausschließlich nur ein Gelenk, in dem Fall das Hüftgelenk zur Hüftstreckung. Mit dieser Übung wird somit das Aufrichten des Oberkörpers im Hüftgelenk sowie die Streckung der Beinkette bei Sprungbewegungen trainiert.
2. **Single Leg Glute Bridge** (Seite 123): Die Single Leg Glute Bridge ist eine unilaterale hüftdominante Isolationsübung und Steigerungsvariante der bilateralen Variante. Sie dient ebenfalls der Hüftstreckung.
3. **Hip Thrust** (Seite 124): Als weitere Varianten können der Hip Thrust oder seine Steigerungsvariante, der Hip Thrust mit Kurzhantel, durchgeführt werden. Für diese Übungen wird die Schulterposition auf einer Bank oder einer Kiste erhöht und dadurch die Bewegungsamplitude weiter erhöht.
4. **Hip Thrust mit Kurzhantel** (Seite 125)
5. **Deadlift mit Kettlebell** (Seite 126): Der Deadlift ist eine bilaterale hüftdominante Komplexübung. Er beansprucht mehrere Gelenke, in dem Fall das Hüft- und Kniegelenk zum Training der hüftstreckenden Muskulatur.
6. **Single Leg Deadlift** (Seite 128): Die einbeinige Variante des Deadlift, der Single Leg Deadlift, ist eine Isolationsübung für das Hüftgelenk und fordert die rumpf- und beckenstabilisierende Muskulatur stärker. Zudem bietet die unilaterale Variante die Möglichkeit, vermehrt auf die sportartspezifischen Anforderungen im Training und Wettkampf einzugehen, da die häufigsten Situationen beispielsweise im Spielsport, Laufen und Abstoppen, mit einem einbeinigen Bodenkontakt stattfinden und nicht mit beiden Beinen.
7. **Single Leg Deadlift mit Kettlebell** (Seite 129)
8. **Good Morning** (Seite 130): Die Übung Good Morning wird auch als Romanian Deadlift bezeichnet und

ist eine bilaterale, hüftdominante Isolationsübung zum Training der Hüftstreckung.
9. **Squat** (Seite 132): Der Squat ist eine bilaterale kniedominante Komplexübung zur Streckung der Beinkette und bereitet damit zum Beispiel aufs Laufen oder auf Sprungbewegungen vor. Die Übung kann sehr zielführend mit dem eigenen Körpergewicht ausgeführt werden oder als Progression, dem Squat mit Kettlebell, mit einer Zusatzlast. Die Split Squats in verschiedener Ausführung und der Single Leg Squat sind weitere Varianten, die in Schrittstellung beziehungsweise unilateral ausgeführt werden.
10. **Squat mit Kettlebell** (Seite 133)
11. **Split Squat** (Seite 134)
12. **Split Squat mit Kettlebell** (Seite 135)
13. **RFE Split Squat** (Seite 136)
14. **RFE Split Squat mit Kettlebell** (Seite 137)
15. **Single Leg Squat mit Kurzhanteln** (Seite 138)
16. **Slide Leg Curl** (Seite 140): Der Slide Leg Curl ist eine bilaterale kniedominante Isolationsübung und dient dem spezifischen Training der Hamstrings. Steigerungsvarianten sind die Ausführung auf dem Gymnastikball und damit einer Erhöhung und instabilem Untergrund sowie die unilaterale Ausführung.
17. **Slide Leg Curl auf Gymnastikball** (Seite 141)
18. **Single Leg Slide Leg Curl** (Seite 142)
19. **Single Leg Slide Leg Curl auf Gymnastikball** (Seite 143)
20. **Nordic Hamstring Exercise** (Seite 144): Die Nordic Hamstring Exercise ist eine bilaterale kniedominante Isolationsübung für das exzentrische Krafttraining der Hamstrings. Es konnte nachgewiesen werden, dass diese Übung mit dem Fokus auf der exzentrischen Phase der Bewegungsausführung sehr effektiv die Häufigkeit von Verletzungen reduziert.
21. **Slide Reach** (Seite 146): Der Slide Reach stellt eine Regression beziehungsweise vereinfachte Variante für die Nordic Hamstring Exercise dar und ist eine bilaterale kniedominante Komplexübung für das exzentrische Krafttraining der Hamstrings.
22. **Razor Curl** (Seite 148): Der Razor Curl stellt eine Progression beziehungsweise Steigerungsvariante für die Nordic Hamstring Exercise dar und ist ebenfalls eine bilaterale kniedominante Komplexübung, um die Hamstrings exzentrisch zu kräftigen.
23. **Kettlebell Swing** (Seite 150): Der Kettlebell Swing ist eine bilaterale hüftdominante Komplexübung und

wird durch das Hin- und Herschwingen des Gewichts sehr dynamisch ausgeführt. Die Übung hat in der hinteren Schwungphase eine hohe exzentrische Wirkung speziell auf die Hamstringmuskulatur.

24. **Lateral Lunge** (Seite 152): Der Lunge ist eine unilaterale knie- und hüftdominante Komplexübung. Er sollte in jedem Verletzungspräventionsprogramm implementiert werden, da er 360 Grad um den Punkt, an dem der Sportler steht, ausgeführt werden kann und so hinsichtlich der sportartspezifischen Anforderungen im Training unterschiedlich eingesetzt werden kann. Der Lateral Lunge bereitet insbesondere auf Belastungen vor, die zur Seite hin durchgeführt werden.

Glute Bridge

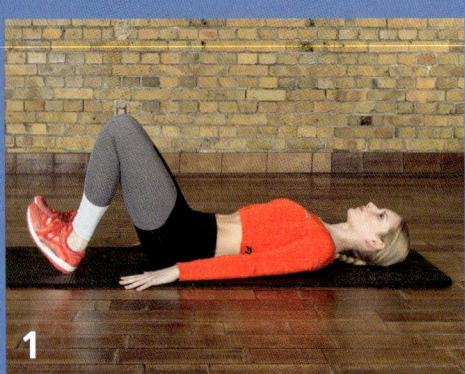
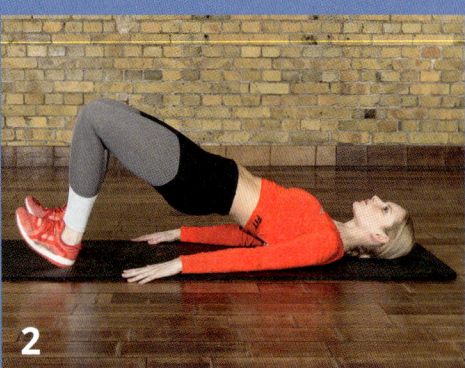

Beanspruchte Muskulatur: Bei der Glute Bridge muss die rumpf- und hüftstabilisierende Muskulatur isometrische Haltearbeit leisten. Zudem wird bei der Hüftstreckung die Glutealmuskulatur zusammen mit der Hamstringmuskulatur trainiert.

1. Legen Sie sich auf den Rücken, Ihre Arme liegen neben Ihrem Körper flach auf dem Boden, die Handflächen zeigen nach unten. Beugen Sie die Beine im Kniegelenk im rechten Winkel und stellen Sie Ihre Füße etwa hüftbreit auf. Ziehen Sie Ihre Zehen zum Körper heran, sodass sie nach oben zeigen, und stemmen Sie Ihre Fersen in den Boden.
2. Spannen Sie Ihre Rumpf- und Gesäßmuskulatur an, kippen Sie das Becken Richtung Boden und heben Sie Ihr Becken durch die Kraft Ihrer Gesäß- und Hamstringmuskulatur nach oben. In der Endposition der Bewegung bildet Ihr Körper eine gerade Linie von den Schultern bis zu den Knien. Überstrecken Sie nicht zu einem Hohlkreuz. Atmen Sie während der Streckbewegung aus. Senken Sie Ihre Hüften nun in die Ausgangsposition ab, legen Sie jedoch das Gesäß vor der nächsten Wiederholung nicht ganz ab. Führen Sie 8 bis 10 Wiederholungen durch.

Tipp
Zur Unterstützung der Becken- und Lendenwirbelsäulenstellung kann ein Handtuch oder Air Pad zwischen den Knien fixiert werden. Durch das Fixieren dieser Hilfsmittel, indem die Knie zusammengedrückt werden, kann eine größere Spannung der Zielmuskulatur erreicht werden.

Variante 1: Single Leg Glute Bridge

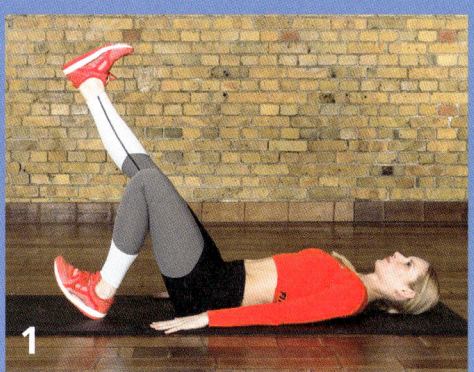 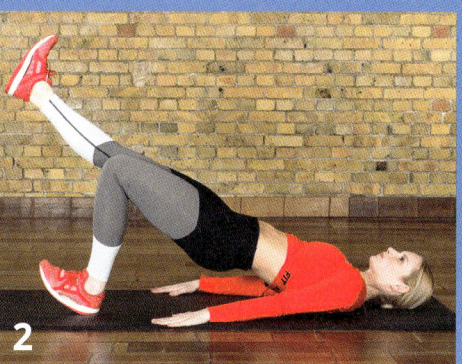

1. Legen Sie sich auf den Rücken, Ihre Arme liegen neben Ihrem Körper flach auf dem Boden, die Handflächen zeigen nach unten. Stellen Sie Ihre Füße etwa hüftbreit auf, strecken Sie ein Bein im Kniegelenk und beugen Sie das andere im rechten Winkel im Kniegelenk. Ziehen Sie die Zehen an den Körper heran. Stemmen Sie die Ferse des aufgestellten Beins in den Boden.
2. Spannen Sie die Rumpf- und Gesäßmuskulatur an, kippen Sie das Becken Richtung Boden und heben Sie Ihr Becken durch die Kraft Ihrer Gesäß- und Hamstringmuskulatur nach oben. In der Endposition der Bewegung bildet Ihr Körper eine gerade Linie von den Schultern bis zu den Knien. Überstrecken Sie nicht zu einem Hohlkreuz. Atmen Sie während der Streckbewegung aus. Senken Sie Ihre Hüften nun in die Ausgangsposition ab, legen Sie jedoch das Gesäß vor der nächsten Wiederholung nicht ganz ab. Führen Sie 8 bis 10 Wiederholungen pro Seite durch.

> **INFO** — **Progression durch größeren Bewegungsumfang**
>
> Sowohl für die zweibeinige als auch die einbeinige Ausführung kann als Progression eine Erhöhung unter die Fersen gestellt werden, zum Beispiel eine Fußbank oder ein Ball. Dadurch wird die Bewegungsamplitude erhöht. Ebenso könnte der Kniewinkel verringert werden, sodass die Füße näher am Gesäß stehen. Dadurch wird die exzentrische Beanspruchung der Hamstrings erhöht.

Variante 2: Hip Thrust

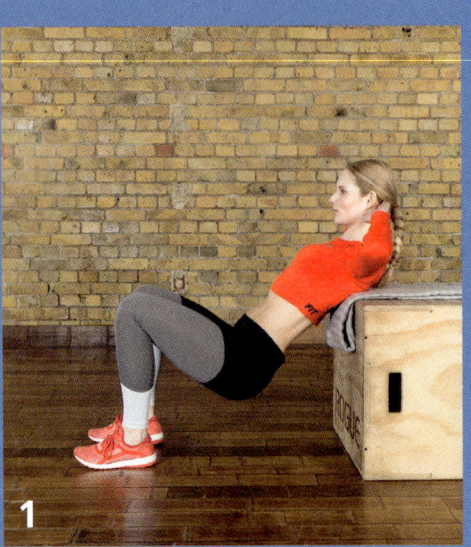 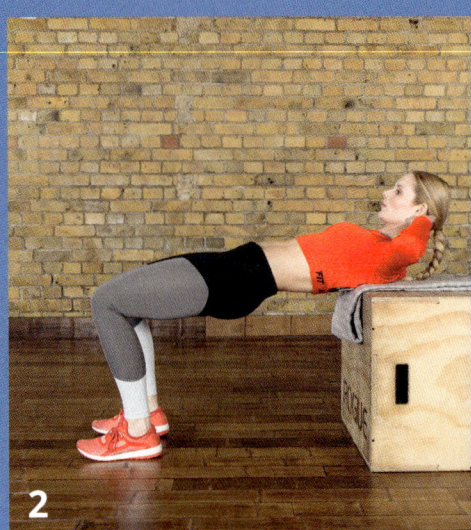

1. Setzen Sie sich mit dem Rücken etwa eine Fußlänge entfernt vor eine Kiste oder eine Bank. Ihre Füße sind hüftbreit aufgestellt und Ihre Knie im rechten Winkel gebeugt. Drücken Sie sich nun mithilfe Ihrer Arme nach oben und legen Sie Ihre Schultern auf dem Rand der Kiste ab. Sollte Ihnen die Kante der Kiste zu hart sein, können Sie ein gefaltetes Handtuch unterlegen. Verschränken Sie Ihre Hände hinter dem Kopf.
2. Spannen Sie Ihren Rumpf an und heben Sie Ihr Becken durch die Kraft Ihrer Gesäß- und Hamstringmuskulatur nach oben. In der Endposition der Bewegung bildet Ihr Körper eine gerade Linie von den Schultern bis zu den Knien. Überstrecken Sie nicht zu einem Hohlkreuz. Atmen Sie während der Streckbewegung aus. Senken Sie Ihre Hüften nun wieder ab, legen Sie jedoch Ihr Gesäß vor der nächsten Wiederholung nicht ganz ab. Führen Sie 8 bis 10 Wiederholungen durch.

Variante 3: Hip Thrust mit Kurzhantel

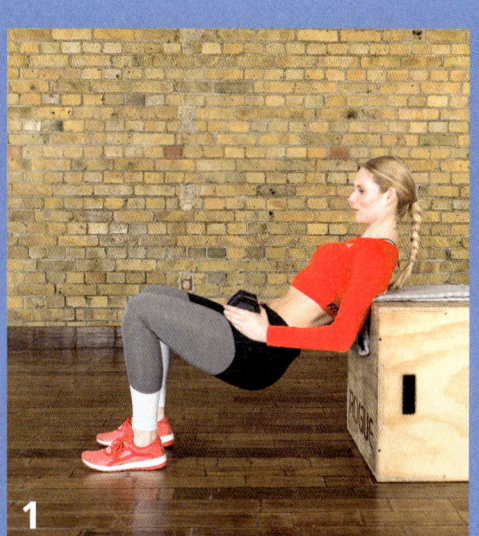
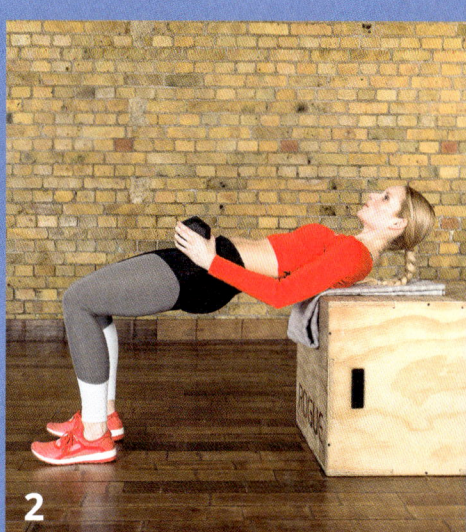

Beanspruchte Muskulatur: Durch das zusätzliche Gewicht auf dem Becken wird die Hüftstreckung deutlich erschwert und die Hüftstrecker werden verstärkt gefordert.

Die Übungsausführung entspricht dem Hip Thrust (Seite 124), jedoch legen Sie sich zusätzlich eine Kurzhantel unterhalb Ihrer Beckenknochen in den Schoß und halten Sie sie während der Übungsausführung mit den Händen fest. Alternativ kann für höhere Lasten eine Langhantel verwendet werden.

Deadlift mit Kettlebell

Beanspruchte Muskulatur: Beim Deadlift muss die rumpf- und hüftstabilisierende Muskulatur intensiv isometrisch arbeiten. Zudem wird bei der Hüftstreckung vor allem die Glutealmuskulatur zusammen mit der Hamstringmuskulatur trainiert. Ihre Hamstrings werden vor allem in der exzentrischen Phase beansprucht, wenn Sie nach unten gehen. Der vordere Oberschenkelmuskel trägt zur Kniestreckung bei.

1. Stehen Sie in der Ausgangsposition aufrecht, stellen Sie die Füße etwas mehr als hüftbreit auf. Ihre Füße und Kniegelenke sind leicht nach außen rotiert. Eine Kettlebell steht zwischen Ihren Füßen. Beugen Sie sich nun mit leicht gebeugten Knien, jedoch stark gebeugten Hüftgelenken und geradem Rücken nach vorn und greifen Sie die Kettlebell mit gestreckten Armen. Ihre Brust zeigt nach vorn oben, ziehen Sie die Schulterblätter zusammen und Richtung Steißbein und stabilisieren Sie Ihren Rumpf maximal.
2. Richten Sie sich nun auf und führen Sie die Kettlebell zwischen den Beinen nach oben. Wenn Sie die Last in der Aufwärtsbewegung bewältigen, drücken Sie sich mit Kraft aus den Fersen nach oben, die Hüfte führt die Bewegung, welche in kompletter Hüft- und Kniestreckung endet. Atmen Sie während der Streckbewegung aus. Die Hüftstreckung sollte im aufgerichteten Stand aktiv betont werden. Beim Ablassen der Last in die Ausgangsposition beugen Sie zuerst in den Hüftgelenken, bevor Sie im Anschluss die Knie beugen. Führen Sie 8 bis 10 Wiederholungen durch.

Weitere Möglichkeiten der Ausführung

- Der Deadlift kann auch mit einer aufrecht gehaltenen Kurzhantel durchgeführt werden. Dann ist es eventuell notwendig, beide Füße auf einer kleinen Box zu platzieren, um höher zu stehen und dadurch in der vollen Bewegungsamplitude trainieren zu können.
- Zur Steigerung der Übung kann zudem ein schwereres Gewicht gehoben werden. Aufgrund der lotrechten Positionierung der Last bietet sich dann eine sogenannte Trap Bar an. Wahlweise funktioniert auch die klassische Langhantel.
- Alternativ bietet sich eine variable Positionierung der Last an, indem beispielsweise die Kettlebell nur mit dem linken oder rechten Arm gehoben wird. Das Gewicht wird hierbei einseitig bewältigt und Rumpf- und Hüftmuskulatur werden vermehrt stabilisierend beansprucht.
- Um die Übung zu erleichtern, kann die Kettlebell auf einer kleinen Box positioniert werden, wodurch sich die Bewegungsamplitude bei der Übungsausführung verringert.

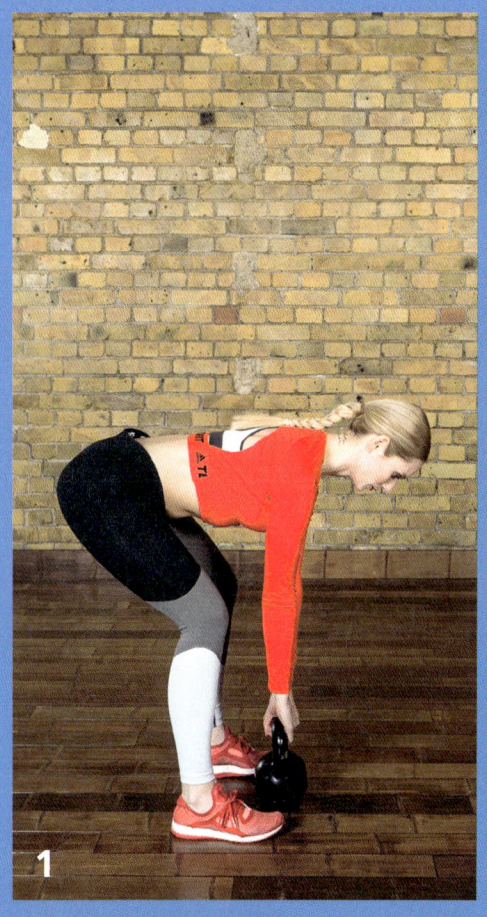 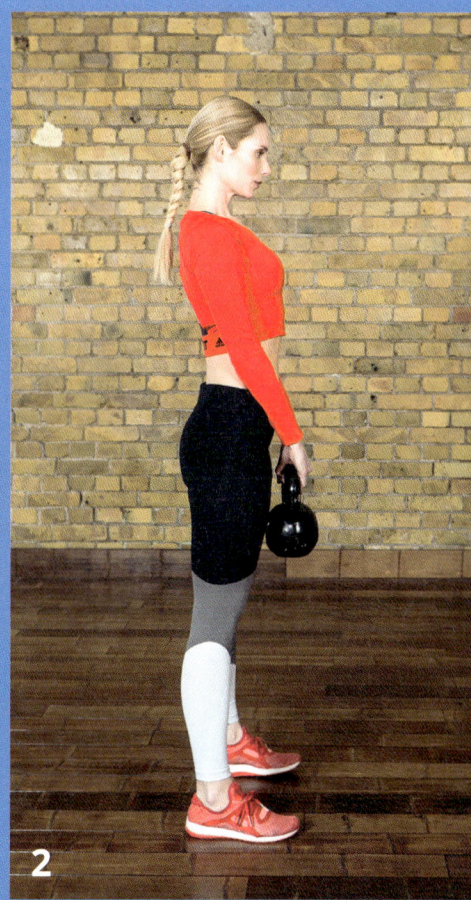

Variante 1: Single Leg Deadlift

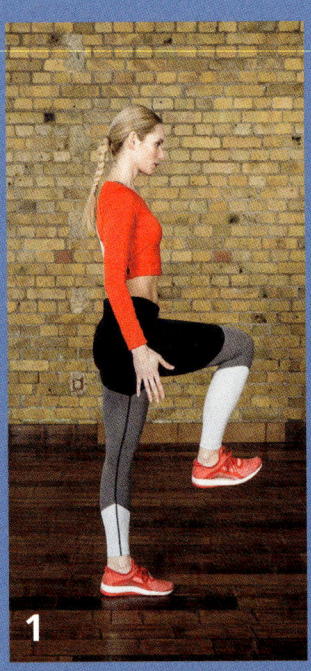
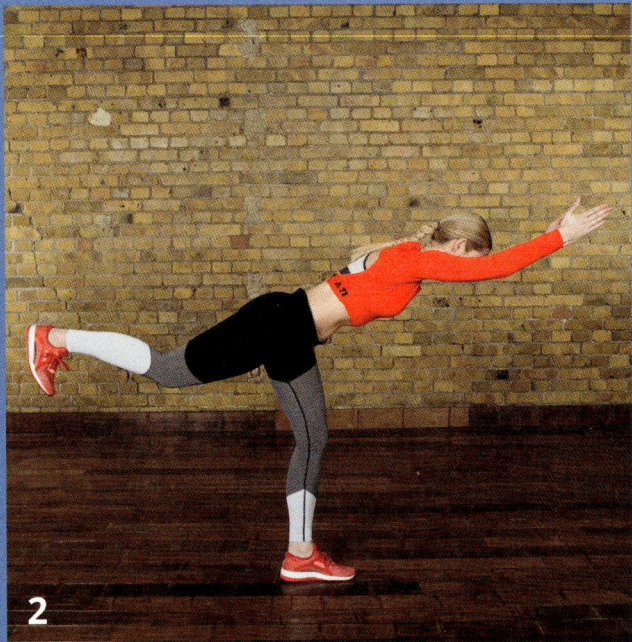

1. Stehen Sie aufrecht, die Füße sind hüftbreit geöffnet. Führen Sie nun einen aktiven Kniehub mit dem rechten Bein aus, indem Sie das Knie Richtung Oberkörper ziehen. Rumpf- und Beckenposition sind stabil. Beugen Sie Ihr Standbein im Kniegelenk leicht, um die Gelenkposition muskulär zu unterstützen.
2. Beugen Sie nun Ihren Oberkörper aus der Hüfte nach vorn. Strecken Sie gleichzeitig das rechte Bein nach hinten weg und beide Arme nach vorn. Der Körper sollte in der Endposition annähernd eine gerade Linie bilden. Stellen Sie sich vor, Sie würden eine Wand mit dem Bein nach hinten schieben, und aktivieren Sie Ihre Gesäßmuskulatur noch stärker. Die Hüfte führt die Bewegung, welche in kompletter Hüftstreckung endet. Richten Sie sich abschließend wieder auf in die Ausgangsposition. Führen Sie 8 bis 10 Wiederholungen pro Seite durch.

Variante 2: Single Leg Deadlift mit Kettlebell

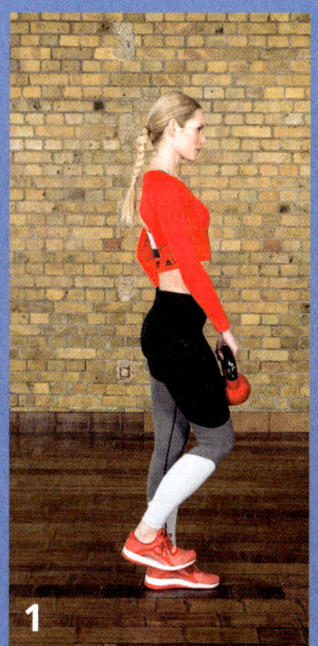
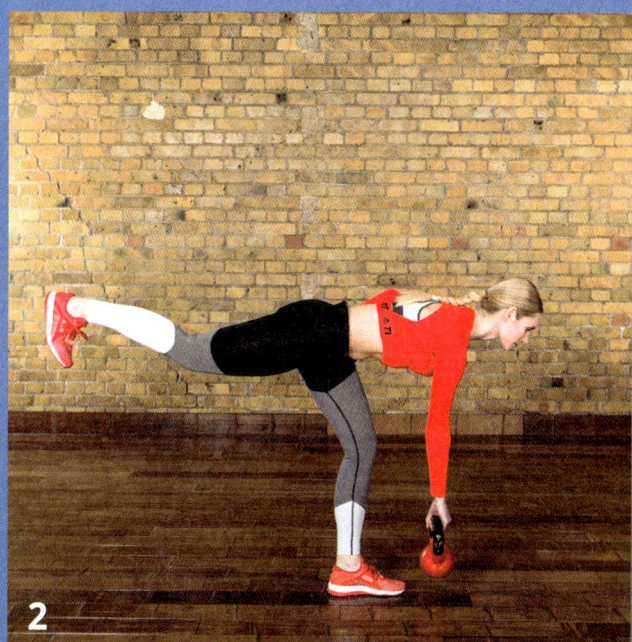

1. Stehen Sie aufrecht, Ihre Füße sind hüftbreit geöffnet. Verlagern Sie Ihr Körpergewicht auf das linke, stützende Bein, das Sie im Kniegelenk leicht beugen. In der rechten Hand halten Sie eine Kettlebell am geraden Arm. Den linken Arm können Sie in der Hüfte aufstützen.
2. Strecken Sie nun das rechte Bein nach hinten weg, beugen Sie den Oberkörper nach vorn und senken Sie die Kettlebell Richtung Boden ab. Die Hüfte führt die Bewegung, welche in kompletter Hüft- und Kniestreckung endet. Ihr Körper sollte in der Endposition annähernd eine gerade Linie bilden. Stellen Sie sich vor, Sie würden eine Wand mit dem Bein nach hinten schieben, und aktivieren Sie Ihre Gesäßmuskulatur noch stärker. Richten Sie sich abschließend wieder auf in die Ausgangsposition. Führen Sie 8 bis 10 Wiederholungen pro Seite durch.

Weitere Möglichkeiten der Ausführung
Alternativ kann diese Übung auch mit einer Kurzhantel oder einer beidhändig umfassten Langhantel oder einer nach hinten offenen Trap Bar ausgeführt werden.

Good Morning

Beanspruchte Muskulatur: Die rumpf- und hüftstabilisierende Muskulatur arbeitet isometrisch und bei der Hüftstreckung wird die Glutealmuskulatur zusammen mit der Hamstringmuskulatur trainiert. Die Hamstrings werden bei der Hüftbeugung vor allem in ihrer Dehnfähigkeit exzentrisch beansprucht.

1. Stehen Sie in der Ausgangsposition aufrecht und nehmen Sie eine etwas mehr als hüftbreite Fußstellung ein, die Kniegelenke sind gestreckt, die Oberschenkelmuskulatur jedoch angespannt, um die Gelenkposition muskulär zu unterstützen. Halten Sie die Kettlebell während der gesamten Übungsausführung in der Goblet-Position mit beiden Händen seitlich am Griff vor Ihrem Oberkörper in Höhe des Brustbeins. Ihre Brust zeigt nach vorn oben. Ziehen Sie Ihre Schulterblätter zusammen und nach unten und stabilisieren Sie Ihren Rumpf maximal. Halten Sie Ihre Wirbelsäule in einer neutralen Position.
2. Beugen Sie nun Ihren Oberkörper so weit wie möglich nach vorn und richten Sie sich anschließend wieder auf. Ihre Hüfte führt die Bewegung in der Beugung und der Streckung. Atmen Sie während der Streckbewegung aus. Die Bewegung endet in der kompletten Hüftstreckung beziehungsweise wenn Sie wieder aufrecht stehen. Betonen Sie hier die Hüftstreckung aktiv, indem Sie die Hüfte nach vorn schieben. Führen Sie 8 bis 10 Wiederholungen durch.

Hinweis
Im Gegensatz zum Deadlift bleiben die Kniegelenke bei dieser Übung während der gesamten Bewegungsausführung nahezu gestreckt.

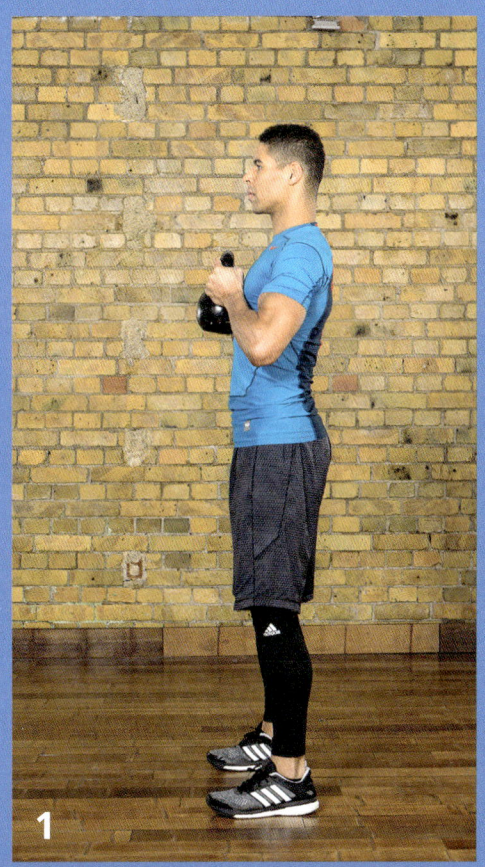
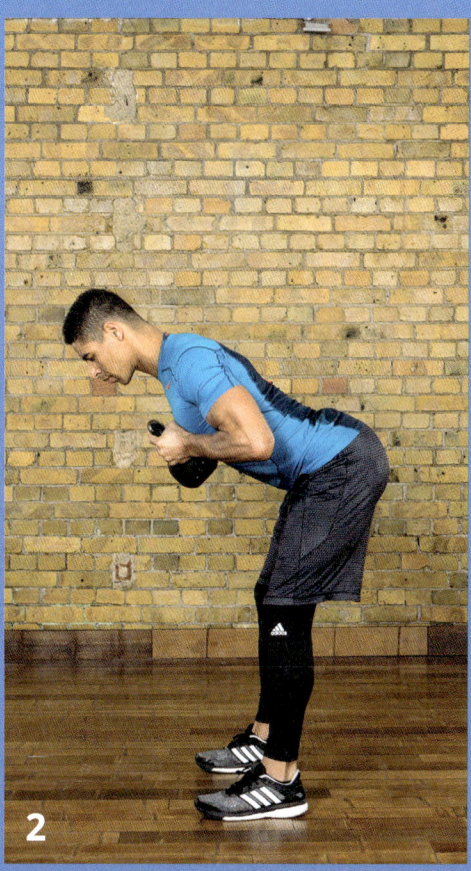

Squat

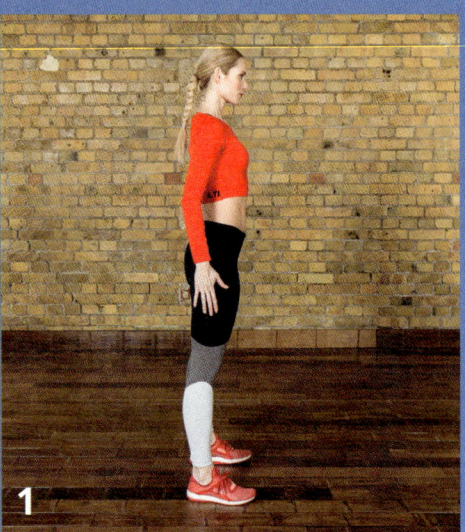 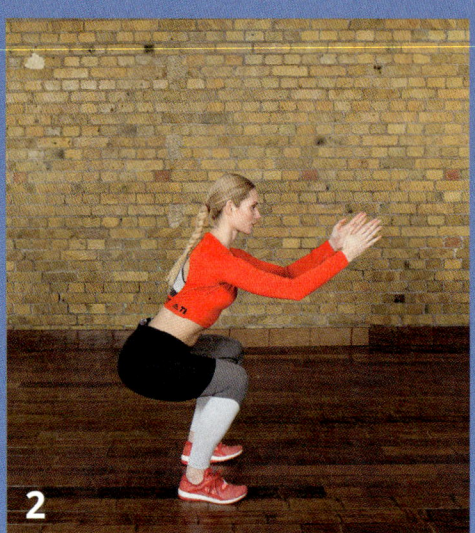

Beanspruchte Muskulatur: Die rumpf- und hüftstabilisierende Muskulatur wird beim Squat intensiv isometrisch gefordert. Zudem werden in der Kniestreckung vor allem der vordere Oberschenkelmuskel und bei der Hüftstreckung die Glutealmuskulatur zusammen mit der Hamstringmuskulatur beansprucht. Die Hamstrings arbeiten insbesondere auch in der exzentrischen Phase der Abwärtsbewegung.

1. Stehen Sie in der Ausgangsposition aufrecht, die Wirbelsäule zeigt eine neutrale Position. Nehmen Sie eine etwas mehr als hüftbreite Fußstellung ein, Ihre Füße und Kniegelenke sind leicht nach außen rotiert. Ihre Brust zeigt nach vorn oben, ziehen Sie Ihre Schulterblätter zusammen und nach unten und stabilisieren Sie Ihren Rumpf maximal.
2. Gehen Sie nun nach unten, indem Sie im Hüft- und Kniegelenk beugen und das Gesäß nach hinten schieben, bis die Oberschenkel ungefähr parallel zum Boden sind. Heben Sie Ihre Arme als Gegenbewegung nach vorn oben. Beim Aufstehen zurück in die Ausgangsposition führt die Hüfte Ihre Bewegung, welche in kompletter Hüft- und Kniestreckung endet. Drücken Sie sich dafür mit Kraft aus den Fersen wieder nach oben. Atmen Sie während der Streckbewegung aus. Führen Sie 8 bis 10 Wiederholungen aus.

Variante 1: Squat mit Kettlebell

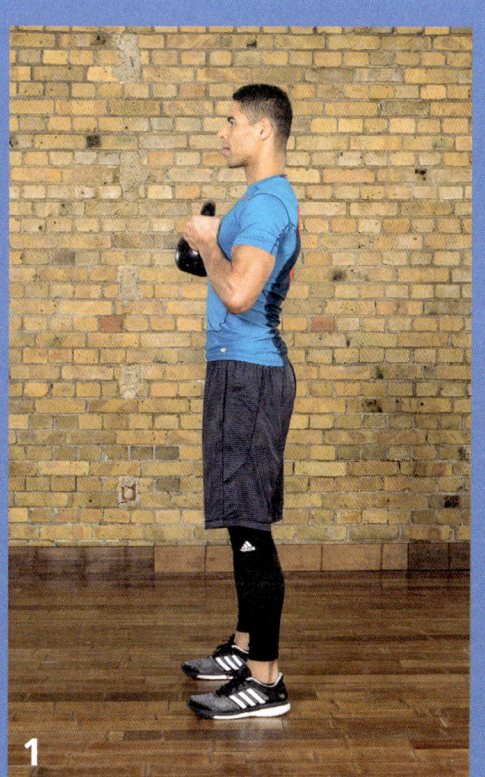
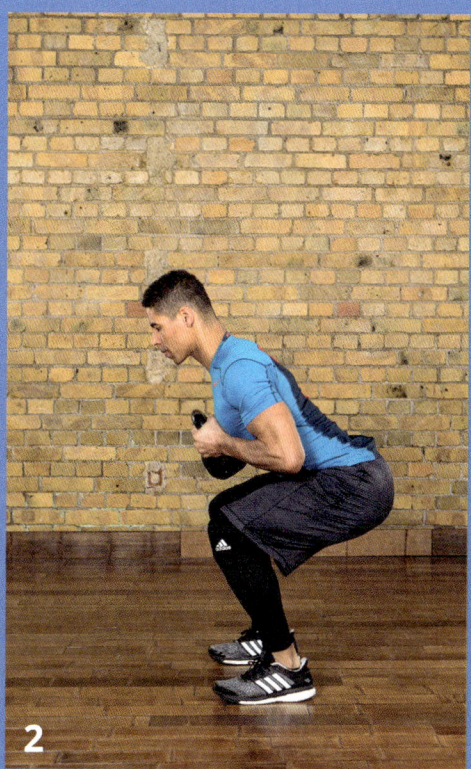

Der Squat mit Kettlebell entspricht in der Übungsausführung dem Squat (Seite 132). Statt Ihre Arme mitzuführen, halten Sie hier jedoch während der ganzen Übung eine Kettlebell in der Goblet-Position mit beiden Händen oben am Griff vor Ihrer Brust fixiert.

Weitere Möglichkeiten der Ausführung
- Statt einer Kettlebell kann die Übung auch mit einer Kurzhantel in der Goblet-Position ausgeführt werden.
- Neben der Progression durch das Gewicht bietet sich eine variable Positionierung der Kettlebell auf der linken oder rechten Seite an. Das Gewicht wird hierbei einseitig mit nur einer Hand gehalten und die Rumpf- und Hüftmuskulatur werden dadurch vermehrt stabilisierend beansprucht.

Variante 2: Split Squat

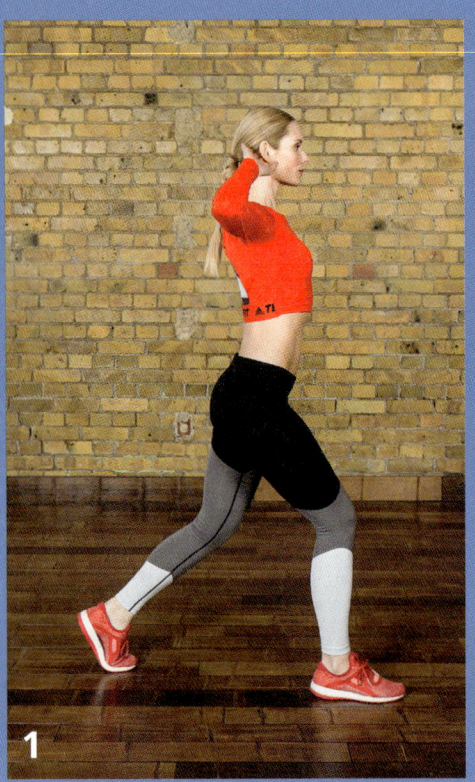
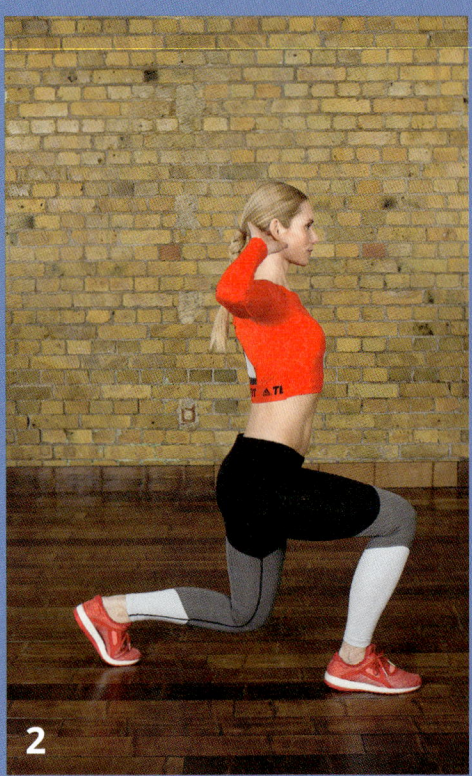

1. In der Ausgangsposition starten Sie aufrecht stehend in einer Schrittstellung, die Schrittweite entspricht ungefähr zwei Fußlängen. Ihr vorderer Fuß hat kompletten Bodenkontakt, während der hintere den Boden nur mit dem Vorderfuß berührt. Verschränken Sie Ihre Arme hinter dem Kopf.
2. Nun senken Sie sich senkrecht nach unten ab, bis Ihr hinteres Knie fast den Boden berührt. Halten Sie die Position kurz und drücken Sie sich dann mit Kraft aus der vorderen Ferse wieder hoch in die Ausgangsposition beziehungsweise bis zur kompletten Hüftstreckung. In der Streckbewegung atmen Sie aus. Wechseln Sie nun die Beine und führen Sie 8 bis 10 Wiederholungen pro Seite aus.

Variante 3: Split Squat mit Kettlebell

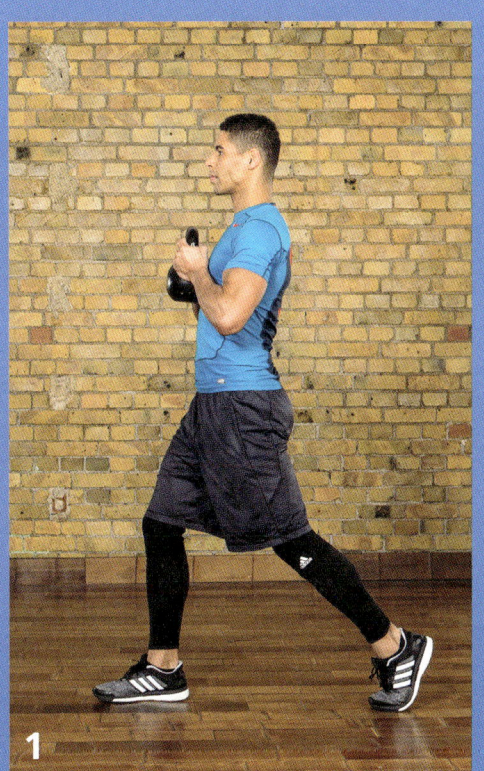
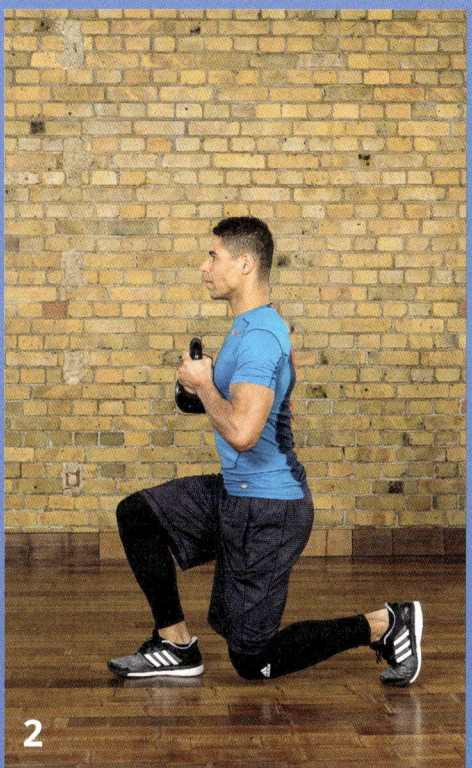

Der Split Squat mit Kettlebell entspricht in der Ausführung dem Split Squat (Seite 134). Statt Ihre Arme hinter dem Kopf zu verschränken, halten Sie hier jedoch während der ganzen Übung eine Kettlebell in der Goblet-Position mit beiden Händen oben am Griff vor Ihrer Brust fixiert.

Weitere Möglichkeiten der Ausführung
Statt einer Kettlebell können Sie die Übung auch mit einer in der Goblet-Position gehaltenen Kurzhantel bis etwa 20 Kilogramm ausführen. Wer mit einem höheren Gewicht trainieren möchte, sollte das Gewicht beidseitig auf die Hände neben dem Körper verteilen, also zwei Kettlebells oder Kurzhanteln nutzen.

Variante 4: RFE Split Squat

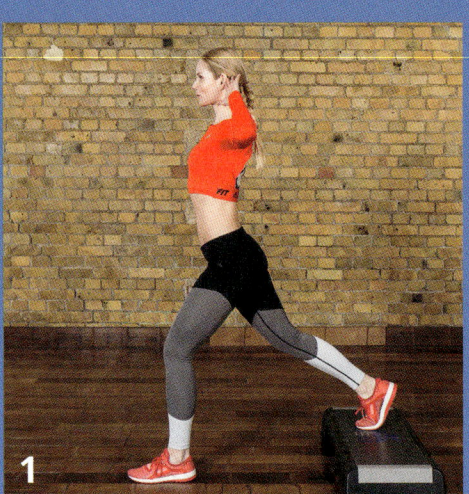
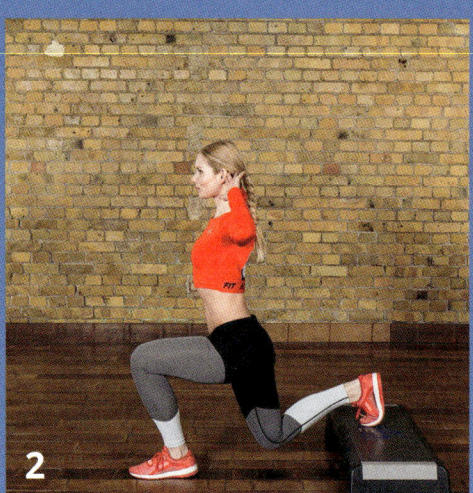

1. In der Ausgangsposition starten Sie aufrecht stehend in einer Schrittstellung, die Schrittweite beträgt etwa zwei Fußlängen. Die Ferse des vorderen Fußes ist unter dem Kniegelenk platziert, der hintere Fuß beziehungsweise Fußrücken auf einem Stepp , der auf etwa 30 bis 40 Zentimeter Höhe eingestellt ist, oder einer Bank. Neigen Sie Ihren Oberkörper leicht nach vorn, sodass Ihr Körper eine Linie von den Schultern bis zum Kniegelenk des hinteren Beins bildet. Auf diese Weise vermeiden Sie eine Überstreckung in der Lendenwirbelsäule. Verschränken Sie Ihre Arme hinter dem Kopf.
2. Nun senken Sie sich senkrecht nach unten ab, bis Ihr hinteres Knie fast den Boden berührt. Halten Sie die Position kurz und drücken Sie sich dann mit Kraft aus der vorderen Ferse wieder hoch in die Ausgangsposition beziehungsweise bis zur kompletten Hüftstreckung. In der Streckbewegung atmen Sie aus. Wechseln Sie nun die Beine. Führen Sie 8 bis 10 Wiederholungen mit jeder Seite durch.

Hinweise
Vielleicht kennen Sie den Rear Foot Elevated (RFE) Split Squat unter einem anderen Namen, oft wird er auch erhöhter Split Squat oder Bulgarian Split Squat genannt. Besonderheit dieser Squat-Variante ist, dass der hintere Fuß auf einer Erhöhung steht und die Übung dadurch erschwert wird.

Variante 5: RFE Split Squat mit Kettlebell

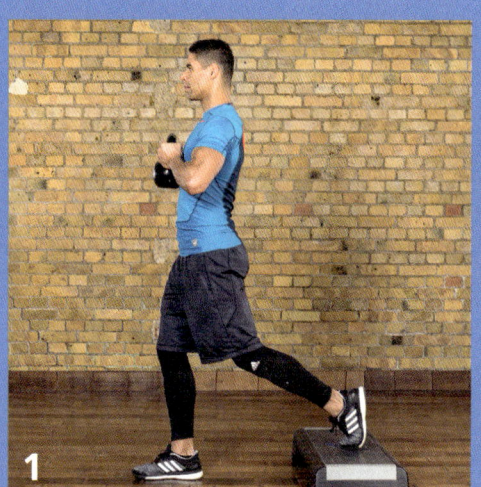
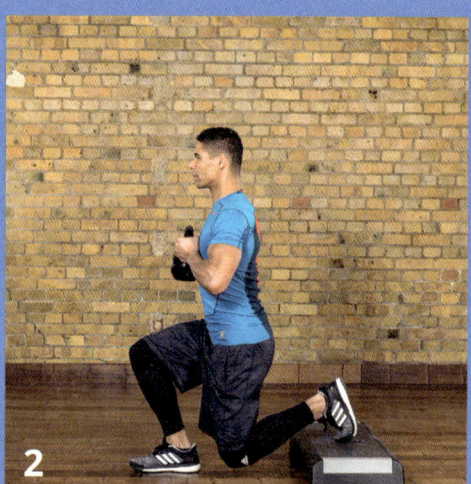

Der RFE Split Squat mit Kettlebell entspricht in der Ausführung dem RFE Split Squat (Seite 136). Statt Ihre Arme hinter dem Kopf zu verschränken, halten Sie hier jedoch während der ganzen Übung eine Kettlebell in der Goblet-Position mit beiden Händen oben am Griff vor Ihrer Brust fixiert.

Weitere Möglichkeiten der Ausführung

Statt einer Kettlebell können Sie die Übung auch mit einer in der Goblet-Position gehaltenen Kurzhantel bis etwa 20 Kilogramm ausführen. Wer mit einem höheren Gewicht trainieren möchte, sollte das Gewicht beidseitig auf die Hände neben dem Körper verteilen, also zwei Kettlebells oder Kurzhanteln nutzen.

Variante 6: Single Leg Squat mit Kurzhanteln

Beanspruchte Muskulatur: Neben hohen isometrischen Ansprüchen an die rumpf- und hüftstabilisierende Muskulatur wird in der Kniestreckung vor allem der vordere Oberschenkelmuskel und bei der Hüftstreckung die Glutealmuskulatur zusammen mit der Hamstringmuskulatur beansprucht. Die Hamstrings werden vor allem auch in der exzentrischen Phase der Abwärtsbewegung beansprucht.

1. Nehmen Sie in der Ausgangsposition eine etwas mehr als hüftbreite Fußstellung ein, Ihre Füße und Kniegelenke sind leicht nach außen rotiert. Ihre Brust zeigt nach vorn oben, ziehen Sie die Schulterblätter zusammen und nach unten und stabilisieren Sie Ihren Rumpf maximal. Die Wirbelsäule ist aufgerichtet und zeigt eine neutrale Position. Halten Sie zwei leichte Kurzhanteln, etwa 2 bis 5 Kilogramm, in den Händen. Heben Sie ein Bein leicht vom Boden ab.
2. Beugen Sie im Hüft- und Kniegelenk, schieben Sie Ihr Gesäß nach hinten und gehen Sie nach unten, bis der Oberschenkel ungefähr parallel zum Boden ist. Sie können zur Orientierung die Box kurz mit dem Gesäß berühren. Strecken Sie Ihre Arme während der Abwärtsbewegung nach vorn. Drücken Sie sich über Ihre Fersen wieder nach oben. Die Hüfte führt Ihre Bewegung, welche in kompletter Hüft- und Kniestreckung endet. Gleichzeitig senken Sie Ihre Arme wieder ab. Atmen Sie während der Streckbewegung aus. Führen Sie 8 bis 10 Wiederholungen pro Bein aus.

Tipps
- Zur Hilfestellung können Sie unterschiedlich hohe Boxen nutzen, die jeweils in der Abwärtsbewegung als Orientierung kurz mit dem Gesäß berührt werden.
- Wer Unterstützung benötigt, um das nicht beanspruchte Bein frei hängen zu lassen, kann vor der großen Box eine kleinere Box von etwa 10 Zentimeter Höhe aufstellen und sich daraufstellen. Die Bewegungsamplitude wird dadurch größer.

Weitere Möglichkeiten der Ausführung
Beim Single Leg Squat mit Kurzhanteln ist auch ein bloßes exzentrisches Training möglich: Senken Sie sich hierfür, auf einem Bein stehend, exzentrisch bis zur Box ab. Stellen Sie dann das zweite Bein auf dem Boden ab und richten Sie sich zweibeinig konzentrisch bis zur kompletten Hüft- und Kniestreckung wieder auf.

Funktionelles Krafttraining für die Hamstrings

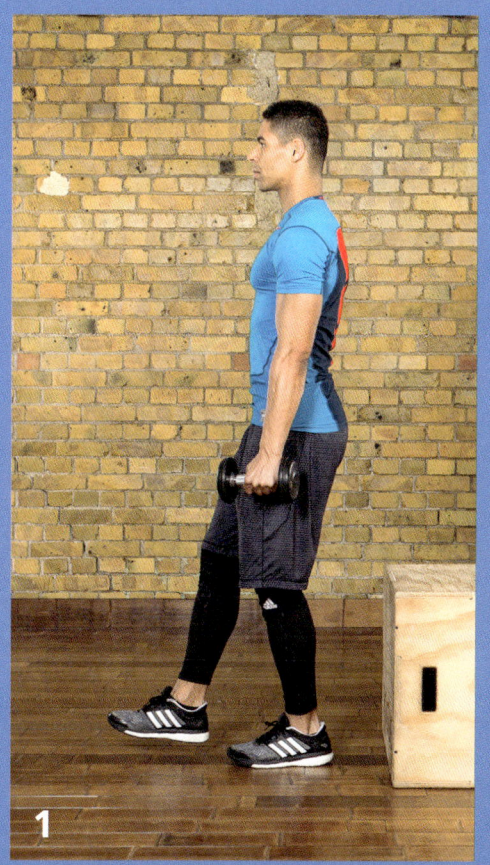

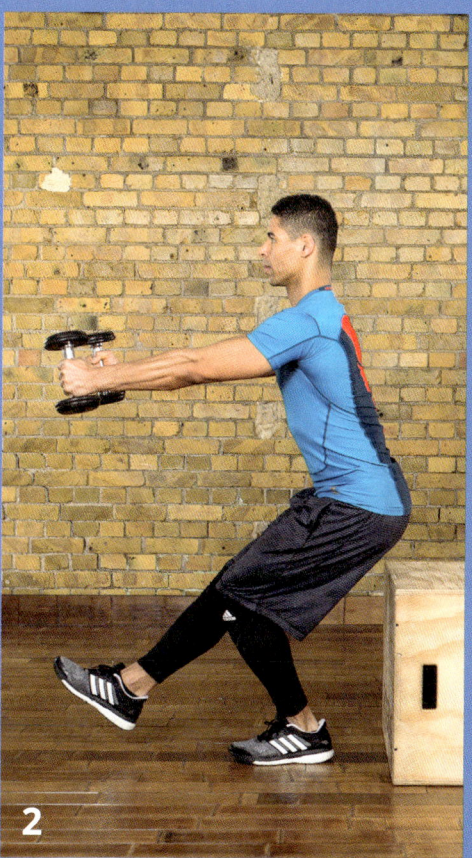

Slide Leg Curl

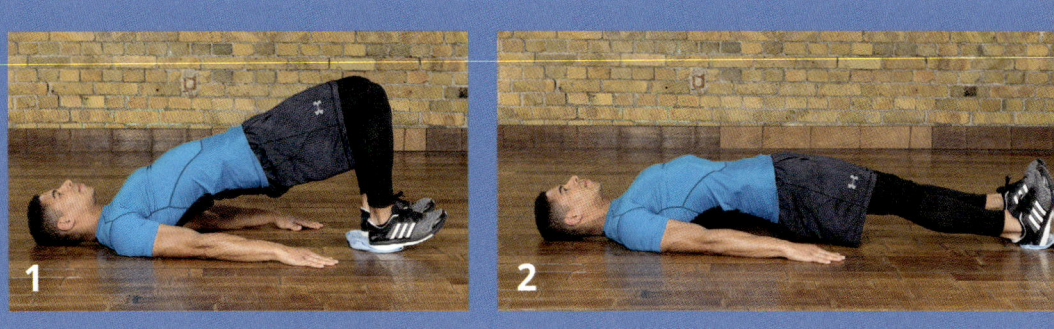

Beanspruchte Muskulatur: Beim Slide Leg Curl arbeitet die Hamstringmuskulatur zusammen mit der Glutealmuskulatur isometrisch als Hüftstrecker. Zudem arbeiten die Hamstrings und der zweiköpfige Wadenmuskel exzentrisch bei der Kniestreckung und konzentrisch bei der Kniebeugung.

1. Legen Sie sich für die Ausgangsposition auf den Rücken. Ihre Arme liegen neben dem Körper flach auf dem Boden, Ihre Handflächen zeigen nach unten. Stellen Sie Ihre Füße etwa hüftbreit auf einem gefalteten Handtuch oder auf gut rutschenden Pads auf. Das Gewicht liegt auf Ihren Fersen, diese stemmen Sie in den Boden, die Zehen sind nach oben gerichtet. Spannen Sie Ihre Rumpf- und Gesäßmuskulatur an und heben Sie das Becken an, bis Ihre Schultern, Hüften und Kniegelenke eine gerade Linie bilden. Ihre Kniegelenke sind nun etwa im rechten Winkel gebeugt. Halten Sie diese Hüftstreckung während der gesamten Übungsausführung.
2. Führen Sie Ihre Fersen vom Körper weg, bis Ihre Kniegelenke in der Endposition gestreckt sind und Sie Ihr Gesäß flach über dem Boden halten. Ziehen Sie Ihre Fersen konzentrisch wieder an Ihr Gesäß heran. Atmen Sie bei Beugung der Kniegelenke aus. Führen Sie 6 bis 8 Wiederholungen durch.

Tipps
- Während der ersten Wiederholungen sollte der Fokus auf die exzentrische Bewegungsphase gelegt werden, um eine anfängliche Überlastung der Hamstrings und Krämpfe zu vermeiden.
- Zur Unterstützung der Becken- und Lendenwirbelsäulenstellung kann ein Handtuch oder Air Pad zwischen den Knien fixiert werden.

Variante 1: Slide Leg Curl auf Gymnastikball

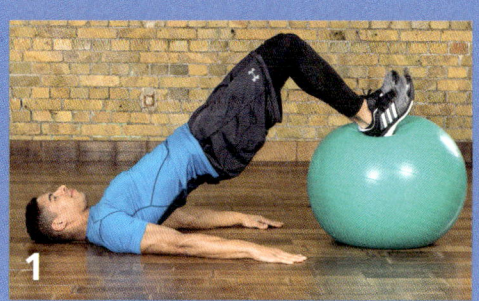 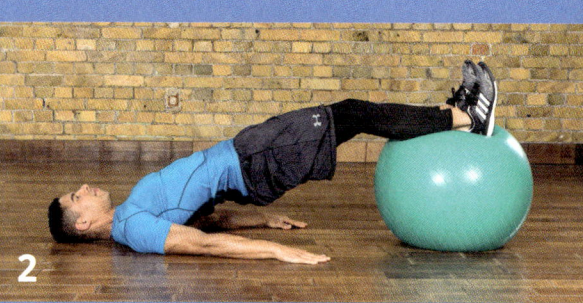

1. Legen Sie sich für die Ausgangsposition auf den Rücken. Ihre Arme liegen neben dem Körper flach auf dem Boden, Ihre Handflächen zeigen nach unten. Legen Sie Ihre Füße etwa hüftbreit auf einem Gymnastikball ab. Stemmen Sie Ihre Fersen in den Ball, die Zehen sind nach oben gerichtet. Spannen Sie Ihre Rumpf- und Gesäßmuskulatur an und heben Sie das Becken an, bis Ihre Schultern, Hüften und Kniegelenke eine Linie bilden. Ihre Kniegelenke sind nun etwa im rechten Winkel gebeugt. Halten Sie diese Hüftstreckung während der gesamten Übungsausführung.
2. Führen Sie Ihre Fersen nun exzentrisch vom Körper weg, indem Sie den Ball mit Ihren Fersen in einer flüssigen Bewegung von sich wegrollen, bis Ihre Kniegelenke in der Endposition fast gestreckt sind. Ziehen Sie Ihre Fersen konzentrisch wieder an Ihr Gesäß heran. Atmen Sie bei Beugung der Kniegelenke aus. Führen Sie 6 bis 8 Wiederholungen durch.

Weitere Möglichkeiten der Ausführung
Die Progression ergibt sich bei dieser Variante zum Slide Leg Curl auf dem Boden durch die Erhöhung der Fersenposition auf dem Gymnastikball sowie den dadurch instabileren Unterstützungspunkt. Alternativ können bei gleicher Übungsausführung die Füße in einem Schlingentrainer fixiert werden.

Variante 2: Single Leg Slide Leg Curl

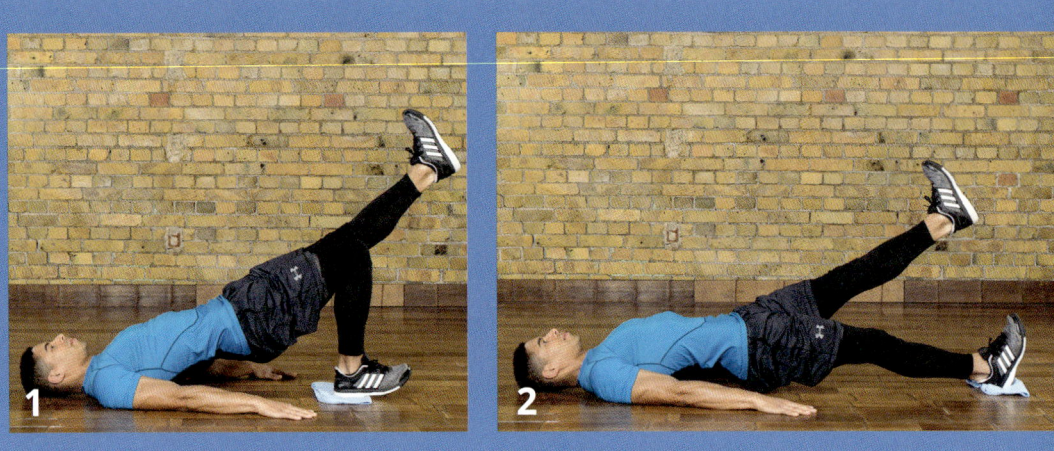

Beanspruchte Muskulatur: Neben einer hohen isometrischen Beanspruchung der rumpf- und hüftstabilisierenden Muskulatur, vor allem in der Gluteal- und Rückenstreckmuskulatur, werden die Hamstrings und der zweiköpfige Wadenmuskel exzentrisch und konzentrisch trainiert.

1. Die Übungsausführung des Single Leg Slide Leg Curls entspricht der Ausführung des Slide Leg Curls (Seite 140). Haben Sie Ihr Becken bis zum höchsten Punkt angehoben, strecken Sie hier jedoch zusätzlich ein Bein im Kniegelenk, bis es eine Linie mit dem Schulter- und Hüftgelenk bildet. Das Gewicht liegt auf Ihrer aufgestellten Ferse, diese stemmen Sie in den Boden, die Zehen sind nach oben gerichtet. Halten Sie die Hüftstreckung und die maximale Rumpfstabilisierung während der gesamten Übungsausführung.
2. Führen Sie die Ferse des aufgestellten Beins nun exzentrisch vom Körper weg, bis Ihr Kniegelenk in der Endposition gestreckt ist und Sie Ihr Gesäß flach über dem Boden halten. Ziehen Sie Ihre Ferse konzentrisch wieder an Ihr Gesäß heran. Atmen Sie bei Beugung des Kniegelenks aus. Führen Sie 6 bis 8 Wiederholungen durch.

Hinweis

Während der ersten Wiederholungen sollte der Fokus auf die exzentrische Bewegungsphase gelegt werden, um eine anfängliche Überlastung der Hamstrings und Krämpfe zu vermeiden.

Variante 3: Single Leg Slide Leg Curl auf Gymnastikball

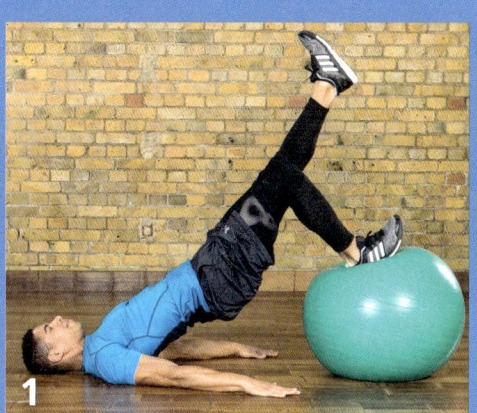
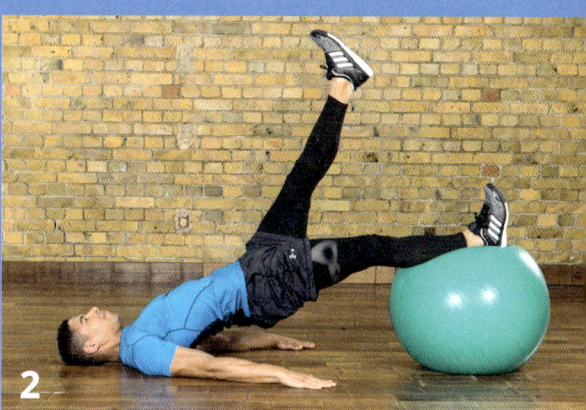

Die Übungsausführung entspricht der Ausführung des Slide Leg Curls auf dem Gymnastikball (Seite 141). Haben Sie Ihr Becken bis zum höchsten Punkt angehoben, strecken Sie hier zusätzlich ein Bein im Kniegelenk, bis es eine Linie mit dem Schulter- und Hüftgelenk bildet. Das Gewicht liegt auf Ihrer aufgestellten Ferse.

Nordic Hamstring Exercise

Beanspruchte Muskulatur: Neben hohen isometrischen Ansprüchen an die rumpf- und hüftstabilisierende Muskulatur, vor allem in der Gluteal- und Rückenstreckmuskulatur, werden die Hamstrings und der zweiköpfige Wadenmuskel exzentrisch trainiert.

1. Für die Ausgangsposition gehen Sie mit aufrechter Körperhaltung auf einer Matte in einen Kniestand. Stellen Sie Ihre Zehen auf. Ihr Trainingspartner fixiert Ihre Beine an der Ferse beziehungsweise dem Sprunggelenk. Die Brust zeigt nach vorn oben, ziehen Sie Ihre Schulterblätter zusammen und nach unten und spannen Sie Ihre Rumpfmuskulatur maximal an. Ihre Wirbelsäule zeigt eine neutrale Position. Halten Sie Ihre Arme vor dem Oberkörper in reaktiver Stellung, um das Körpergewicht abzufangen.
2. Senken Sie Ihren Oberkörper nun langsam exzentrisch ab, indem Sie Ihr Kniegelenk strecken. Rumpf- und Beckenstabilität sind Grundvoraussetzung, um Ihren Körper langsam und kontrolliert abzusenken. Atmen Sie während der Streckbewegung langsam aus.
3. Stützen Sie sich, unten am Boden angekommen, in den Liegestütz ab, ohne den Körper am Boden abzulegen. Im Anschluss richten Sie sich mithilfe der Arme wieder in die Ausgangsposition auf. Führen Sie 6 bis 8 Wiederholungen durch.

> **INFO** — **Fehlende Spannung im Rumpf**
>
> Die meisten Athleten führen diese Übung nicht adäquat aus. Sie überstrecken oder beugen beispielsweise die Hüfte, weil die Spannung im Rumpfbereich, angefangen vom Schultergürtel bis zum Hüftgürtel, nicht aufrechterhalten werden kann. Treten diese Defizite in der Ausführung auf und kann die volle Bewegungsamplitude nicht exzentrisch bewältigt werden, sollte die Übung durch eine alternative Übung wie den Slide Leg Curl (Seite 140) ersetzt werden.

Funktionelles Krafttraining für die Hamstrings

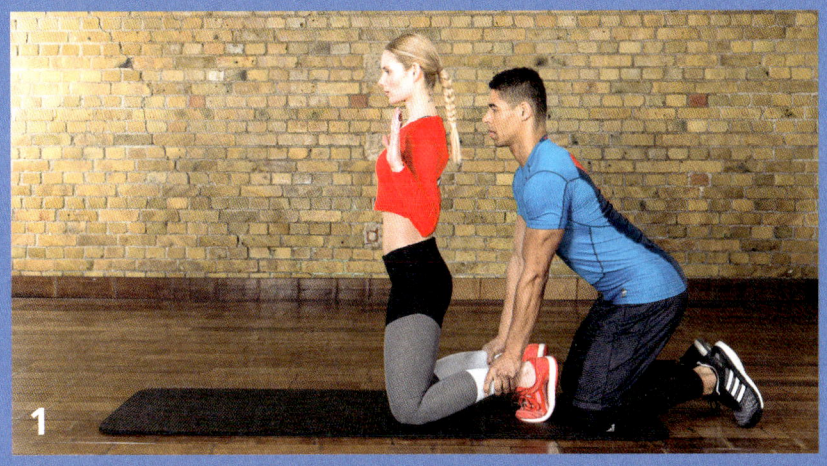

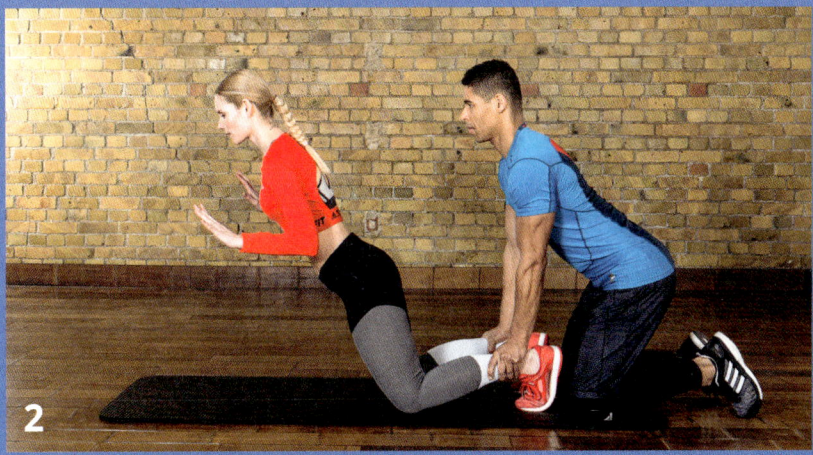

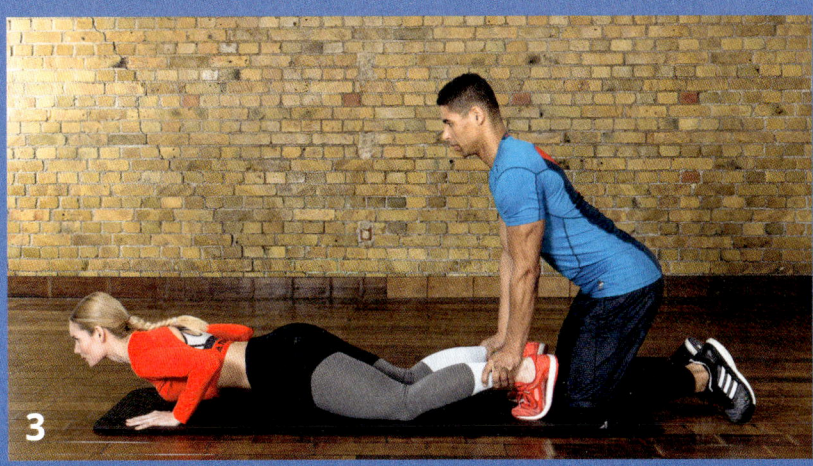

Variante 1: Slide Reach

Beanspruchte Muskulatur: Neben hohen isometrischen Ansprüchen an die rumpf- und hüftstabilisierende Muskulatur, vor allem in der Gluteal- und Rückenstreckmuskulatur, werden die Hamstrings und der zweiköpfige Wadenmuskel exzentrisch trainiert.

1. Gehen Sie auf einer Matte in einen Vierfüßlerstand und setzen Sie Ihre Hände auf zwei gefalteten Handtüchern oder alternativ zwei gut gleitenden Pads, die Sie links und rechts von der Matte platziert haben, ab. Ihre Hüfte ist etwa im rechten Winkel gebeugt und Ihre Zehen sind aufgestellt. Ihr Trainingspartner fixiert nun Ihre Beine an der Ferse beziehungsweise am Sprunggelenk. Spannen Sie Ihre Rumpfmuskulatur maximal an und halten Sie Ihre Wirbelsäule in einer neutralen Position.
2. Es erfolgt nun eine Hüft- und Kniestreckung. Dazu gleiten Sie mit den beiden Handtüchern nach vorn, ohne den Oberkörper abzulegen, ähnlich wie bei einem Roll-out (Seite 116), jedoch hier mit fixierten Beinen.
3. Ziel ist es, die Arme so weit wie möglich nach vorn gleiten zu lassen und die Kniestreckung zu forcieren, dabei jedoch so wenig Gewicht wie möglich auf die Arme zu bringen. Die Kraft generieren Sie aus der hinteren Muskelkette der Beine. Atmen Sie am Ende der Bewegung aus. Führen Sie 6 bis 8 Wiederholungen durch.

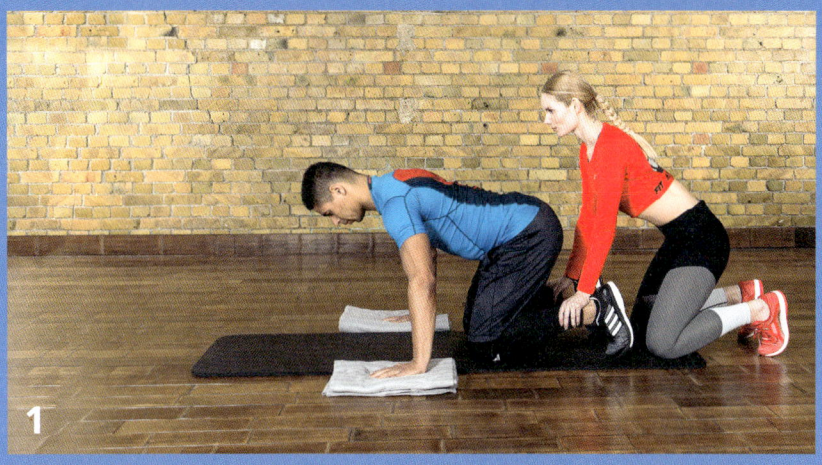

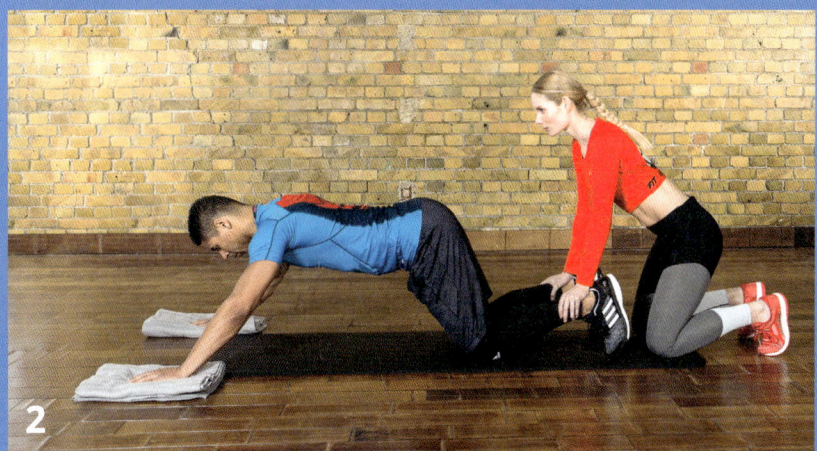

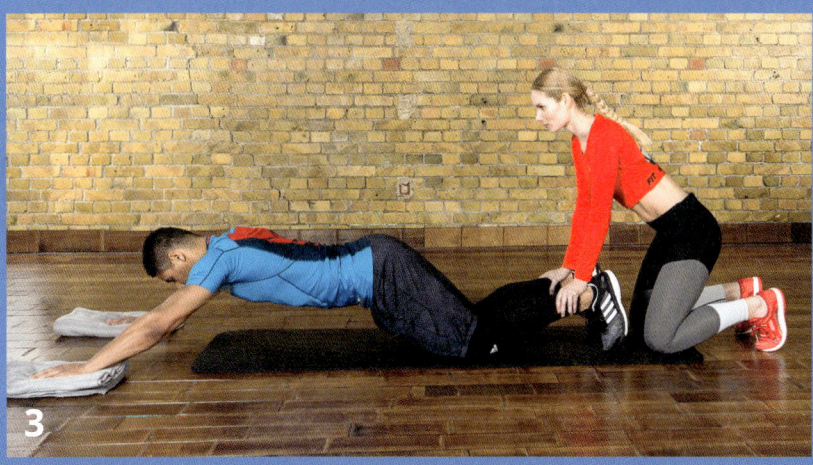

Variante 2: Razor Curl

Beanspruchte Muskulatur: Die rumpf- und hüftstabilisierende Muskulatur, wird beim Razor Curl vor allem in der Gluteal- und Rückenstreckmuskulatur stark isometrisch beansprucht. Zudem werden die Hamstrings und der zweiköpfige Wadenmuskel exzentrisch trainiert.

1. Für die Ausgangsposition gehen Sie mit aufrechter Körperhaltung auf einer Matte in einen Kniestand. Stellen Sie Ihre Zehen auf. Ihr Trainingspartner fixiert Ihre Beine an der Ferse beziehungsweise dem Sprunggelenk. Die Brust zeigt nach vorn oben, ziehen Sie Ihre Schulterblätter zusammen und nach unten, spannen Sie Ihre Rumpfmuskulatur maximal an. Ihre Wirbelsäule zeigt eine neutrale Position. Stützen Sie Ihre Hände in den Hüften auf.
2. Beugen Sie Ihre Hüfte nun in einem rechten Winkel, sodass Ihr Blick direkt auf den Boden gerichtet ist. Spannen Sie Ihre Rumpfmuskulatur maximal an und halten Sie Ihre Wirbelsäule in einer neutralen Position.
3. Strecken Sie nun Ihr Hüft- und Kniegelenk und schieben Sie Ihren Oberkörper so weit wie möglich nach vorn. Legen Sie ihn jedoch nicht ab, sondern halten Sie ihn flach über dem Boden. Atmen Sie am Ende der Bewegung aus. Führen Sie 6 bis 8 Wiederholungen durch.

Funktionelles Krafttraining für die Hamstrings

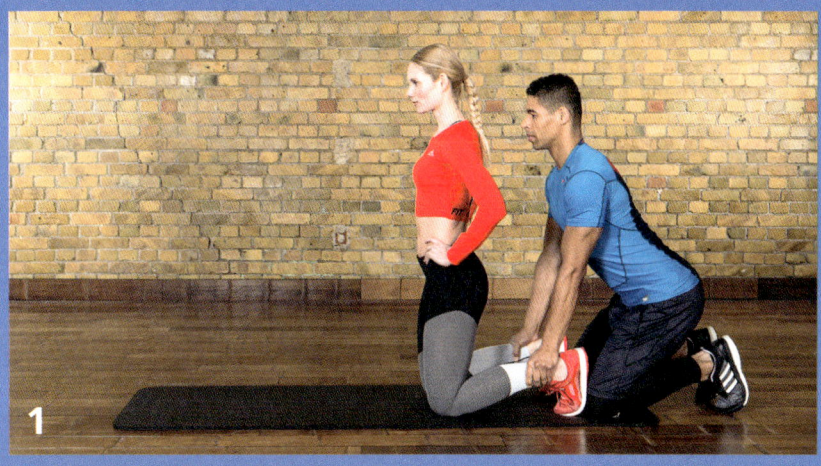

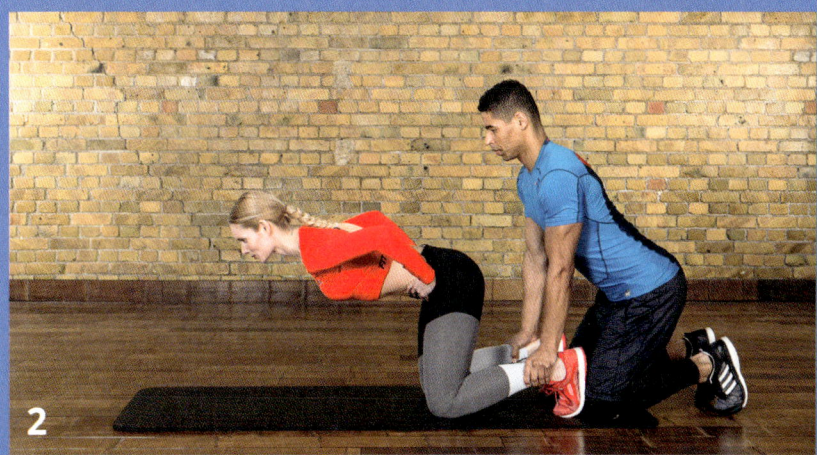

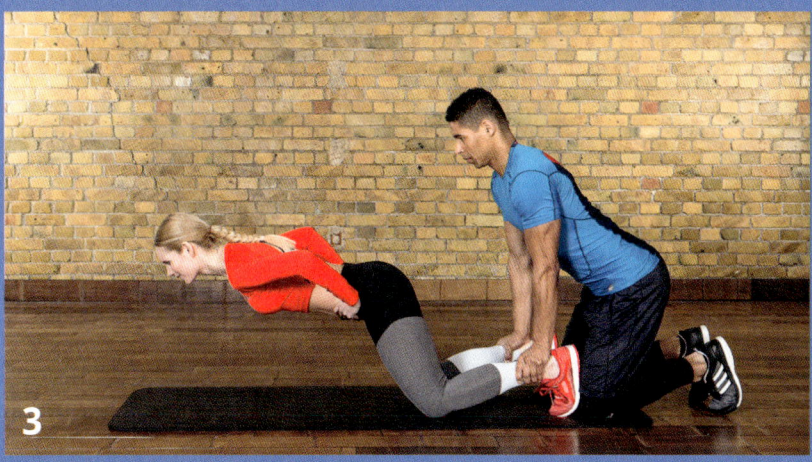

Kettlebell Swing

Beanspruchte Muskulatur: Die Rumpf- und hüftstabilisierende Muskulatur wird auch beim Kettlebell Swing intensiv isometrisch beansprucht. Zudem wird bei der Hüftstreckung vor allem die Glutealmuskulatur zusammen mit der Hamstringmuskulatur trainiert. Die Hamstrings werden insbesondere in der exzentrischen hinteren Schwungphase beansprucht. Der vordere Oberschenkelmuskel trägt leicht zur Kniestreckung bei. Das Strecken der Hüfte am Ende der Bewegung aktiviert zudem die Glutealmuskulatur intensiv.

1. Nehmen Sie in der Ausgangsposition eine etwas mehr als hüftbreite Fußstellung ein, die Kettlebell steht zwischen Ihren Füßen. Führen Sie die Hüfte nach hinten, beugen Sie die Kniegelenke leicht und rotieren Sie sie etwas nach außen. Umfassen Sie den Griff der Kettlebell mit beiden Händen. Ihre Arme sind dabei gestreckt, Ihre Ellbogengelenke sind jedoch nicht überstreckt, sondern muskulär geführt. Ihre Brust zeigt nach vorn oben, ziehen Sie Ihre Schulterblätter zusammen und nach unten und stabilisieren Sie Ihren Rumpf maximal.
2. Nehmen Sie die Kettlebell auf und schwingen Sie sie durch Ihre Beine hindurch nach hinten. Während der Bewegung zeigt Ihre Wirbelsäule eine neutrale Position, besonders im Lenden- und Halswirbelsäulenbereich, die Kopfposition folgt der Oberkörperneigung, sodass Ihr gesamter Oberkörper eine Linie bildet. Achten Sie auf die Beinachsenstabilität, indem Sie Ihre Füße und Kniegelenke weiterhin leicht nach außen rotiert halten.
3. Schwingen Sie die Kettlebell nun bis auf Höhe der Schultern. Die Bewegung führt von hinten nach vorn und nicht von unten nach oben. Dabei führt die Hüfte die Bewegung in der vorderen Schwungphase. Dies bedeutet, dass Sie die Kraft zur Bewältigung des Gewichts nicht aus den Armen, sondern aus der Hüfte generieren. Die Aufrichtung endet in kompletter Hüft- und Kniestreckung. Atmen Sie am Ende dieser vorderen Schwungphase aus. Schwingen Sie die Kugel nun wieder nach hinten durch die Beine und fahren Sie in einer flüssigen Bewegung fort. Führen Sie je nach Gewicht 10 bis 12 Schwünge durch.

Hinweise

Bevor der Kettlebell Swing durchgeführt wird, sollten der Deadlift (Seite 126) und der Squat (Seite 132) mit einer Zusatzlast von 16 bis 20 Kilogramm stabil durchgeführt werden können.

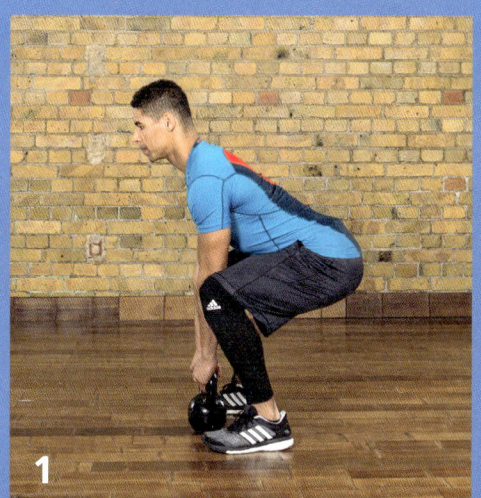
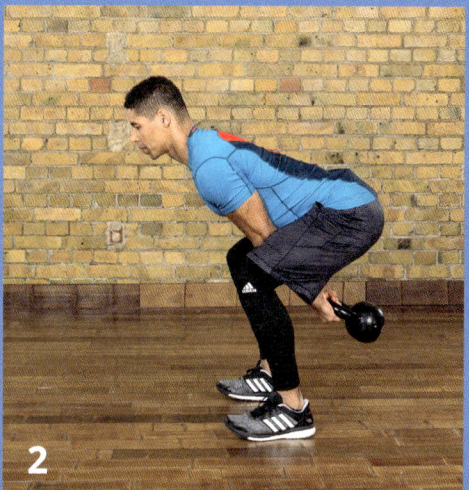
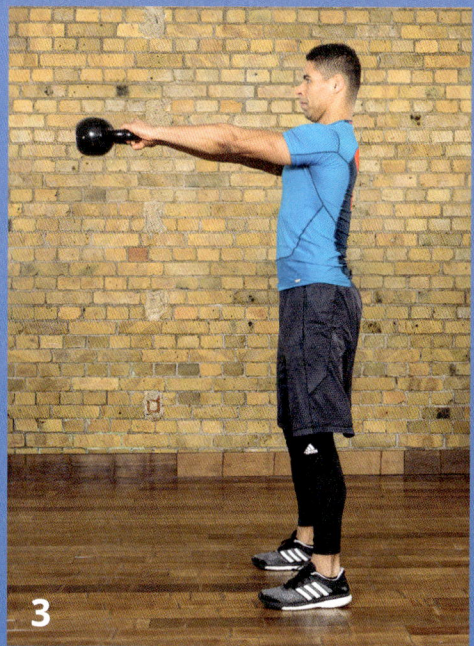

Weitere Möglichkeiten der Ausführung

Neben der Progression durch ein höheres Gewicht bietet sich eine einarmige Variante an. Indem Sie die Kettlebell nur mit einem Arm schwingen, muss die Rumpfmuskulatur stärker arbeiten, um Rumpf und Becken stabil zu halten.

Lateral Lunge

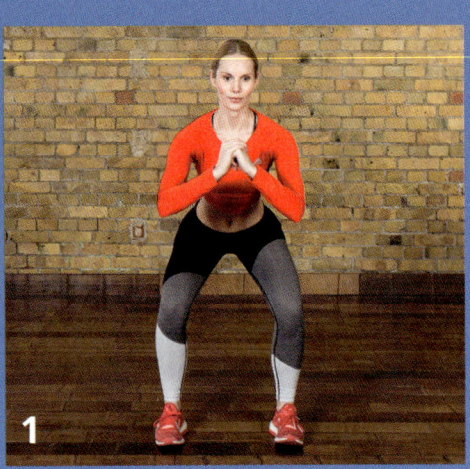 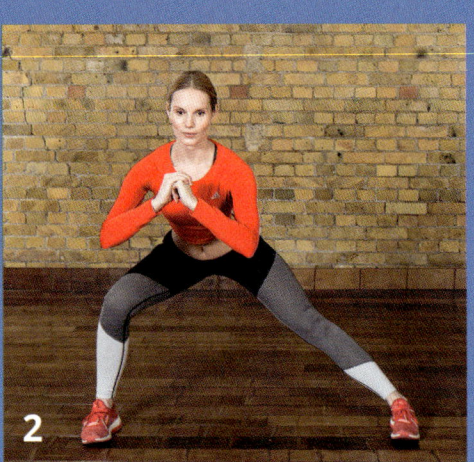

Beanspruchte Muskulatur: Neben hohen isometrischen Ansprüchen an die rumpf- und hüftstabilisierende Muskulatur wird in der Kniestreckung vor allem der vordere Oberschenkelmuskel in der Kniestreckung beansprucht und bei der Hüftstreckung die Glutealmuskulatur zusammen mit der Hamstringmuskulatur und den Adduktoren. Die Hamstrings werden vor allem auch in der exzentrischen Phase der Abwärtsbewegung beansprucht.

1. In der Ausgangsposition nehmen Sie eine aufrechte Position in einem etwa hüftbreiten Stand ein. Ihre Füße und Knie sind leicht nach außen rotiert. Beugen Sie nun Knie- und Hüftgelenke leicht. Stabilisieren Sie Ihren Rumpf maximal und achten Sie auf eine neutrale Wirbelsäulenposition. Die Brust zeigt nach vorn oben, ziehen Sie Ihre Schulterblätter zusammen und nach unten. Erhöhen Sie Ihre Oberkörperspannung, indem Sie Ihre Hände vor dem Körper halten. Dies erleichtert es Ihnen zudem, das Gleichgewicht zu halten.
2. Führen Sie einen weiten Ausfallschritt nach rechts aus. Schieben Sie dazu bei aufrechtem Oberkörper die Hüfte nach hinten. Knie- und Hüftgelenk des rechten Beins sollten in der Endposition etwa im rechten Winkel gebeugt sein und das Kniegelenk in etwa senkrecht über dem Sprunggelenk stehen. Ihre Fußspitzen zeigen nach vorn. Lösen Sie die Ausfallschrittposition schließlich wieder auf, indem Sie sich mit der Kraft der rechten Ferse zurück in eine komplette Hüft- und Kniestreckung aufrichten. Atmen Sie beim Aufrichten aus. Führen Sie 8 bis 10 Wiederholungen durch.

Reaktiv-plyometrische Übungen

Um Schnellkraft, speziell Explosivkraft, sowie Beschleunigungs- und Abbremsbelastungen zu trainieren, sollten reaktiv-plyometrische Übungen im Dehnungs-Verkürzungs-Zyklus ins Work-out eingebaut werden. Sinn und Zweck solcher Übungsformen ist nicht die psychophysische Ermüdung, sondern jede Wiederholung bei 100 Prozent und maximaler Bereitschaft zu absolvieren. Das Belastungsvolumen – die Anzahl von Wiederholungen und Sätzen – ist dementsprechend gering. Der Fokus liegt vorerst auf der Qualität der Bewegungsausführung: Rumpf- und Beinachsen sollten vor allem bei Landungen nach Sprüngen oder Abbremsmanövern stabil gehalten werden können. Im weiteren Training beziehungsweise bei den weiteren Übungen liegt der Fokus auf der Dynamik und Ausführungsgeschwindigkeit. Durch diese methodische Reihung (siehe Seite 61) kann die Belastbarkeit des Stütz- und Bewegungssystems kontinuierlich gesteigert werden.

Es sollte vor allem auch die Stabilität der Hüft-, Knie- und Sprunggelenke in alle möglichen Bewegungsrichtungen trainiert werden, wobei jedoch stets auf die richtige Übungsausführung zu achten ist. Essenziell ist, dass neben beidbeinigen Sprüngen Sprünge und Landungen auf einem Bein in das Trainingsprogramm eingebaut werden. Die Fähigkeit, auf einem Bein multidirektional (vorwärts, medial, lateral) zu landen und Kraft zu erzeugen, ist extrem wichtig, um Verletzungsrisiken zu reduzieren und sich in sportartspezifischen Situationen adäquat bewegen zu können.

Überblick über die reaktiv-plyometrischen Übungen

1. **Box Jump** (Seite 156): Beim Box Jump handelt es sich um einen bilateralen Sprung auf eine Erhöhung. Der Fokus liegt auf dem explosiven

Absprung und der sicheren Landung.
2. **Squat Jump** (Seite 158): Beim Squat Jump handelt es sich um eine Kombination aus der Übung Squat mit einem anschließenden Sprung. Durch die auftretenden größeren Kräfte bei der Landung ist die Belastung erhöht.
3. **Lunge Scissor** (Seite 160): Der Lunge (vergleiche Walking Lunge, Seite 84 oder Lateral Lunge, Seite 152) bietet wegen seiner komplexen Eigenschaften der gemeinsamen Beugung und Streckung im Knie- und Hüftgelenk eine integrative Übungsform für die Kräftigung der gesamten hinteren Muskelkette der unteren Extremitäten. Der Lunge Scissor ist dazu passend die reaktiv-plyometrische Ausführung durch einen Wechselsprung.
4. **Box Step Up linear** (Seite 162): Der Box Step Up linear ist eine ähnliche Übung wie der Lunge Scissor. Die Bewegung wird hierbei jedoch durch eine etwa 50 Zentimeter hohe Box, von der aus abgesprungen wird, intensiviert.
5. **Box Step Up lateral** (Seite 164): Neben der linearen Ausführung kann der Box Step Up auch lateral ausgeführt werden, um die Belastbarkeit der Muskel-Sehnen-Band-Strukturen zu erhöhen. Dies ist vor allem nützlich für Sportarten, in denen Bewegungen in der Frontalebene, also seitlich, ausgeführt werden müssen.
6. **Lateral Bound** (Seite 166): Beim Lateral Bound, auch als Skater Jump bezeichnet, wird aus einem Einbeinstand mit dem äußeren Bein abgesprungen und mit dem anderen Bein in selbiger Position gelandet. Ziel ist es hierbei, größtmögliche Stabilität in der Beinachse zu generieren und sicher einbeinig abzuspringen und einbeinig zu landen. Vor allem in Spielsportarten und Rückschlagspielen wie Tennis oder Badminton sind solche Belastungen ständig gegeben.
7. **Hurdle Jump linear** (Seite 168): Beim Hurdle Jump linear wird beidbeinig abgesprungen und gelandet. Dabei wird eine Hürde von etwa 30 Zentimeter Höhe oder ein anderes Hindernis überwunden.
8. **Hurdle Hop linear** (Seite 170): Bei den Hurdle-Hop-Varianten geht es um den einbeinigen Absprung und die einbeinige Landung auf demselben Bein. Dabei wird eine niedrige Hürde oder ein anderes Hindernis überwunden. Neben der linearen Ausführung in der Sagittalebene nach vorn und hinten kann der Hurdle Hop auch in der Frontalebene, also medial oder lateral, erfolgen. Je nach Anforderungen verschiedener Bewegungsrichtun-

gen in der Sportartspezifik kann also über die Variation der Übungsausführung gezielt trainiert werden.
9. **Hurdle Hop medial** (Seite 172)
10. **Hurdle Hop lateral** (Seite 173)

So führen Sie die Übungen richtig aus

Jump: Springen Sie mit beiden Beinen ab und landen Sie auf beiden Beinen.
Bound: Springen Sie mit nur einem Bein ab und landen Sie auf dem anderen Bein.
Hop: Springen Sie mit einem Bein ab und landen Sie auf demselben Bein.
Stick: Halten Sie die Landeposition kurz, bevor Sie zum nächsten Sprung ansetzen.
Minibounce: Führen Sie einen kleinen Zwischensprung aus, bevor Sie zum nächsten Sprung ansetzen.
Continuous: Führen Sie nach dem Landen sofort den nächsten Sprung aus, ohne einen Zwischensprung oder eine Pause einzulegen.

Zur Steigerung von Dynamik und Bewegungsgeschwindigkeit werden der Squat Jump, der Lateral Bound, der Linear Hurdle Jump und die Hurdle-Hop-Varianten in einer methodischen Reihe mit den reaktiv-plyometrischen Sprungvarianten Stick über den Minibounce bis zur Continuous-Ausführung trainiert. Für alle Übungen gilt zudem, dass die maximale Sprunghöhe zunimmt, sobald die Übungen kontrolliert und sicher ausgeführt werden können. Ist die Beinachsenstabilität bei einbeinigen Sprüngen noch nicht oder nicht mehr gegeben, sollten die Übungen mit zweibeinigen Sprüngen ausgeführt werden.

Box Jump

Beanspruchte Muskulatur: Beim Box Jump wird die gesamte Strecker- und Beugerkette der Beine in der Absprung- und in der Landephase beansprucht.

1. Nehmen Sie einen etwas mehr als hüftbreiten Stand ein. Ihre Füße und Kniegelenke sind leicht nach außen rotiert für mehr Beinachsenstabilität. Senken Sie für die Beschleunigung beim Absprung Ihren Körperschwerpunkt leicht ab, indem Sie Ihre Hüft- und Kniegelenke beugen. Setzen Sie Ihre Arme unterstützend für den Schwung durch eine Aushol- beziehungsweise Counter-Movement-Bewegung ein. Dafür strecken Sie sie in der Ausgangsposition nach hinten. Achten Sie auf eine größtmögliche Rumpfspannung.
2. Springen Sie nun aus dieser Position auf die Box, indem Sie sich kraftvoll aus den Beinen nach oben abdrücken und gleichzeitig die Arme nach vorn oben schwingen. Richten Sie den Blick während des Sprungs auf die Box und konzentrieren Sie sich auf eine sichere Landung.
3. Landen Sie mit beiden Füßen auf der Box. Die End- beziehungsweise Landeposition auf der Box entspricht der Ausgangsposition. Steigen Sie nach jedem Sprung mit einem Schritt von der Box ab. Führen Sie 6 bis 8 Sprünge durch.

Hinweise

Der Fokus beim Box Jump liegt auf der beidbeinigen Landung auf einer moderat hohen Box von etwa 40 bis 50 Zentimeter Höhe, nicht auf der Sprunghöhe. Ziel ist es, den Absprung aus einer stabilen beidbeinigen athletischen Ausgangsposition mit einer Counter-Movement-Bewegung der Arme und des Körperschwerpunktes zu beschleunigen. Häufigstes Fehlerbild ist die X-Bein-Bewegung im Kniegelenk beim Absprung und bei der Landung, also immer dann, wenn die Muskelkette belastet wird.

Reaktiv-plyometrische Übungen

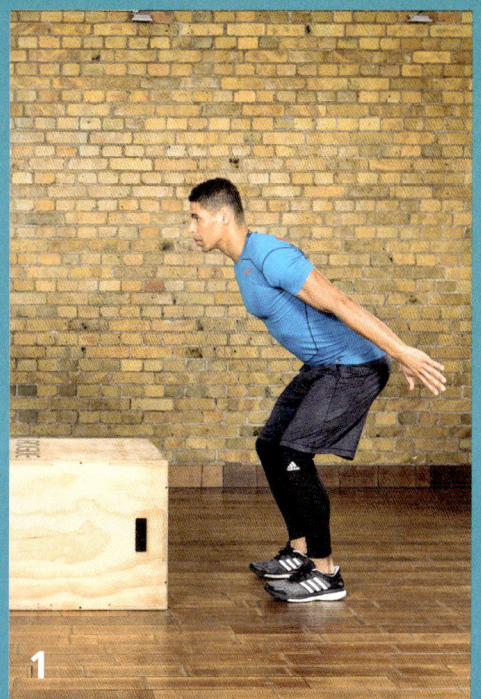
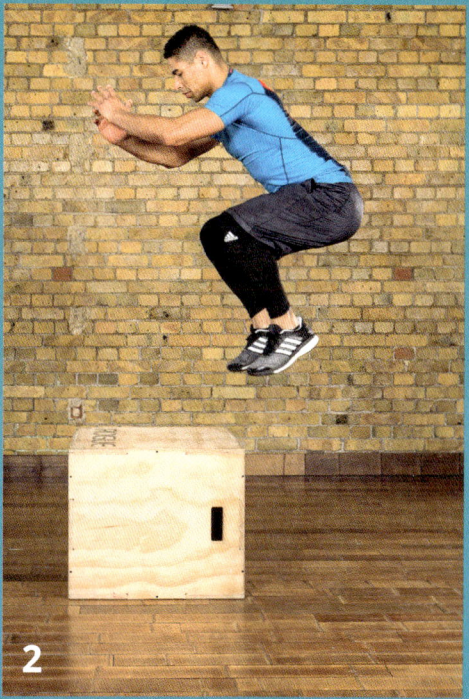
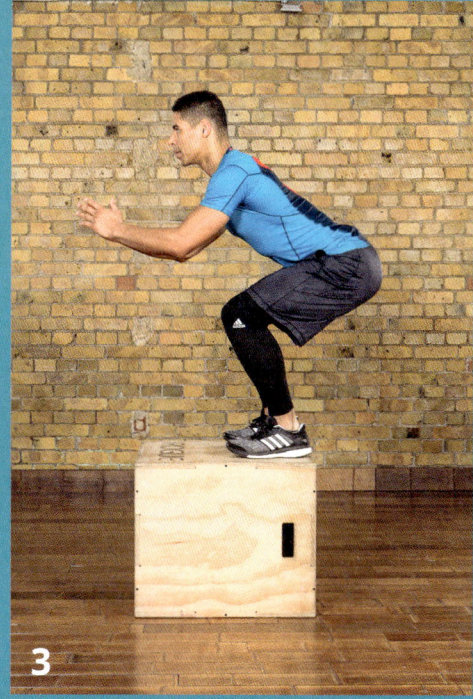

Squat Jump

Beanspruchte Muskulatur: Beim Squat Jump wird in der Absprung- und in der Landephase die gesamte Strecker- und Beugerkette der Beine beansprucht. Insbesondere werden in der Landephase auch die Hamstrings exzentrisch gefordert.

1. Nehmen Sie einen etwas mehr als hüftbreiten Stand ein. Ihre Füße und Kniegelenke sind leicht nach außen rotiert für mehr Beinachsenstabilität. Senken Sie für die Beschleunigung beim Absprung Ihren Körperschwerpunkt leicht ab, indem Sie Ihre Hüft- und Ihre Kniegelenke beugen. Setzen Sie Ihre Arme unterstützend für den Schwung durch eine Counter-Movement-Bewegung ein. Achten Sie auf eine größtmögliche Rumpfspannung.
2. Springen Sie nun aus dieser Position nach oben, indem Sie sich kraftvoll aus den Beinen nach oben abdrücken und gleichzeitig die Arme nach vorn oben schwingen. Richten Sie den Blick während des Sprungs geradeaus und konzentrieren Sie sich auf eine sichere Landung mit maximaler Beinachsenstabilität. Die End- beziehungsweise Landeposition entspricht der Ausgangsposition. Führen Sie 6 bis 8 Sprünge durch.

Weitere Möglichkeiten der Ausführung

Der Squat Jump kann alternativ auch linear ausgeführt werden, mit dem Ziel, nach vorn oben zu springen. Wenn die beschriebene Variante mit dem Sprung nach oben sowie die lineare Variante stabil ausführbar sind, kann eine Rotation während der Flugphase eingebaut werden, zum Beispiel eine Drehung um 90 Grad. Die Drehung wird am Ende der Absprungphase initiiert. Dies kann die Belastbarkeit der Muskel-Sehnen-Band-Strukturen gegenüber plötzlich veränderten Bewegungsrichtungen in der Sportartspezifik erhöhen, zum Beispiel in Spielsportarten.

Reaktiv-plyometrische Übungen

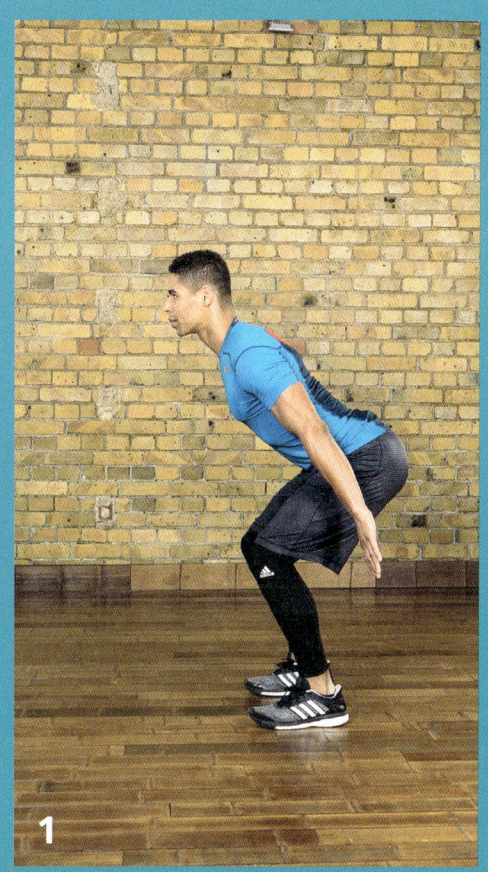
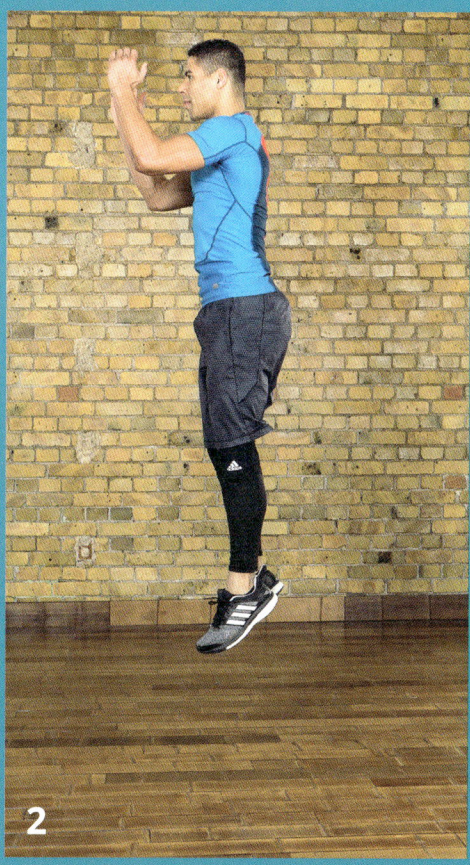

Lunge Scissor

Beanspruchte Muskulatur: Beim Lunge Scissor wird in der Absprung- und in der Landephase die gesamte Strecker- und Beugerkette der Beine beansprucht. Insbesondere werden in der Landephase auch die Hamstrings exzentrisch gefordert.

1. Stellen Sie sich in einem Ausfallschritt mit geradem Oberkörper auf, Ihr linkes Bein steht vorn, Ihr rechtes Bein hinten. Positionieren Sie Ihre Arme gegengleich zur Beinstellung, um das Gleichgewicht zu halten beziehungsweise den Schwung einzuleiten. Senken Sie Ihren Körperschwerpunkt für die Beschleunigung beim Absprung leicht ab, indem Sie Ihre Hüft- und Kniegelenke beugen. Initiieren Sie im Anschluss einen beidbeinigen Absprung, indem Sie sich aus der vorderen Ferse nach oben drücken und den Schwung der Arme nutzen. Achten Sie auf eine größtmögliche Rumpf- und Beinachsenstabilität.
2. Strecken Sie sich während der kurzen Flugphase nach oben und wechseln Sie die Bein- und die Armposition. Richten Sie den Blick während des Sprungs geradeaus und konzentrieren Sie sich auf eine sichere Landung.
3. Die End- beziehungsweise Landeposition entspricht der Ausgangsposition, nun steht jedoch Ihr rechtes Bein vorn und das linke hinten. Führen Sie 5 bis 8 Sprünge pro Bein durch. Bei stabiler Landung können Sie die Sprünge ohne Pause anschließen.

Reaktiv-plyometrische Übungen

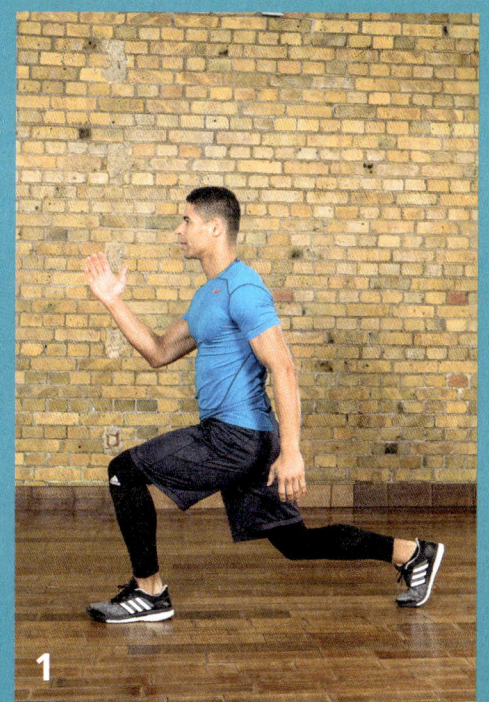

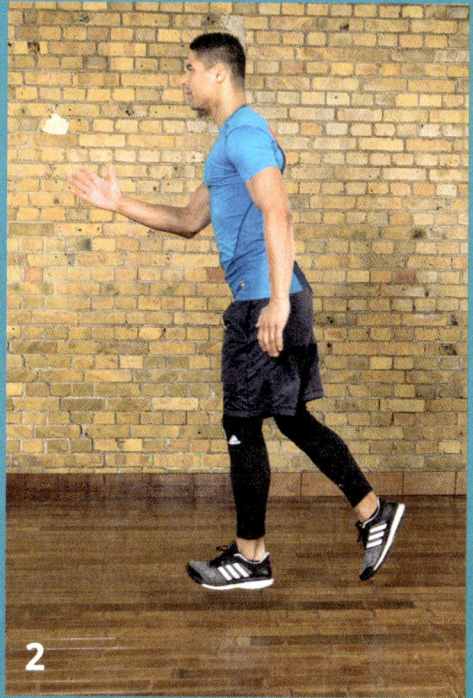

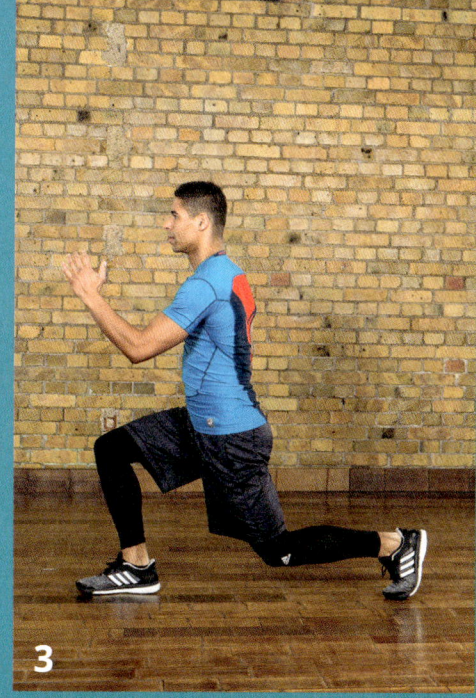

Box Step Up linear

Beanspruchte Muskulatur: Beim Box Step Up linear wird in der Absprung- und in der Landephase die gesamte Strecker- und Beugerkette der Beine beansprucht. Insbesondere werden in der Landephase auch die Hamstrings exzentrisch gefordert.

1. Stellen Sie sich etwa 20 Zentimeter entfernt vor eine Box. Im Anschluss stellen Sie den linken Fuß mit dem Ballen auf den Rand der Box. Positionieren Sie Ihre Arme wie beim Laufen oder Sprinten gegengleich zur Beinstellung, um das Gleichgewicht zu halten beziehungsweise den Schwung einzuleiten.
2. Drücken Sie sich nun aus dem linken Bein nach oben ab. Strecken Sie während des Sprungs Ihre Hüft-, Knie- und Sprunggelenke und bringen Sie den Körperschwerpunkt über die Box. Wechseln Sie in der Flugphase das Bein und die Armposition.
3. Die End- beziehungsweise Landeposition entspricht der Ausgangsposition, jedoch steht nun Ihr rechtes Bein auf der Box und Ihr linkes Bein auf dem Boden. Führen Sie 5 bis 8 Sprünge pro Bein durch. Bei stabiler Landung können Sie die Sprünge ohne Pause anschließen.

Reaktiv-plyometrische Übungen

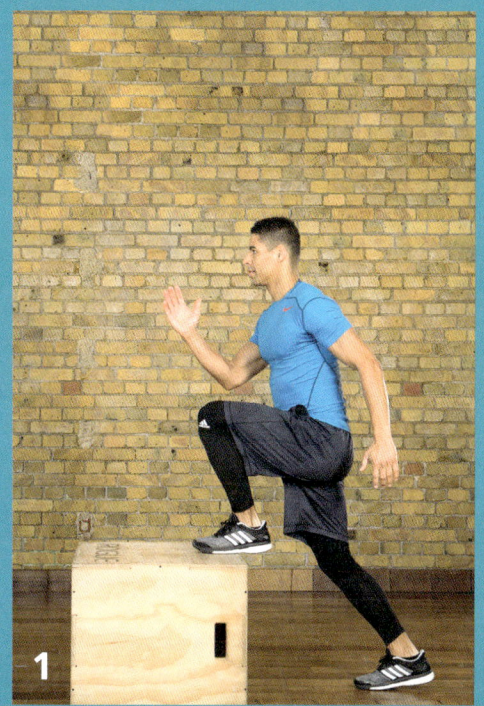
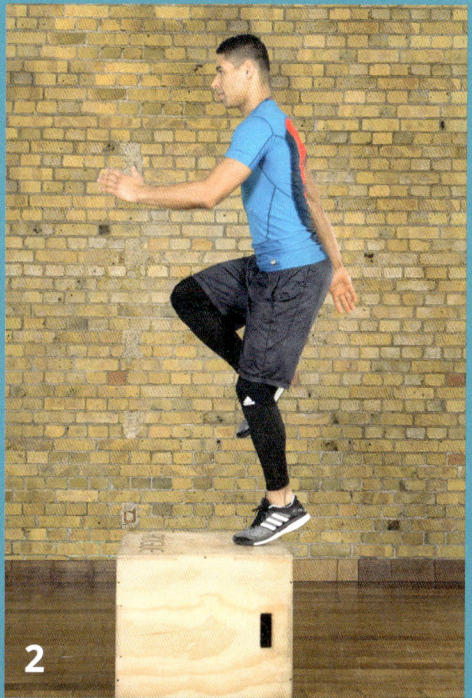
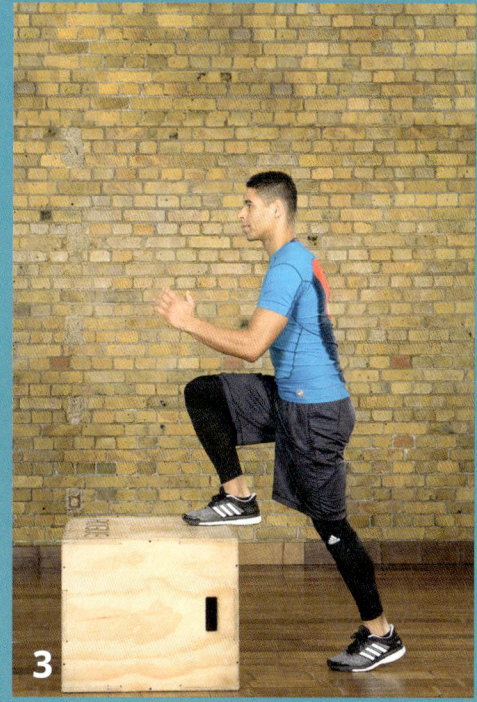

Variante: Box Step Up lateral

Beanspruchte Muskulatur: Beim Box Step Up lateral wird in der Absprung- und in der Landephase die gesamte Strecker- und Beugerkette der Beine beansprucht. Insbesondere werden in der Landephase auch die Hamstrings exzentrisch gefordert. In der lateralen Ausführung wird zudem vermehrt die becken- und hüftstabilisierende Muskulatur eingesetzt.

1. Für die Ausgangsposition stehen Sie etwa 10 Zentimeter rechts von einer Box. Stellen Sie nun das linke Bein auf die Box. Positionieren Sie Ihre Arme wie beim Laufen oder Sprinten gegengleich zur Beinstellung, um das Gleichgewicht zu halten beziehungsweise den Schwung einzuleiten.
2. Drücken Sie sich nun aus dem linken Bein nach oben ab. Strecken Sie während des Sprungs Ihre Hüft-, Knie- und Sprunggelenke und bringen Sie den Körperschwerpunkt über die Box.
3. Wechseln Sie in der Flugphase das Bein und die Armposition und landen Sie links von der Box. Ihr rechtes Bein steht nun auf der Box, Ihr linkes auf dem Boden. Führen Sie 5 bis 8 Sprünge pro Bein durch. Bei stabiler Landung können Sie die Sprünge ohne Pause anschließen.

Reaktiv-plyometrische Übungen

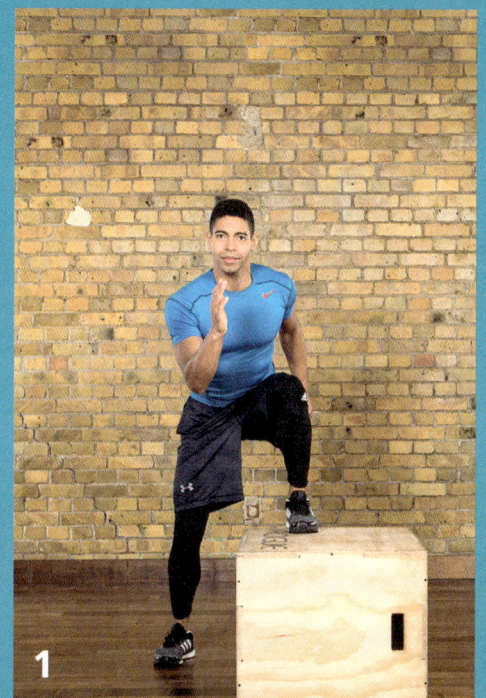

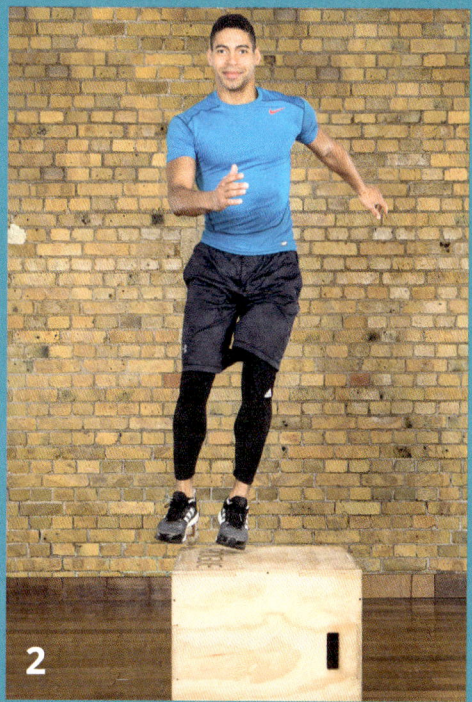

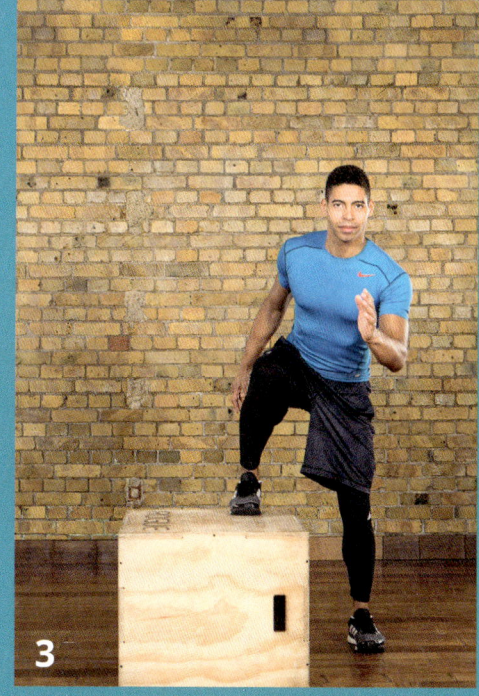

Lateral Bound

Beanspruchte Muskulatur: Beim Lateral Bound, auch Skater Jump genannt, werden in der Absprung- und in der Landephase neben der gesamten Strecker- und Beugerkette der Beine vor allem die stabilisierende Muskulatur für das Hüft- und Kniegelenk beansprucht.

1. Stehen Sie aufrecht im schulterbreiten Stand. Verlagern Sie nun Ihr Gewicht auf das linke Bein und beugen Sie das Knie leicht. Heben Sie das rechte Bein vom Boden ab und winkeln Sie den Unterschenkel nach hinten an. Positionieren Sie Ihre Arme wie beim Laufen oder Sprinten gegengleich zu den Beinen, um das Gleichgewicht zu halten beziehungsweise den Schwung einzuleiten.
2. Springen Sie nun nach rechts, indem Sie sich mit Kraft aus dem linken Bein vom Boden abdrücken. Wechseln Sie während der Flugphase das aufgestellte Bein und die Armposition und konzentrieren Sie sich auf eine sichere Landung.
3. Es ist das Ziel, mit größtmöglicher Rumpf- und Beinachsenstabilität auf dem rechten Bein zu landen und das Körpergewicht abzufangen. Die End- beziehungsweise Landeposition entspricht der Ausgangsposition in gegengleicher Ausrichtung. Wenn Sie in der Lage sind, stabil zu landen, springen Sie zurück vom rechten auf das linke Standbein und führen Sie 5 bis 8 Sprünge ohne Pause hintereinander durch.

Hinweis

Die Stabilitätsanforderungen erhöhen sich bei dieser Übung drastisch, da die Ausführung auf einem Bein erfolgt. Diese Übung kann daher als weitere Progression in der methodischen Reihe der bisher in dieser Kategorie dargestellten Übungen angesehen werden.

Weitere Möglichkeiten der Ausführung

Die Sprungweite kann je nach Qualität der Ausführung vergrößert oder verkleinert werden. Als weitere Progression kann in einem Winkel schräg nach vorn gesprungen werden. Hierdurch werden wieder andere Bewegungsebenen (Frontal- und Sagittalebene) integriert, um auf die Anforderungen in der Sportart im Training einzugehen.

Reaktiv-plyometrische Übungen

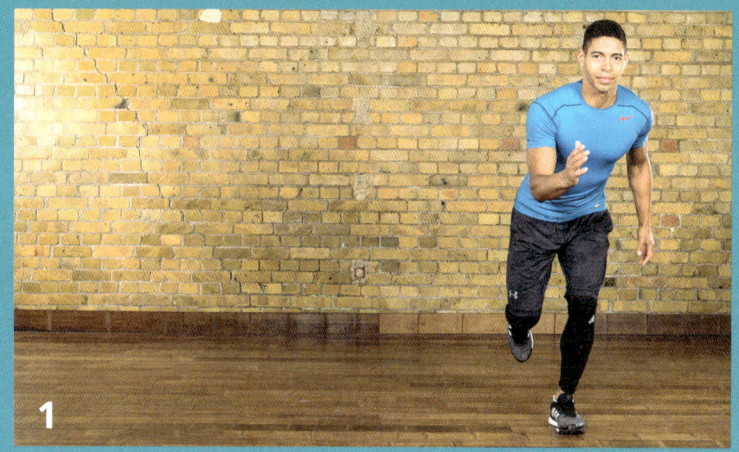

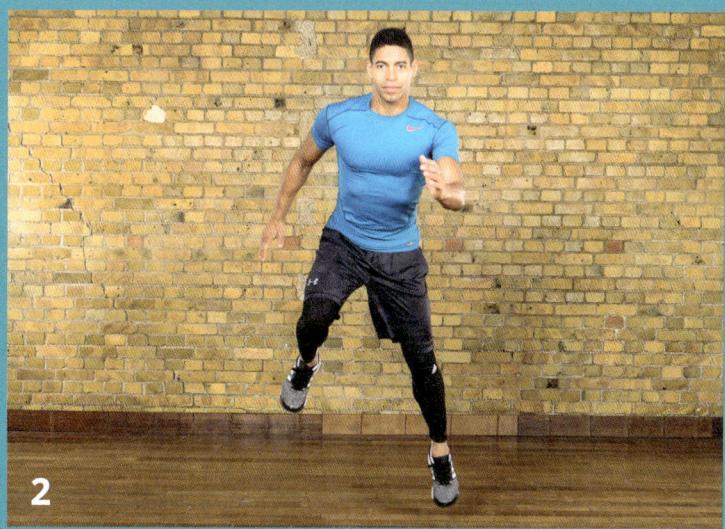

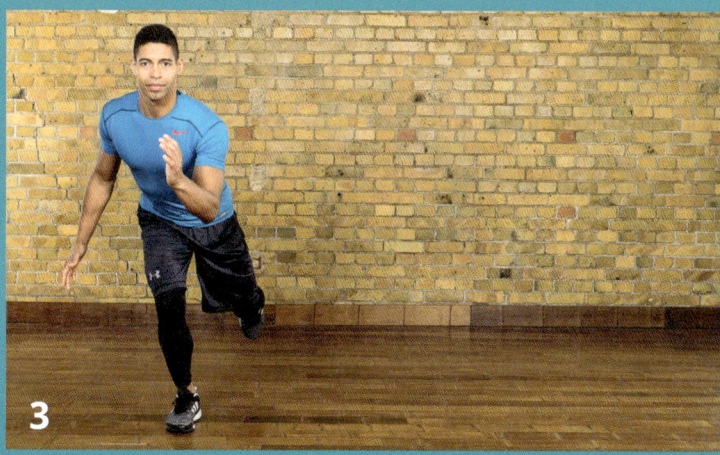

Hurdle Jump linear

Beanspruchte Muskulatur: Beim linearen Hurdle Jump wird in der Absprung- und in der Landephase die gesamte Strecker- und Beugerkette der Beine beansprucht.

1. Legen Sie als Hürde drei bis fünf gefaltete Handtücher oder andere Hindernisse im Abstand von je 50 Zentimetern vor sich auf den Boden. Nehmen Sie direkt vor dem ersten Hindernis einen etwas mehr als hüftbreiten Stand ein. Senken Sie Ihren Körperschwerpunkt durch eine Beugung im Hüft- und Kniegelenk leicht ab, damit Sie beim Absprung besser beschleunigen können. Halten Sie Ihre Arme parallel neben dem Oberkörper nach hinten gestreckt. Achten Sie auf größtmögliche Rumpf- und Beinachsenstabilität.
2. Springen Sie nun in die Höhe und über das erste Hindernis, indem Sie sich kraftvoll aus den Beinen heraus vom Boden abdrücken und Ihre Arme für mehr Schwung in einer Counter-Movement-Bewegung einsetzen. Richten Sie den Blick während des Sprungs geradeaus und konzentrieren Sie sich auf eine sichere Landung.
3. Landen Sie mit beiden Füßen gleichzeitig zwischen dem ersten und dem zweiten Hindernis. Die End- beziehungsweise Landeposition entspricht der Ausgangsposition. Führen Sie 6 bis 10 Sprünge durch. Bei stabiler Landung können Sie die Sprünge ohne Pause anschließen.

Hinweis

Es geht beim Hurdle Jump linear nicht um die Höhe des Hindernisses oder des Sprungs, sondern um die qualitativ hochwertige Ausführung der Sprung- und Landephase bei größtmöglicher Rumpf- und Beinachsenstabilität.

Reaktiv-plyometrische Übungen

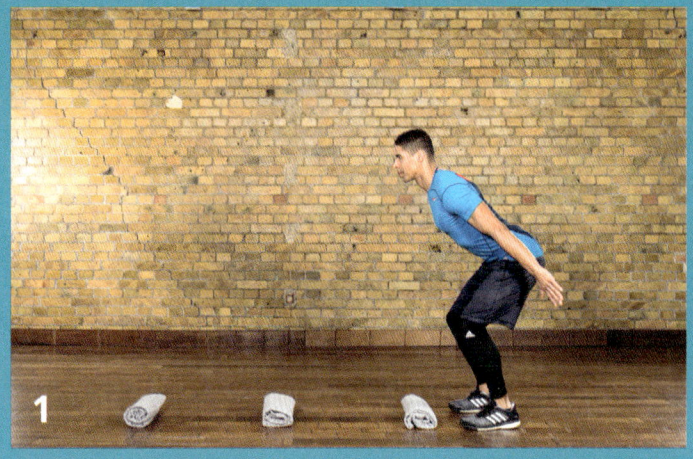

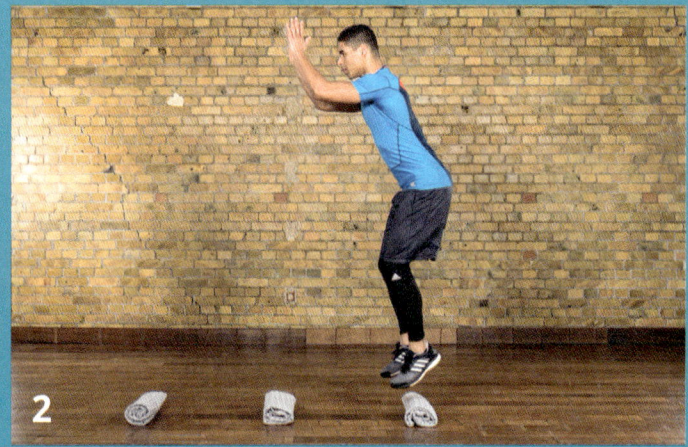

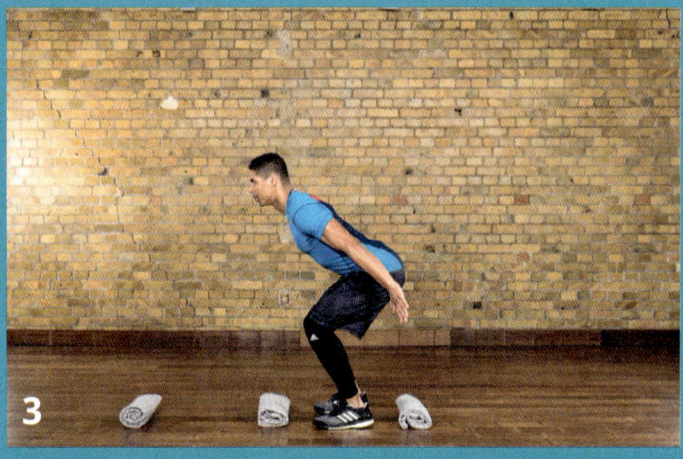

Hurdle Hop linear

Beanspruchte Muskulatur: Beim Hurdle Hop linear werden in der Absprung- und in der Landephase neben der gesamten Strecker- und Beugerkette der Beine vor allem die stabilisierende Muskulatur für das Hüft- und Kniegelenk beansprucht.

1. Legen Sie als Hürde drei bis fünf gefaltete Handtücher oder andere Hindernisse im Abstand von je 50 Zentimetern vor sich auf den Boden. Nehmen Sie direkt vor dem ersten Hindernis einen aufrechten, schulterbreiten Stand ein. Verlagern Sie nun Ihr Gewicht auf das rechte Bein und beugen Sie das Knie leicht. Heben Sie das linke Bein vom Boden ab und winkeln Sie den Unterschenkel nach hinten an. Positionieren Sie Ihre Arme wie beim Laufen oder Sprinten gegengleich zu den Beinen, um das Gleichgewicht zu halten beziehungsweise den Schwung einzuleiten. Rumpf- und Beinachsenstabilität sind auch hier Grundvoraussetzung bei der Bewegungsausführung.
2. Springen Sie nun in die Höhe und nach vorn über das erste Hindernis, indem Sie sich mit Kraft aus dem rechten Bein vom Boden abdrücken. Ziehen Sie dabei das linke Knie nach vorn und wechseln Sie die Armstellung, um Schwung zu holen. Richten Sie den Blick während des Sprungs geradeaus und konzentrieren Sie sich auf eine sichere Landung. Es ist das Ziel, mit größtmöglicher Rumpf- und Beinachsenstabilität sicher zu landen und das Körpergewicht abzufangen.
3. Landen Sie mit dem rechten Fuß mittig zwischen dem ersten und dem zweiten Hindernis. Die End- beziehungsweise Landeposition entspricht weitestgehend der Ausgangsposition. Bei stabiler Landung können Sie mehrere Sprünge hintereinander ohne Pause durchführen. Im Anschluss wechseln Sie das Sprungbein und wiederholen die Übung. Führen Sie 6 bis 10 Sprünge pro Bein durch.

Hinweise

Es geht beim Hurdle Hop, egal, in welche Richtung er ausgeführt wird, nicht um die Höhe des Hindernisses oder des Sprungs, sondern um die qualitativ hochwertige Ausführung der Sprung- und Landephase bei größtmöglicher Rumpf- und Beinachsenstabilität. Zudem ist darauf hinzuweisen, dass sich die Stabilitätsanforderungen drastisch erhöhen, da die Ausführung auf einem Bein erfolgt. Die Hurdle-Hop-Varianten sind daher als weitere Progression der methodischen Reihe von beidbeinigen Sprüngen zu einbeinigen Sprüngen anzusehen.

Eine weitere Möglichkeit der Ausführung

Denkbar ist auch ein Hop auf eine Box von etwa 20 bis 30 Zentimeter Höhe ähnlich zum bilateral ausgeführten Box Jump (Seite 156), um die Beinachsenstabilität zu überprüfen oder zu erarbeiten.

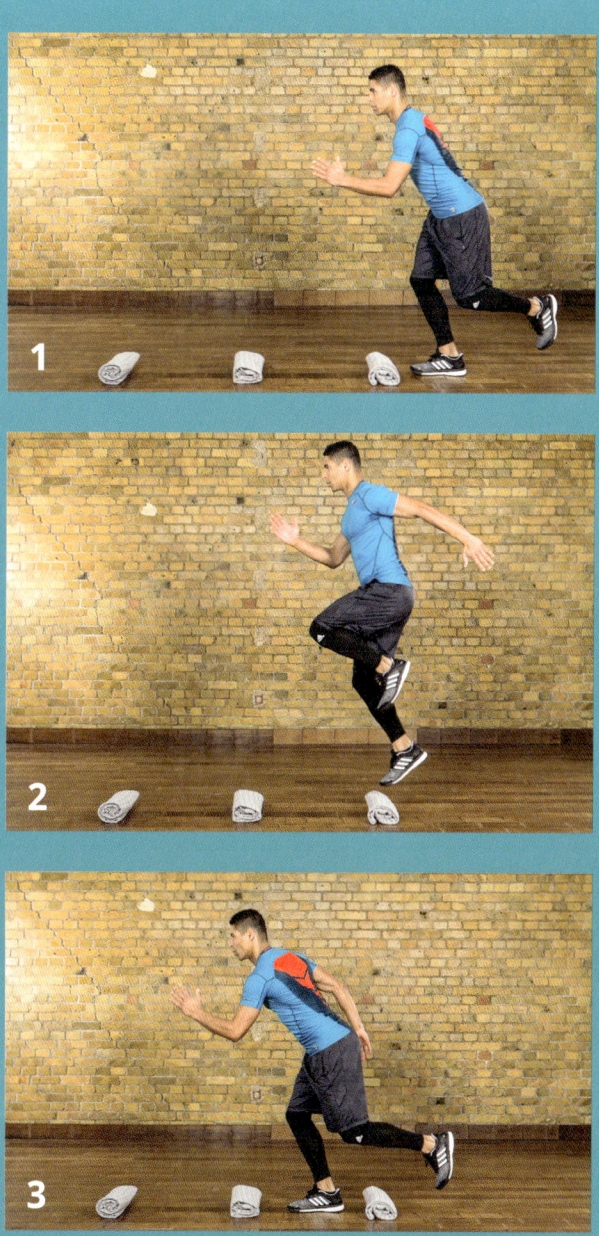

Variante 1: Hurdle Hop medial

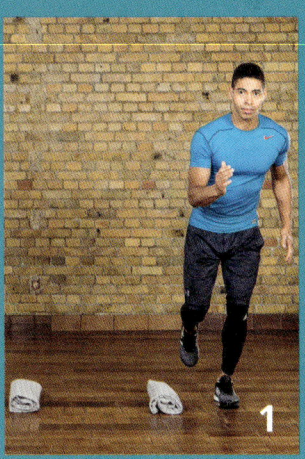 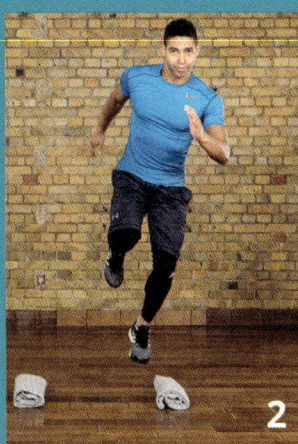 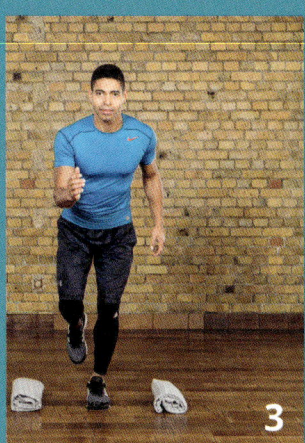

1. Legen Sie als Hürde drei bis fünf gefaltete Handtücher oder andere Hindernisse im Abstand von je 50 Zentimetern neben sich auf den Boden. Nehmen Sie links von dem ersten Hindernis einen aufrechten schulterbreiten Stand ein. Verlagern Sie nun Ihr Gewicht auf Ihr linkes Bein und beugen Sie das Knie leicht. Heben Sie das rechte Bein vom Boden ab und winkeln Sie den Unterschenkel nach hinten an. Die erste Hürde liegt nun an der Innenseite Ihres linken Standbeins. Positionieren Sie Ihre Arme wie beim Laufen oder Sprinten gegengleich zu den Beinen, um das Gleichgewicht zu halten beziehungsweise den Schwung einzuleiten. Rumpf- und Beinachsenstabilität sind auch hier Grundvoraussetzung bei der Bewegungsausführung.
2. Springen Sie nun in die Höhe und nach rechts über das erste Hindernis, indem Sie sich mit Kraft aus dem linken Bein vom Boden abdrücken. Ziehen Sie dabei das rechte Knie nach vorn und wechseln Sie die Armstellung, um Schwung zu holen. Richten Sie den Blick während des Sprungs geradeaus und konzentrieren Sie sich auf eine sichere Landung. Es ist das Ziel, mit größtmöglicher Rumpf- und Beinachsenstabilität sicher zu landen und das Körpergewicht abzufangen.
3. Landen Sie mit dem linken Fuß mittig zwischen dem ersten und dem zweiten Hindernis. Die End- beziehungsweise Landeposition entspricht weitestgehend der Ausgangsposition. Bei stabiler Landung können Sie mehrere Sprünge hintereinander ohne Pause durchführen. Im Anschluss wechseln Sie das Sprungbein und die Sprungrichtung und wiederholen die Übung. Führen Sie 6 bis 10 Sprünge pro Bein durch.

Variante 2: Hurdle Hop lateral

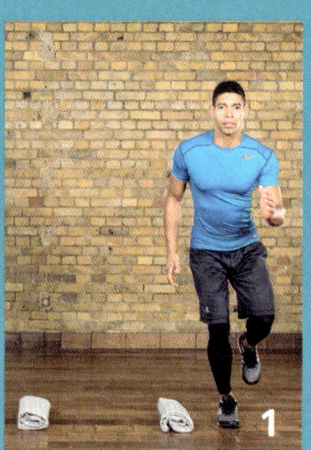 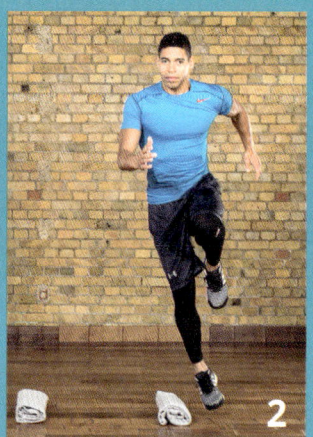 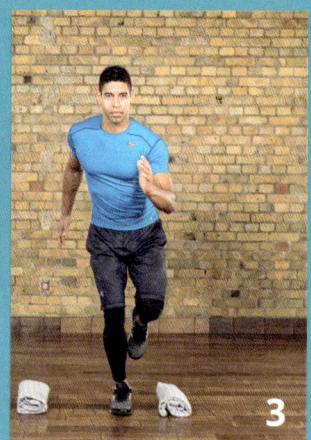

Die Übungsausführung entspricht dem Hurdle Hop medial. Beim Hurdle Hop lateral verlagern Sie Ihr Gewicht jedoch auf Ihr rechtes Bein und springen mit rechts. In der Ausgangsposition befindet sich die Hürde also an der Außenseite Ihres rechten Sprungbeins. Führen Sie 6 bis 10 Sprünge pro Bein durch.

Übungen mit Sprint- und Richtungsänderungsanforderungen

Um gezielt auf eine spezifische Sportart vorzubereiten, sollten Übungen mit submaximaler und maximaler Laufgeschwindigkeit und Richtungsänderungen sowie Beschleunigungs- und Abstoppphasen das Training ergänzen. Auch hier gilt: Achten Sie auf die Qualität der Bewegungsausführung sowie auf die Rumpf- und Beinachsenstabilität, um Hamstringverletzungen vorzubeugen. Führen Sie die Übungen multidirektional aus. Bereiten Sie sich mit Warm-up-Übungen wie dem Marching (Seite 85) oder den Skipping-Varianten (ab Seite 86) vor. Sprinttraining wird immer mit maximal möglicher Geschwindigkeit (100 Prozent) durchgeführt. Davon abzugrenzen sind submaximale Tempoläufe (80 bis 90 Prozent) wie zum Beispiel der Shuttle Run.

Überblick über die Übungen des Sprinttrainings

1. **Lean Fall Acceleration Sprint** (Seite 176): Der Lean Fall Acceleration Sprint ist die erste Übung in der methodischen Reihe zur Ausprägung der Sprintmechanik, also dem Training der Sprinttechnik bei Beschleunigung und bei Maximalgeschwindigkeit, sowie der Koordination der Arme und Beine.
2. **Acceleration Sprint aus dem Rückwärtslauf** (Seite 177): Der Acceleration Sprint aus dem Rückwärtslauf verbindet eine vorherige Aufgabe, hier den Rückwärtslauf, mit einem Start- und Beschleunigungsvorgang in der Sprintmechanik.
3. **Sprint Mechanic Wall Drill** (Seite 178): Mit dem Sprint Mechanic Wall Drill trainieren Sie den Kniehub, die Hüftstreckung und die Frequenzschnelligkeit beim Sprinten.

4. **Resisted Sprint** (Seite 179): Der Resisted Sprint wird als Partnerübung mit einem Powerband ausgeführt. Ziel ist es wie beim Sprint Mechanic Wall Drill, schnellkräftig eine möglichst hohe Frequenz beim Wechseln der Beine bei optimaler Sprintmechanik aufzubauen.
5. **Sled Dragging** (Seite 180): Training mit dem Gewichtsschlitten in Form von Sled Dragging oder Pushing gestaltet den optimalen Übergang vom Kraft- zum Sprinttraining. Während des Trainings kann an der Sprintmechanik und Beinachsenstabilität sowie der Becken- und Rumpfstabilisierung gearbeitet werden, die gleichzeitig als Voraussetzung für das Training mit Zusatzlast gelten.
6. **Sled Pushing** (Seite 181)
7. **Maximalsprint** (Seite 182): Maximalsprints werden auch als »fliegende Sprints« bezeichnet. Der Fokus liegt hierbei nicht auf der Beschleunigung, sondern auf der Phase der maximalen Geschwindigkeit sowie der Frequenzschnelligkeit.
8. **Crossover to Stick** (Seite 183): Der Crossover to Stick ist eine Übung, um die Gelenkstabilisierung vor allem im Hüft-, Knie- und Sprunggelenk bei Seitwärtsbewegung zu trainieren. Die Übung bereitet somit auf Situationen vor, in denen aus hohen Geschwindigkeiten heraus abgebremst wird und ein Richtungswechsel erfolgt.
9. **5-10-5** (Seite 184): Der 5-10-5 ist eine Übung zur Schulung von Richtungswechselanforderungen über rund 20 Meter. Die Strecke entspricht dabei den Anforderungen in typischen Sportspielen wie Basketball oder Handball und wurde ursprünglich im American Football für einen standardisierten Test über 20 Yards festgelegt. Alternativ können auch andere Markierungsweiten verwendet werden. Ziel dieser Übung ist es, sie unter Zeitdruck möglichst schnell auszuführen. Dies dient der Ausprägung der optimalen Richtungswechseltechnik bei höchster Belastung.
10. **Deceleration Shuttle Run** (Seite 185): Shuttle Runs sind Pendelläufe zwischen zwei Markierungen in bestimmter Entfernung, zum Beispiel im Abstand von 20 Metern. Der Deceleration Shuttle Run setzt den Fokus auf die Abbremsbewegung bei der Richtungsänderung an den Markierungen. Damit bereitet die Übung auf ähnliche Abbremsbewegungen mit Richtungswechsel in Sportarten wie dem Basketball, Handball oder Fußball vor.

Lean Fall Acceleration Sprint

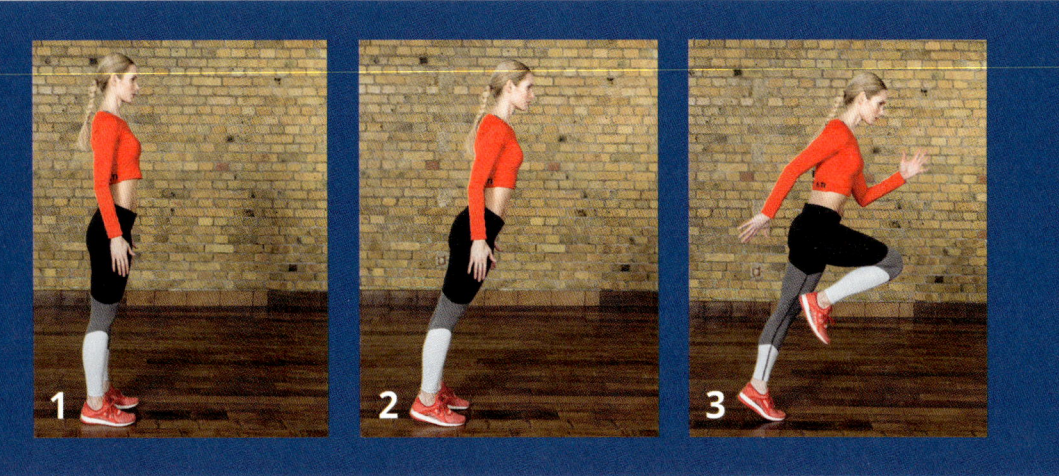

Beanspruchte Muskulatur: Bei den Acceleration Sprints wird die gesamte Strecker- und Beugerkette der Beine bei maximaler Rumpf- und Beckenstabilisierung beansprucht, um die Kniehub- und Abdruckphase zu gewährleisten.

1. Nehmen Sie in der Ausgangsposition einen etwa hüftbreiten Stand bei aufrechter Körperhaltung ein. Ihre Arme halten Sie gestreckt neben dem Körper.
2. Lassen Sie sich nun im nächsten Schritt selbstbestimmt so weit wie möglich nach vorn kippen. Halten Sie Ihren Körper dabei weiterhin in einer Linie.
3. Kurz bevor Sie die Vorwärtsneigung nicht mehr aus eigener Kraft halten können, heben Sie ein Bein in einem aktiven Kniehub und drücken Sie sich aus dem Standbein heraus nach oben und vorn weg. Die Arme unterstützen die Beschleunigung in Arm-Bein-Kreuzkoordination. Machen Sie so einen schnellkräftigen Schritt nach vorn und beschleunigen Sie im Anschluss maximal auf 100 Prozent. Der Fokus liegt auf der Hüftstreckung während der Streck- und Abdruckphase des Beins vom Boden. Rumpf- und Beinachsenstabilität sind Grundvoraussetzung bei der Bewegungsausführung. Der Beschleunigungslauf sollte über 10 bis 20 Meter erfolgen, danach wechseln Sie das Bein, das den Schritt zuerst vollzieht. Führen Sie 2 bis 3 Sprints je Seite durch.

Hinweis

Achten Sie bei der Übungsausführung vor allem auf die Kniehub- und Abdruckphase, unterstützt durch die Gegenbewegung der Arme.

Variante: Acceleration Sprint aus dem Rückwärtslauf

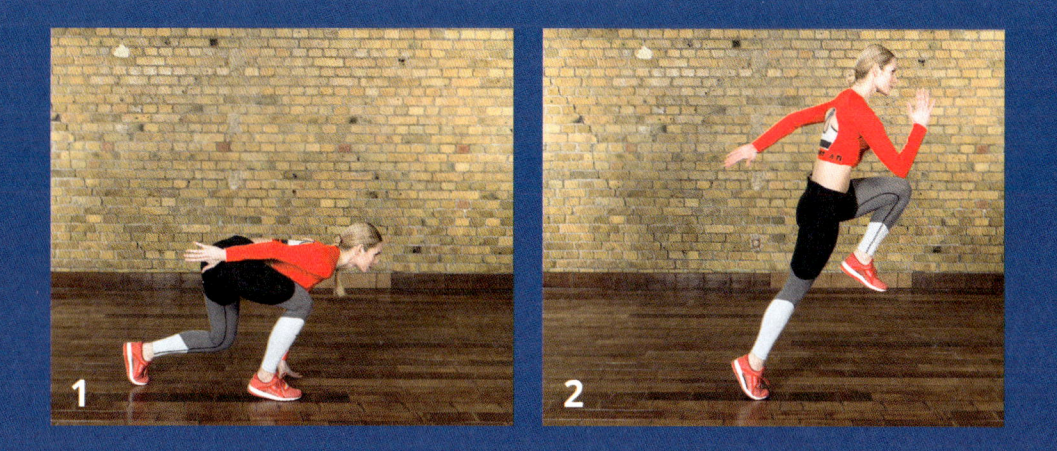

1. Laufen Sie etwa 20 Meter in einer submaximalen Geschwindigkeit rückwärts, bremsen Sie dann die Bewegung ab und gehen Sie in eine tiefe Startposition. Hierzu positionieren Sie Ihre Füße in einer Schrittstellung. Stützen Sie Ihren Arm, der dem nach vorn gestellten Bein gegenüberliegt, auf den Fingerspitzen auf dem Boden neben dem Fuß ab. Halten Sie den anderen Arm aktiv und fast gestreckt neben dem Körper. Ihr Oberkörper ist nach vorn gerichtet. 80 bis 90 Prozent Ihres Körpergewichts liegen auf dem vorderen Bein.
2. Lassen Sie sich im nächsten Schritt selbstbestimmt so weit wie möglich nach vorn kippen. Kurz bevor Sie die Vorwärtsneigung nicht mehr aus eigener Kraft halten können, heben Sie ein Bein in einem aktiven Kniehub und drücken Sie sich aus dem Standbein heraus nach oben und vorn weg. Die Arme unterstützen die Beschleunigung in Arm-Bein-Kreuzkoordination. Machen Sie so einen schnellkräftigen Schritt nach vorn und beschleunigen Sie im Anschluss maximal auf 100 Prozent. Der Fokus liegt auf der Hüftstreckung während der Streck- und Abdruckphase des Beins vom Boden. Rumpf- und Beinachsenstabilität sind Grundvoraussetzung bei der Bewegungsausführung. Der Beschleunigungslauf sollte über 10 bis 20 Meter erfolgen, danach wechseln Sie das Bein, das den Schritt zuerst vollzieht. Führen Sie 2 bis 3 Sprints je Seite durch.

Sprint Mechanic Wall Drill

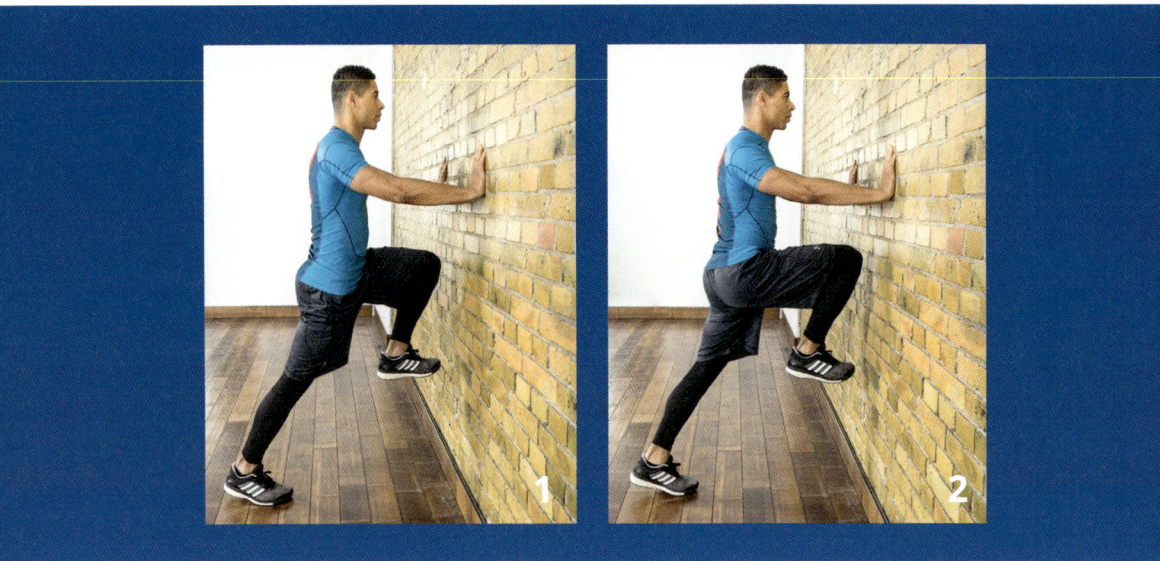

Beanspruchte Muskulatur: Auch beim Sprint Mechanik Wall Drill wird die gesamte Strecker- und Beugerkette der Beine bei maximaler Rumpf- und Beckenstabilisierung beansprucht, um die Kniehub- und Abdruckphase zu gewährleisten.

1. Stellen Sie sich für die Ausgangsposition im hüftbreiten Stand etwa 50 Zentimeter entfernt vor eine Wand. Lehnen Sie sich nun in gestreckter Haltung nach vorn, Ihre Hände stützen den Körper an der Wand ab, sodass Ihr Körper etwa im 45-Grad-Winkel zur Wand geneigt ist. Heben Sie ein Knie aktiv an, es berührt jedoch die Wand nicht.
2. Ziel ist es nun, die Beine schnell und kräftig zu heben und abzusenken, sodass Sie zwischen Hub- und Abdruckphase vom Boden wechseln. Die Endposition der Übung entspricht der Ausgangsposition mit dem Kniehub eines Beins. Wiederholen Sie die Übung nach Beherrschung der Technik 2- bis 3-mal à 10 bis 20 Sekunden und führen Sie sie frequenzschnell aus.

Weitere Möglichkeiten der Ausführung

Alternativ zum Sprint Mechanic Wall Drill können Sie auch Treppenläufe (jeweils eine Stufe pro Schritt: etwa 20 bis 25 Zentimeter oder zwei Stufen pro Schritt: etwa 40 bis 50 Zentimeter) mit hoher Frequenz und aktivem Armeinsatz durchführen.

Variante: Resisted Sprint

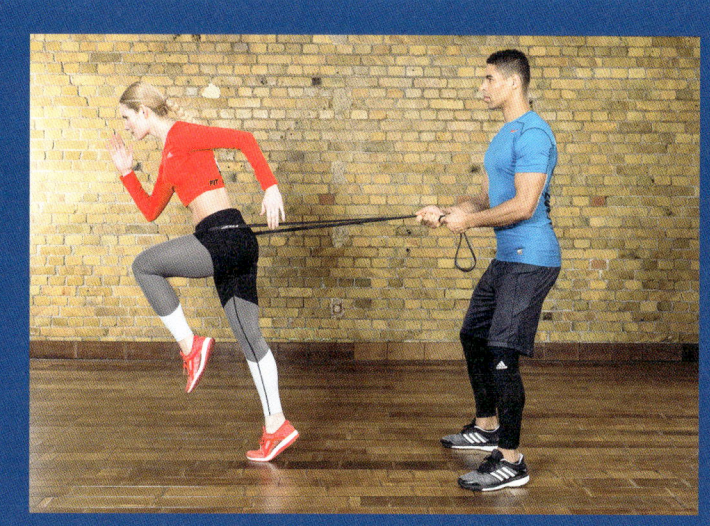

Beanspruchte Muskulatur: Beim Resisted Sprint wird ebenfalls die gesamte Strecker- und Beugerkette der Beine bei maximaler Rumpf- und Beckenstabilisierung beansprucht, um die Kniehub- und Abdruckphase zu gewährleisten. Vor allem wird aber die hüftstreckende Muskulatur beansprucht, um den Vortrieb gegen den Widerstand des Bands zu erzeugen.

In der Ausgangsposition wird Ihnen als sprintender Partner das Powerband auf Höhe der Hüfte umgelegt. Ihr Trainingspartner steht etwa einen Meter hinter Ihnen, fixiert das Band und bremst Ihre Beschleunigung ab. Beginnen Sie nun, in einem schnellen Skipping (Seite 86) nach vorn gegen den Widerstand des Bands anzulaufen. Der Fokus liegt auf einem aktiven Kniehub mit dem einen Bein bei gleichzeitiger kompletter Hüftstreckung mit dem anderen Bein. Drücken Sie sich mit maximaler Kraft vom Boden ab und halten Sie Ihren Oberkörper nach vorn gerichtet. Führen Sie zudem aktiv Ihre Arme gegengleich mit, um die Bewegung zu beschleunigen. Bauen Sie für etwa 10 Meter in einer Bewegung nach vorn Frequenzschnelligkeit auf. Im Anschluss lässt Ihr Partner das Powerband locker und Sie beschleunigen kurz und laufen dann aus. Führen Sie 2 bis 3 Sprints durch.

Sled Dragging

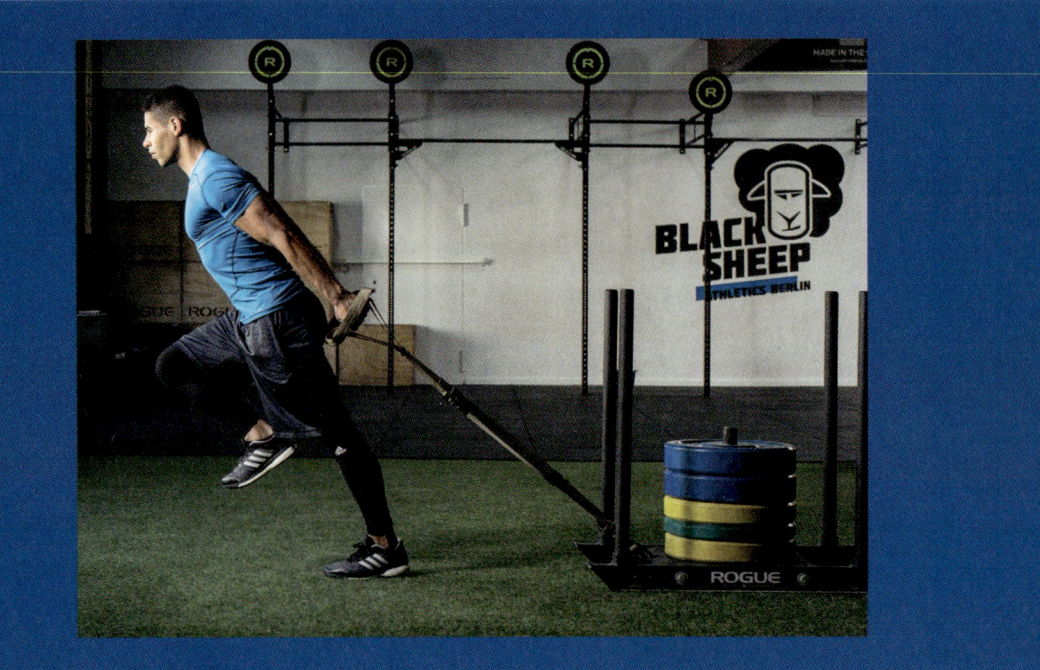

Beanspruchte Muskulatur: Beim Sled Dragging und Pushing wird die gesamte Strecker- und Beugerkette der Beine bei maximaler Rumpf- und Beckenstabilisierung beansprucht, um die Kniehub- und Abdruckphase zu gewährleisten. Vor allem wird die hüftstreckende Muskulatur beansprucht, um den Vortrieb gegen den Widerstand zu erzeugen.

Greifen Sie die zwei Gurte eines Gewichtsschlittens und stellen Sie sich mit dem Rücken etwa 50 Zentimeter vor den Sled. Lehnen Sie sich nun mit neutraler Wirbelsäulen- und gerader Körperposition sowie maximaler Anspannung der Rumpf- und Beckenmuskulatur nach vorn, sodass Ihre Arme fast ganz gestreckt sind. Ihr Körperwinkel zum Boden sollte ungefähr 45 Grad betragen. Beginnen Sie, in einem schnellen Marching (Seite 85) nach vorn gegen den Widerstand des Schlittens anzulaufen. Ziel ist es nun, schnellkräftig zwischen aktivem Kniehub und Abdruckphase vom Boden zu wechseln. Die Beinachse sollte in allen Gelenken stabil sein. Achten Sie auch besonders darauf, dass Sie im Sprunggelenk nicht pronieren, also nicht nach innen einknicken, und im Kniegelenk keine X-Beinstellung einnehmen. Ziehen Sie den Sled, abhängig von der geladenen Zusatzlast, über 3 bis 4 Bahnen à 10 bis 20 Meter.

Weitere Möglichkeiten der Ausführung

Das Sled Dragging kann entweder, wie auf dem Foto links zu sehen, mit einem Schlingentrainer als Zughilfe durchgeführt werden oder alternativ mit Zuggurten, die über beide Schultern gehängt werden. Vorteil der Nutzung der Gurte ist die freie Armposition, sodass die Vortriebsleistung durch Armbewegungen wie beim Resisted Sprint (Seite 179) unterstützt werden kann.

Hinweise

Die Dragging-, also Zugbewegung, aber auch die Pushing-, Schubbewegung kann auf dem Kontinuum zwischen kraftvoll kontrolliert bis hin zu schnellkräftig explosiv mit mehr Dynamik ausgeführt werden. Das Gewicht auf dem Schlitten ist je nach Trainingsziel auszuwählen.

Variante: Sled Pushing

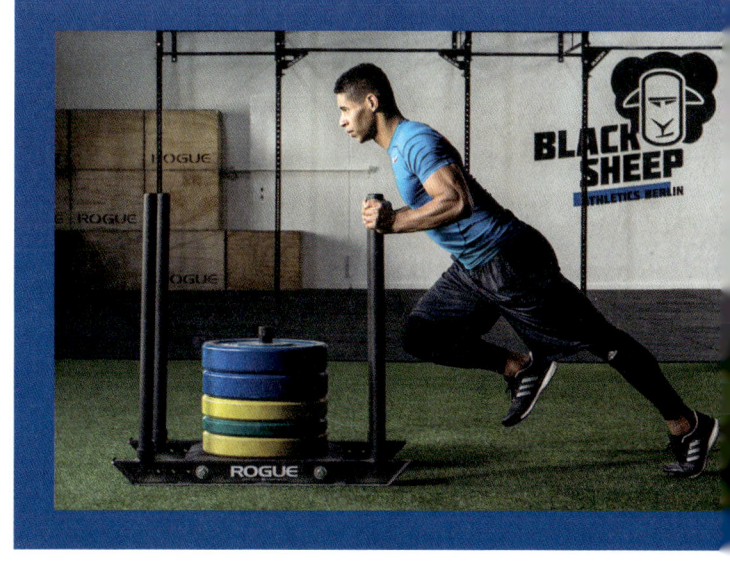

Stellen Sie sich in einem hüftbreiten Stand etwa 50 Zentimeter vor den Gewichtsschlitten. Lehnen Sie sich nun mit neutraler Wirbelsäulen- und gerader Körperposition sowie maximaler Anspannung der Rumpf- und Beckenmuskulatur nach vorn und greifen Sie die Stangen des Sled. Ihre Arme stützen Ihren Körper ab. Ihr Körperwinkel zum Boden sollte ungefähr 45 Grad betragen. Beginnen Sie nun, in einem schnellen Marching (Seite 85) nach vorn gegen den Widerstand des Schlittens anzulaufen. Ziel ist es, schnellkräftig zwischen aktivem Kniehub und Abdruckphase vom Boden zu wechseln. Die Beinachse sollte in allen Gelenken stabil sein. Achten Sie auch besonders darauf, dass Sie im Sprunggelenk nicht pronieren, also nicht nach innen einknicken, und im Kniegelenk keine X-Beinstellung einnehmen. Schieben Sie den Sled, abhängig von der geladenen Zusatzlast, über 3 bis 4 Bahnen à 10 bis 20 Meter.

Maximalsprint

Nehmen Sie eine tiefe Startposition wie beim Acceleration Sprint aus dem Rückwärtslauf (Seite 177) ein. Hierzu positionieren Sie Ihre Füße in einer Schrittstellung. Stützen Sie Ihren Arm, der dem nach vorn gestellten Bein gegenüberliegt, auf den Fingerspitzen auf dem Boden neben dem Fuß ab. Halten Sie den anderen Arm aktiv und fast gestreckt neben dem Körper. Ihr Oberkörper ist nach vorn gerichtet. 80 bis 90 Prozent Ihres Körpergewichts liegen auf dem vorderen Bein. Drücken Sie sich nun mit maximaler Kraft aus den Beinen vom Boden ab und starten Sie mit einem starken Kniehub. Steigern Sie Ihre Geschwindigkeit zunehmend. Die Sprints werden über 30 bis 50 Meter durchgeführt, die Phase der Maximalgeschwindigkeit beträgt anteilig etwa 20 bis 40 Meter. Führen Sie 3 bis 4 Maximalsprints durch.

Eine weitere Möglichkeit der Ausführung
Alternativ können Sie die Maximalsprints auch auf einem sogenannten Curve-Laufband ausführen, das geformt ist wie ein flaches U. Dieses Laufband wird im Gegensatz zu motorisierten Laufbändern allein von der Muskelkraft des Athleten angetrieben. Hierbei wird der Vortrieb durch die aktive Abdruckphase und Streckung im gesamten Bein, also die Streckung im Sprung-, Knie- und im Hüftgelenk, forciert. Besonders die hintere Muskelkette mit Gluteal- und Hamstringmuskulatur wird in ihrer Funktion gefordert. Das Laufband stellt zudem erhöhte Anforderungen an Koordination und Sprintmechanik, durch den muskulären Eigenantrieb und den erforderlichen Kniehub. Eine aktive Armbewegung ist dabei Grundvoraussetzung, um die Sprintbewegung zu unterstützen. Das Curve-Laufband ist damit ein passendes Trainingsmittel zur Schulung der Frequenzschnelligkeit. Auf dem Laufband können verschiedene Sprintintervalle durchgeführt werden, zum Beispiel 5 x 10 Sekunden maximale Frequenzschnelligkeit.

Crossover to Stick

Beanspruchte Muskulatur: Beim Crossover to Stick wird die gesamte Strecker- und Beugerkette der Beine bei maximaler Rumpf- und Beckenstabilisierung beansprucht. Zudem werden die Adduktoren und Abduktoren beansprucht, um die Seitwärtsbewegung zu unterstützen.

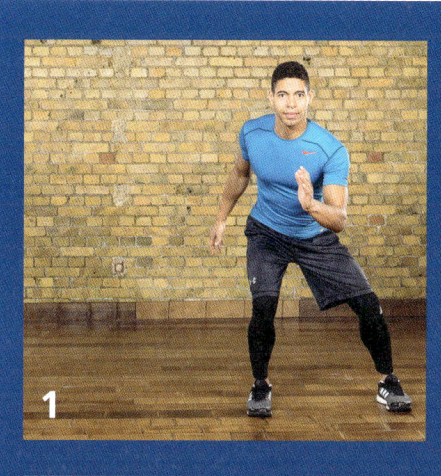

1. Nehmen Sie für die Ausgangsposition einen hüftbreiten Stand ein. Beugen Sie Hüft- und Kniegelenke und neigen Sie Ihren Oberkörper mit neutraler Wirbelsäule leicht nach vorn. Ihre Arme sind in Bereitschaft neben dem Körper positioniert. Verlagern Sie Ihr Gewicht nun auf das rechte Bein und führen Sie Ihren linken Arm etwas nach vorn.
2. Beschleunigen Sie nun nach rechts, indem Sie den Boden mit dem rechten Bein aktiv wegdrücken und das linke Bein vor dem rechten überkreuzen. Die Bewegung Ihrer Arme unterstützt die Bewegung. Halten Sie Hüfte und Oberkörper während der Bewegung stabil und verdrehen Sie beide nicht.

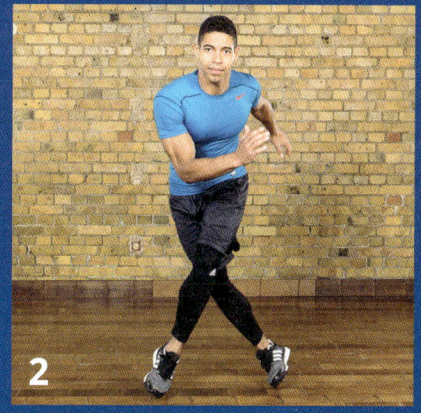

3. Landen Sie auf beiden Beinen, verlagern Sie Ihr Gewicht jedoch sogleich auf das linke Bein. Die Endposition entspricht der Startposition, jedoch mit Ausrichtung nach links. Führen Sie die Übung 3- bis 4-mal nach links und rechts durch.

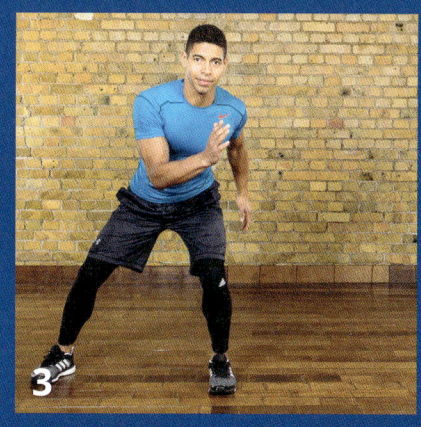

5-10-5

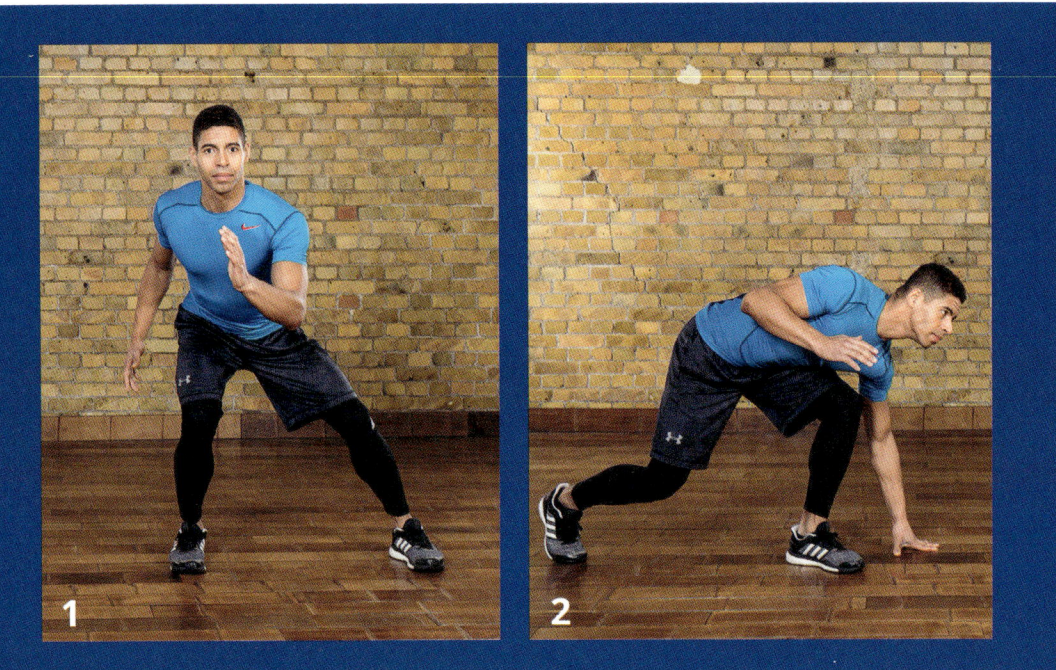

Beanspruchte Muskulatur: Auch beim 5-10-5 wird die gesamte Strecker- und Beugerkette der Beine bei maximaler Rumpf- und Beckenstabilisierung beansprucht, um das Abbremsen bei Richtungsänderung und die Kniehub- und Abdruckphase bei Beschleunigung zu gewährleisten. Vor allem wird die hüftstreckende Muskulatur gefordert, um den Vortrieb zu erzeugen. Zudem werden die Adduktoren und Abduktoren beansprucht, um die Seitwärtsbewegung zu unterstützen.

1. Stecken Sie sich eine Strecke mit drei Punkten ab: Ihre erste Markierung befindet sich an Ihrem Ausgangspunkt, eine zweite 5 Meter rechts von Ihnen, eine dritte 5 Meter links vom Ausgangspunkt. Nehmen Sie an der ersten Markierung einen hüftbreiten Stand ein. Beugen Sie Hüft- und Kniegelenke und neigen Sie Ihren Oberkörper mit neutraler Wirbelsäule leicht nach vorn. Ihre Arme sind in Bereitschaft neben dem Körper positioniert. Verlagern Sie Ihr Gewicht nun auf das rechte Bein und führen Sie Ihren linken Arm etwas nach vorn. Ziel der Bewegung ist es, maximal aus dieser Position heraus zu beschleunigen und mit wenigen Schritten die zweite Markierung in 5 Meter Entfernung zu erreichen.

2. Laufen Sie nun im maximalen Sprint nach rechts bis zu Ihrer ersten Markierung, die den Punkt der Richtungsänderung darstellt. Bereiten Sie schon kurz vor der Markierung die Richtungsänderung zur dritten Markierung vor. Beim Richtungswechsel über die linke Körperseite berühren Sie mit der linken Hand die Markierung am Boden. Ihre Körpermitte hat die Markierung hier bereits überschreiten. Beugen Sie Ihre Knie, Ihr linkes Bein steht vor dem rechten, das wie bei einem Ausfallschritt nach hinten gebeugt ist. Ihr Körperschwerpunkt sollte dabei relativ tief liegen. Richten Sie sich nun wieder auf und laufen Sie die 10 Meter lange Strecke bis zur dritten Markierung ebenfalls mit maximaler Geschwindigkeit im Sprint. Absolvieren Sie an der dritten Markierung einen erneuten Richtungswechsel über die rechte Körperseite und sprinten Sie die letzten 5 Meter zurück zur ersten Markierung beziehungsweise zum Ausgangspunkt, um die Übung zu beenden. Führen Sie die Übung 4- bis 5-mal durch.

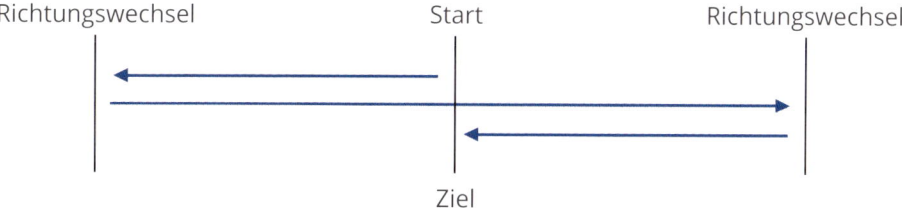

Deceleration Shuttle Run

Stecken Sie eine Strecke von zum Beispiel 20 Metern ab, indem Sie die erste Markierung am Ausgangspunkt setzen, die zweite Markierung in 20 Meter Entfernung. Nehmen Sie eine aufrechte Schrittstellung am Ausgangspunkt ein und laufen Sie mit submaximaler Geschwindigkeit zu Ihrer zweiten Markierung. Vorgabe ist, die letzten 3 Schritte vor der Markierung zum Abbremsen der Geschwindigkeit zu nutzen und währenddessen die Bewegung in die entgegengesetzte Richtung vorzubereiten. Nutzen Sie hierfür die Ausrichtung der Gelenke und die Armbewegungen, um die Richtung zu wechseln und um erneut zu beschleunigen, ähnlich wie beim 5-10-5 (Seite 184), jedoch mit geringerer Geschwindigkeit. Laufen Sie direkt zurück zur Ausgangsmarkierung. Führen Sie 5 bis 10 Läufe durch.

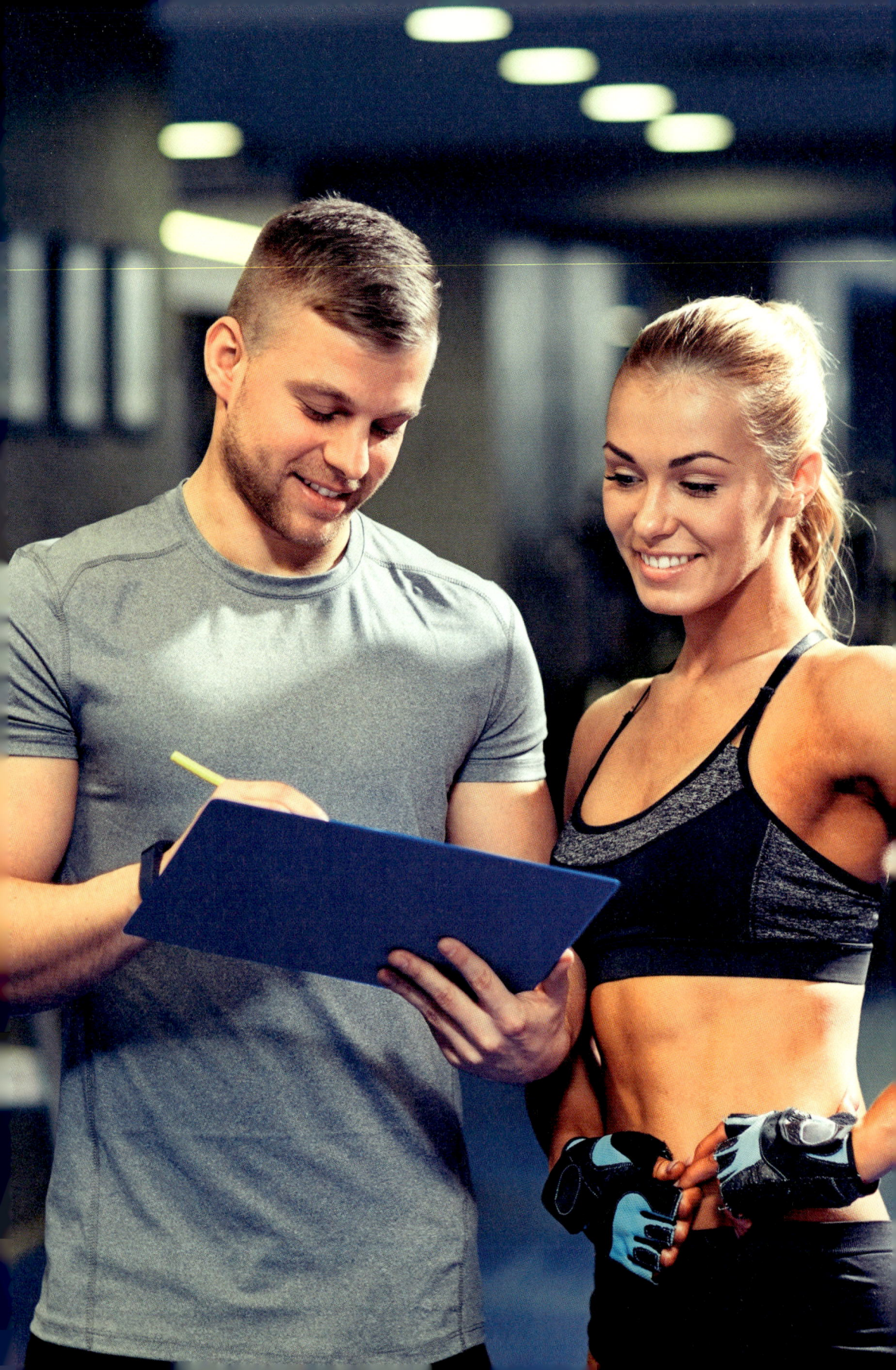

Trainingsplanung und -steuerung

Prinzipien für das Training

Als Schlüssel für eine strukturierte Trainingsplanung und -steuerung dienen für alle Anwendungsfelder des sportlichen Trainings die sogenannten Trainingsprinzipien. Trainingsprinzipien können als übergeordnete Handlungsanweisungen für Trainer und Athleten angesehen werden, an denen die Struktur, der Aufbau und die Organisation des Trainings ausgerichtet sind und die Entwicklung des Trainingsprogramms jederzeit hinterfragt werden kann. Dies sind die sechs wichtigsten Trainingsprinzipien:

1. Prinzip des wirksamen Belastungsreizes
2. Prinzip der progressiven Belastungssteigerung
3. Prinzip der Kontinuität beziehungsweise Regelmäßigkeit der Belastung
4. Prinzip der wechselnden und variierenden Belastung
5. Prinzip der optimalen Relation von Belastung und Erholung
6. Prinzip der individualisierten Belastung

Die aufgeführten Prinzipien lassen sich allesamt mit den biologischen Anpassungsmechanismen im menschlichen Körper begründen, die nach Belastungen durch ein sportliches Training einsetzen. Für einen Sporteinsteiger ist zunächst einmal jeder Trainingsreiz ein wirksamer Reiz (Prinzip 1). Im Laufe der Zeit werden gleiche Belastungsreize zunehmend besser toleriert und die Belastung kann gesteigert werden (Prinzip 2). Dies bedeutet zudem, dass Athleten mit einem hohen Leistungsniveau differenzierter vorgehen müssen, um wirksame Trainingsreize zu setzen. Anpassungen sind jedoch nicht nur positiv: Wird nicht regelmäßig trainiert (Prinzip 3), kommt es zu einer Deadaptation und der Organismus pegelt sich wieder auf einem niedrigeren Niveau der Leistungsfähigkeit und Belastbarkeit ein, beispielsweise nach einer Verletzung oder Erkrankung. Um das aktive und passive Stütz- und Bewegungssystem zu entlasten, insbesondere bei sogenannten laufassoziierten Impact-Sportarten wie den verschiedenen Laufdisziplinen oder Spielsportarten, ist es sinnvoll, nicht nur die Belastungsreize zu steigern, sondern diese auch durch verschiedene Trainingsmethoden oder Übungen zu verändern (Prinzip 4). So kann auch eine Variation zu einer Progression führen. Besonders für das Training der Hamstrings bedarf es einer ausgewogenen Gestaltung von Belastungs- und Erholungsphasen (Prinzip 5), sowohl akut innerhalb der Trainingseinheit als auch zwischen den Trainingseinheiten, da diese Muskulatur in den meisten laufassoziierten Sportarten intensiv belastet wird. Der Organismus bekommt so die nötige Zeit, um sich umzustellen und an die Belastungsreize mittel- und langfristig funktionell und strukturell anpassen zu können. Training besteht also immer aus Belastung und Erholung. Schließlich sollte ein Trainingsprogramm zudem immer an das Leistungsniveau der Sportler angepasst sein (Prinzip 6). Hierbei spielen sowohl das Alter als auch die Trainingserfahrung und die aktuelle geistige und physische Fitness eine Rolle. Vor diesem Hintergrund dieser Prinzipien sollten Re- und Progressionen von Trainingsmethoden und Übungsformen zielführend eingesetzt werden, um das Training für den Athleten optimal zu gestalten und Trainingsreize zu steuern.

Parameter der Belastung

Zur konkreten Planung und Steuerung des Trainings dienen weiterhin die sogenannten Belastungsnormative. Diese Parameter sind die Stellschrauben für den Belastungsreiz, mit dem trainiert wird. Optimal auf das Trainingsziel abgestimmte Belastungsnormative bilden die Grundlage für ein effizientes und effektives Training. Die Belastungsnormative, die bei der Planung und Steuerung des Trainings berücksichtigt werden sollten, sind:

1. **Belastungsdauer:** Dauer der Belastung während einer Übung oder einer Trainingseinheit
2. **Belastungsumfang:** Anzahl der Wiederholungen, Trainingssätze, Übungen und Zirkel
3. **Belastungsdichte:** Verhältnis von Belastung und Erholung; Pausenzeiten zwischen Trainingssätzen, Übungen und Trainingseinheiten
4. **Belastungsintensität:** Höhe beziehungsweise Stärke der Belastungsreize; Größe des Widerstands, subjektives Belastungsempfinden, Übungsauswahl, Übungsreihenfolge
5. **Belastungshäufigkeit:** Anzahl der Trainingseinheiten pro Woche
6. **Bewegungsfrequenz:** Bewegungsgeschwindigkeit, Wiederholungsanzahl pro Zeiteinheit
7. **Bewegungsqualität:** Bewegungsausführung, Bewegungsamplitude

Die Belastungsdauer sowie der Belastungsumfang werden maßgeblich durch die Anzahl der Übungen und die Anzahl der Übungssätze und Wiederholungen sowie durch die Belastungszeit bestimmt. Über das Verhältnis von Belastungs- und Erholungszeit wird die Belastungsdichte vorgegeben und somit auch die Belastungsintensität gesteuert. Ein Verhältnis von 1 : 1 ist dabei als relativ moderat einzustufen: zum Beispiel 30 Sekunden Belastung, gefolgt von 30 Sekunden Erholung.

Werden die Hamstrings präventiv trainiert, sollte der Belastungsumfang (Übungsanzahl, Sätze und Wiederholungen) relativ gering gehalten werden, da die Hamstrings in der eigentlichen sportlichen Betätigung bereits hoch belastet werden. Die Intensität der Belastung wird zudem maßgeblich durch die Übungsauswahl und ein eventuelles Zusatzgewicht bestimmt. Man sollte daher immer darauf achten, Belastungen adäquat zu steigern, sodass mit einem optimalen Trainingsreiz trainiert wird und die Hamstrings nicht überlastet werden. Die Übungsauswahl bestimmt hierbei auch die zu trainierende Region der Hamstrings. Wird lediglich mit dem eigenen Körpergewicht trainiert, ist die Belastungsintensität vorgegeben. Die Intensität der Reize kann hierbei nur durch Zusatzgewicht gesteigert oder durch Übungsvariationen gesenkt werden. Eine weitere Stellgröße der Belastungsintensität kann zudem die Übungsreihenfolge oder die Ausführungsgeschwindigkeit sein. Es besteht ein deutlicher Unterschied, ob in 30 Sekunden 15 oder 30 Wiederholungen einer bestimmten Übung absolviert werden. Es kann eine Progression und somit ein neuer Trainingsreiz erzielt werden, indem Übungen schneller oder langsamer ausgeführt werden.

Die Bewegungsgeschwindigkeit und die Wiederholungsanzahl pro Zeiteinheit hängen unmittelbar mit der Qualität der Ausführung sowie dem Bewegungsumfang zusammen. Es ist immer dem Credo »Qualität vor Quantität« zu folgen: Eine saubere Übungsausführung ohne Schwung bei Ausschöpfung des gesamten Bewegungsumfangs ist einer schnelleren Ausführung und somit der Steigerung der Wiederholungsanzahl pro Zeiteinheit vorzuziehen. In diesem Rahmen erhöht sich auch die Dauer, in der die Muskulatur angespannt bleibt: zum Beispiel 1 Sekunde exzentrisch in der negativen Bewegung, ohne Pause im Umkehrpunkt, 1 Sekunde konzentrisch in der positiven Bewegung, ohne Pause im Umkehrpunkt; Kurzform: 1-0-1-0. Dies bedeutet, dass 15 Wiederholungen in 30 Sekunden ausgeführt werden. Auf diese Weise können auch unterschiedliche Zielsetzungen verfolgt werden. Es können zum Beispiel eine längere exzentrische Bewegungsphase während der Wiederholung im Verhältnis zur konzentrischen Bewegungsphase (3-0-1-0) oder isometrische Haltearbeit am Umkehrpunkt zwischen konzentrischer und exzentrischer Bewegungsphase (3-2-1-0) zu einem hochreizwirksamen Training der Hamstrings beitragen. Abschließend wird die Belastungshäufigkeit vor allem durch die Anzahl der Trainingseinheiten pro Woche bestimmt.

Empfehlungen für die Trainingsplanung

Die Gestaltung eines Trainingsplans als Prävention gegen Verletzungen der Hamstrings ist abhängig von einer Vielzahl von Faktoren. Im Prinzip ist ein solcher Plan in das normale Training zu integrieren, da die Inhalte auch grundsätzlich relevant sind und grundlegende Schutzfaktoren wie die exzentrische Kraft oder die Beinachsenstabilität unter Belastung aufgebaut werden. Vorwiegend sind das Anforderungsprofil und die Leistungsstruktur der jeweiligen Sportart und der aktuelle Trainingsprozess zu betrachten. In diesem Zusammenhang spielen die absolvierten Belastungsumfänge und -intensitäten sowie die Trainingsinhalte und die Anzahl der Trainingseinheiten pro Woche eine Rolle. Bei einer Trainingshäufigkeit von fünf bis acht Einheiten pro Woche wäre ein spezifisches Programm für die Hamstrings zwei- bis dreimal in der Woche für zwanzig Minuten denkbar. Bei zwei bis drei Einheiten pro Woche wäre eine spezifische Einheit für die Hamstrings von dreißig Minuten zu integrieren. Maximalsprints und reaktiv-plyometrische Übungen sollten zusätzlich zum üblichen Training einmal alle zwei Wochen eingebaut werden. Studien konnten zeigen, dass ein spezifisches Training der Hamstrings einmal pro Woche bereits zum Erfolg führt und somit hilft, Verletzungen zu vermeiden. Im Folgenden ist exemplarisch ein Beispiel für die Belastungsnormative aufgeführt, über die ein Training adäquat geplant und auch kurzfristig während des Trainings individuell gesteuert werden kann:

1. **Belastungsdauer:** Ein spezifisches Trainingsprogramm bei hoher Belastungsintensität sollte inklusive Warm-up und Cool-down nicht länger als 60 bis 75 Minuten in Anspruch nehmen (Dauer der Anspannung der Muskulatur bei zyklischen Bewegungen siehe Bewegungsfrequenz).

2. **Belastungsumfang:**
   - 4 bis 5 Übungen sowohl hüft- als auch kniedominant
   - 2 bis 4 Sätze à 6 bis 8 Wiederholungen
   - 100 bis 130 Sprünge und 8 bis 12 Maximalsprints abhängig von der Art

3. **Belastungsdichte:** 1 bis 2 Minuten Pause zwischen den Sätzen, je nach subjektivem Befinden

4. **Belastungsintensität:** mit dem eigenen Körpergewicht oder mit Zusatzlast

5. **Belastungshäufigkeit:** kontinuierliche Implementierung im Rahmen des spezifischen Athletik- oder Krafttrainings in zwei bis drei Trainingseinheiten pro Woche (Saisonvorbereitung im Sportspiel), eine Trainingseinheit pro Woche (Saison im Sportspiel), einmal alle zwei Wochen reaktiv-plyometrisches Training und Sprinttraining. Für den Einsteiger mit zwei bis drei Trainingseinheiten pro Woche bietet sich eine spezifische Einheit pro Woche für die Hamstrings an.

6. **Bewegungsfrequenz:** konzentrischer Fokus 1-0-2-0, exzentrischer Fokus 4-0-1-0, isometrischer Fokus 2-3-2-0

7. **Bewegungsqualität:** volle Bewegungsamplitude, hohe Qualität der Bewegungsausführung

Beispieltrainingsplan für Fortgeschrittene

Der im Folgenden vorgestellte Plan bezieht sich auf eine Woche in der Saisonvorbereitung im Fußball. Die Anordnung der Einheiten kann über die gesamte Vorbereitung beibehalten werden. Es wird angenommen, dass acht Trainingseinheiten pro Woche in einem leistungsorientierten Team durchgeführt werden. Zusätzlich dazu werden physiotherapeutische Maßnahmen und regenerative Inhalte eingebaut. Spezifische Trainingsinhalte zur Verletzungsprävention der Hamstrings werden in das Athletiktraining integriert (drei Einheiten pro Woche à 60 Minuten). Werden Testspiele in den Wochenzyklus eingebaut, muss eine Anpassung stattfinden. Als Vortag zu einem Testspiel würde sich die Anordnung des Donnerstags anbieten. Es wäre auch möglich, am Abend des Mittwochs oder Samstags ein Testspiel zu absolvieren.

Die Trainingsteile im Einzelnen

Im Folgenden wird ein Beispiel für eine spezifische Trainingseinheit für Fortgeschrittene zur Prävention von Hamstringverletzungen aufgeführt. Je nach Leistungsniveau kann das Training mithilfe von Re- und Progressionen über die Ausführungsvariante, Bewegungsamplitude und -frequenz oder das gewählte Zusatzgewicht unterschiedlich skaliert werden. Die Angaben der Belastungsnormative sind beispielhaft gewählt und können je nach Leistungsstand und Trainingsfokus variiert werden. Es ist zu beachten, dass im Folgenden der Fokus primär auf den unteren Extremitäten und der rumpfstabilisierenden Muskulatur liegt. Für ein ganzheitliches Training sind für die Muskeln der oberen Extremitäten und des Schultergürtels zusätzlich vertikale Zug- und Druckübungen (zum Beispiel Klimmzug oder Schulterpressübungen mit Kurzhanteln) sowie horizontale Zug- und Druckübungen (zum Beispiel Ruderzug oder Liegestütz) zu empfehlen.

	Montag	Dienstag	Mittwoch	Donnerstag	Freitag	Samstag	Sonntag
Morgens	FTB	ATT	FTB	ATP	OFF	ATT	OFF
Mittags	PREG	OFF	PREG	OFF	OFF	PREG	OFF
Abends	OFF	FTT	OFF	FTT	FTB	OFF	OFF

OFF = Freizeit
PREG = physiotherapeutische und regenerative Maßnahmen
ATP = positionsspezifisches und individuelles Athletiktraining
ATT = Athletiktraining im Team
FTT = fußballspezifisches Training mit Technik- und Taktikschwerpunkt
FTB = fußballspezifisches Training mit Belastungsschwerpunkt

Teil 1 der Trainingseinheit

Trainingsziel: Warm-up und Aktivierung der Rumpf- und Hüftmuskulatur

Ablauf:
- Training am Platz, bei mehreren Teilnehmern in Aufstellung nebeneinander
- Die Übungen 6 bis 14 werden im Shuttle (Ausführung zwischen zwei Markierungen im Abstand von etwa 10 bis 20 Meter) durchgeführt

Dauer: etwa 20 Minuten

	Übung	Ausführung
1	Ausrollen der hinteren Oberschenkelmuskulatur (Seite 70)	ca. 30 Sek. bis 2 Min.
2	Ausrollen der Gesäßmuskulatur (Seite 71)	ca. 30 Sek. bis 2 Min.
3	Ausrollen der vorderen Oberschenkelmuskulatur (Seite 72)	ca. 30 Sek. bis 2 Min.
4	Ausrollen der inneren Oberschenkelmuskulatur (Seite 73)	ca. 30 Sek. bis 2 Min.
5	Hip Rotation (Seite 96)	5 × in jede Richtung links und rechts
6	Lockeres Laufen (Seite 74)	3 × 20 m vorwärts und rückwärts
7	High Knee Walk (Seite 76)	1 × 20 m
8	Walking Heel to Butt (Seite 78)	1 × 20 m
9	Leg Cradle Walk (Seite 80)	1 × 20 m alternierend links und rechts
10	Inchworm (Seite 82)	1 × 20 m
11	Crawling (Seite 112)	1 × 10 m vorwärts und rückwärts
12	Side Step mit Miniband (Seite 100)	1 × 10 m links und rechts
13	Side Step (Seite 74)	2 × 20 m links und rechts
14	Skipping (Seite 86 und 88)	2 × 20 m linear und lateral
15	Incremental Run to Sprint (Seite 93)	2 × 30 m

Teil 2 der Trainingseinheit

Im Hauptteil sollte der Fokus entweder auf das funktionelle Krafttraining (siehe Tabelle mit Trainingsziel A) *oder* reaktiv-plyometrischen Übungen zusammen mit Sprint- und Richtungsänderungen (siehe Tabelle mit Trainingsziel B) gelegt werden. Eine Kombination beider Trainingsformen würde das neuromuskuläre System überfordern und eine optimale Aktivierung und Ansteuerung der Muskulatur wäre nicht mehr gewährleistet.

Trainingsziel A: funktionelles Krafttraining der unteren Extremitäten über drei Zirkel
Ablauf:
- Der Wechsel von einer Übung zur nächsten gilt als Pause; je nach Bedarf kann auch individuell pausiert werden
- Ziel sollte es sein, jede Übung bei maximaler Anspannung und Aktivierung durchzuführen.

Dauer: etwa 30 Minuten

	Übung	Ausführung
1	Deadlift mit Kettlebell (Seite 126) mit anschließendem Single Leg Deadlift ohne Zusatzlast (Seite 128)	20–32 kg, 8 × (3-0-1-0) 5 × pro Seite (2-0-1-0)
2	Split Squat mit Kettlebell (Seite 135)	12–24 kg, 8 × pro Seite (3-1-1-0)
3	Nordic Hamstring Exercise als Partnerübung (Seite 144)	8 × (3 Sekunden exzentrischer Fokus, keine konzentrische Phase)
4	Walking Lunge (Seite 84)	8 × pro Seite
5	Kettlebell Swing (Seite 150)	12–20 kg, 8 ×
6	Lockeres Laufen (Seite 74)	30 m

Trainingsziel B: reaktiv-plyometrische Übungen und Sprint- und Richtungsänderungen ohne Zusatzlast

Ausführung:
- auf Rasen oder weichem Boden; Durchführung von einem Zirkel
- Der Wechsel von einer Übung zur nächsten gilt als Pause; je nach Bedarf kann auch individuell pausiert werden.
- Ziel sollte es sein, jede Übung bei maximaler Anspannung und Aktivierung durchzuführen.

Dauer: etwa 30 Minuten

	Übung	Ausführung
1	Box Step Up (Seite 162 und 164), Box ca. 40–50 cm hoch	8 Sprünge links, rechts, linear und lateral
2	Squat Jump mit 90-Grad-Drehung (Seite 158, siehe Varianten)	8 Sprünge mit Stick (vergleiche Kasten »So führen Sie die Übungen richtig aus«, Seite 150) nach links und rechts
3	Lateral Bound (Seite 166)	2 × 8 Sprünge mit Stick links und rechts
4	Hurdle Hop (Seite 170), Hürde ca. 30 cm hoch	2 × 8 Sprünge mit Minibounce und Continuous; je linkes und rechtes Bein; linear, medial und lateral
5	Acceleration Sprint aus dem Rückwärtslauf (Seite 177)	3 × 20 m
6	Resisted Sprint als Partnerübung (Seite 179)	3 × 10 m maximale Frequenz und 10 m Sprint
7	Maximalsprint (Seite 182)	2 × 40 m
8	5-10-5 (Seite 184)	2 × links und rechts
9	Deceleration Shuttle Run (Seite 185)	10 Shuttle × 20 m; 3 Schritte zum Abbremsen

Teil 3 der Trainingseinheit

Als Cool-down, das etwa 10 Minuten dauert, können lockere kleine Spiele ohne Gegnerkontakt, zum Beispiel Fußballtennis, stattfinden. Der Sportler kann auslaufen oder Myofascial-Release-Techniken anwenden.

Beispieltrainingsplan für Einsteiger

Der im Folgenden vorgestellte Plan bezieht sich auf den Einsatz für einen lauforientierten Breitensportler. Es wird angenommen, dass eine Trainingseinheit pro Woche spezifisch für die Prävention von Hamstringverletzungen durchgeführt wird. Zudem werden pro Woche zwei Laufeinheiten und eine Einheit in Form eines fitnessorientierten Krafttrainings mithilfe eines Ganzkörperworkouts durchgeführt.

Die Trainingsteile im Einzelnen

Im Folgenden wird ein Beispiel für eine spezifische Trainingseinheit für Einsteiger zur Prävention von Hamstringverletzungen aufgeführt. Je nach Leistungsniveau und Trainingsfokus kann auch hier das Training unterschiedlich skaliert werden mithilfe von Re- und Progressionen über die Ausführungsvariante, Bewegungsamplitude und -frequenz oder das gewählte Zusatzgewicht. Es ist zu beachten, dass im Folgenden auch für diesen Plan der Fokus primär auf den unteren Extremitäten und der rumpfstabilisierenden Muskulatur liegt. Für ein ganzheitliches Training sind für die Muskeln der oberen Extremitäten und des Schultergürtels zusätzlich vertikale Zug- und Druckübungen (zum Beispiel Klimmzug oder Schulterpressübungen mit Kurzhanteln) sowie horizontale Zug- und Druckübungen- (zum Beispiel Ruderzug oder Liegestütz) zu empfehlen.

	Montag	Dienstag	Mittwoch	Donnerstag	Freitag	Samstag	Sonntag
Morgens	OFF	OFF	OFF	OFF	OFF	OFF	OFF
Mittags	OFF	OFF	OFF	OFF	OFF	OFF	OFF
Abends	LST	OFF	GKT	LST	OFF	HST	OFF

OFF = Freizeit
HST = Training spezifisch für die Hamstringmuskulatur
LST = laufspezifisches Training
GKT = fitnessorientiertes Ganzkörperkrafttraining

Teil 1 der Trainingseinheit

Trainingsziel: Warm-up und Aktivierung der Rumpf- und Hüftmuskulatur

Ablauf:

- Training am Platz, bei mehreren Teilnehmern in Aufstellung nebeneinander
- Die Übungen 6 bis 12 werden im Shuttle (Ausführung zwischen zwei Markierungen im Abstand von etwa 10 bis 20 Meter) durchgeführt.

Dauer: etwa 15 Minuten

	Übung	Ausführung
1	Ausrollen der hinteren Oberschenkelmuskulatur (Seite 70)	ca. 30 Sek. bis 2 Min.
2	Ausrollen der Gesäßmuskulatur (Seite 71)	ca. 30 Sek. bis 2 Min.
3	Ausrollen der vorderen Oberschenkelmuskulatur (Seite 72)	ca. 30 Sek. bis 2 Min.
4	Ausrollen der inneren Oberschenkelmuskulatur (Seite 73)	ca. 30 Sek. bis 2 Min.
5	Plank Hip Flexion (Seite 107)	10 × pro Seite
6	Lockeres Laufen (Seite 74)	3 × 20 m vorwärts und rückwärts
7	Walking Heel to Butt (Seite 78)	1 × 20 m
8	Crawling (Seite 112)	1 × 10 m vorwärts und rückwärts
9	Side Step mit Miniband (Seite 100)	1 × 10 m links und rechts
10	Marching (Seite 85)	1 × 20 m
11	Skipping (Seite 86 und 88)	2 × 20 m linear und lateral
12	Incremental Run to Sprint (Seite 93)	2 × 30 m

Teil 2 der Trainingseinheit

Im Hauptteil sollte der Fokus entweder auf das funktionelle Krafttraining (siehe Tabelle mit Trainingsziel A) *oder* reaktiv-plyometrische Übungen zusammen mit Sprint- und Richtungsänderungen (siehe Tabelle mit Trainingsziel B) gelegt werden. Eine Kombination beider Trainingsformen würde das neuromuskuläre System überfordern und eine optimale Aktivierung und Ansteuerung der Muskulatur wäre nicht mehr gewährleistet.

Trainingsziel A: funktionelles Krafttraining der unteren Extremitäten über zwei Zirkel

Ausführung:
- Der Wechsel von einer Übung zur nächsten gilt als Pause; je nach Bedarf kann auch individuell pausiert werden.
- Ziel sollte es sein, jede Übung bei maximaler Anspannung und Aktivierung durchzuführen.

Dauer: etwa 20 Minuten

	Übung	Ausführung
1	Glute Bridge (Seite 122)	10 × (2-0-2-0)
2	Deadlift mit Kettlebell (Seite 126)	12–16 kg, 8 × (3-0-1-0)
3	Squat mit dem eigenen Körpergewicht (Seite 132)	8 × (3-1-1-0)
4	Lateral Lunge (Seite 152)	8 × jede Seite
5	Kettlebell Swing (Seite 150)	12–16 kg, 8 ×
6	Lockeres Laufen (Seite 74)	30 m

Trainingsziel B: reaktiv-plyometrische Übungen und Sprint- und Richtungsänderungen ohne Zusatzlast

Ausführung:
- Durchführung von einem Zirkel
- Der Wechsel von einer Übung zur nächsten gilt als Pause; je nach Bedarf kann auch individuell pausiert werden.
- Ziel sollte es sein, jede Übung bei maximaler Anspannung und Aktivierung durchzuführen.

Dauer: etwa 20 Minuten

	Übung	Ausführung
1	Squat Jump (Seite 158)	8 Sprünge mit Stick (vergleiche Kasten »So führen Sie die Übungen richtig aus«, Seite 155)
2	Hurdle Jump linear (Seite 168), Hürde ca. 30 cm hoch	2 × 6 Sprünge mit Minibounce und Continuous
3	Lateral Bound (Seite 166)	2 × 8 Sprünge mit Stick links und rechts
4	Hurdle Hop (Seite 170), Hürde ca. 30 cm hoch	2 × 8 Sprünge mit Minibounce und Continuous; je linkes und rechtes Bein; linear, medial und lateral
5	Acceleration Sprint aus dem Rückwärtslauf (Seite 177)	2 × 20 m
6	Maximalsprint (Seite 182)	2 × 40 m
7	Deceleration Shuttle Run (Seite 184)	8 Shuttle × 20 m; 3 Schritte zum Abbremsen

Teil 3 der Trainingseinheit

Als Cool-down, das etwa 5 Minuten dauert, kann der Sportler auslaufen oder Myofascial-Release-Techniken anwenden.

Gelungene Rehabilitation – nur mit einem strukturierten Training

Trainingsprogramme, die Hamstringverletzungen präventiv vorbeugen sollen, können vielfältig gestaltet und implementiert werden. Derzeit wird ein ganzheitlicher Ansatz empfohlen, um Hamstringverletzungen zu reduzieren, der auch durch zahlreiche kontrollierte Studien unterstützt wird.[276] Dieser Ansatz wurde im vorliegenden praktischen Übungsteil umgesetzt. Die Studienlage kann die Wirksamkeit solcher Programme hinsichtlich der Reduktion von Verletzungen eindeutig nachweisen. Die Compliance und Kontinuität der Durchführung bisheriger Programme ist gering,[277] stellt jedoch den entscheidenden Schutzfaktor für die Verletzungsreduktion dar.

Abschließend fragen sich vielleicht viele Leser, wie eine optimale Rehabilitation bei Verletzungen der Hamstrings aussehen kann. Wie viele Experten im nordamerikanischen Raum sind auch wir der Meinung, dass sich eine gelungene Rehabilitation durch ein gut strukturiertes Trainingsprogramm auszeichnet, wie es mithilfe dieses Buchs erstellt werden kann. Das bedeutet, dass bei Berücksichtigung der benannten Trainingsprinzipien und methodischen Reihen sowie unter Einsatz adäquat gewählter Trainingsmittel jeder Rehabilitationsprozess mit den aufgeführten Übungsbeispielen erfolgreich begleitet werden kann. Voraussetzung hierfür ist ein durchdachter Einsatz von Übungsregressionen und -progressionen. Der mögliche schmerzfreie Bewegungsumfang in der betroffenen Region sollte regelmäßig überprüft werden. So können Richtlinien und Kriterien für den Wiedereinstieg nach einer akuten Verletzung anhand mehrerer Faktoren wie den Patienteneigenschaften (Alter, Geschlecht, vorherige Verletzungsrate), Merkmalen beziehungsweise Besonderheiten der Verletzung (Verletzungsmechanismus, Lokalität und Schweregrad der Verletzung) und klinischen sowie funktionellen Testverfahren der Bewegungsqualität (Beweglichkeit, Kraft) erarbeitet werden.[278, 279, 280, 281]

Aktuelle Analysen deuten darauf hin, dass eine möglichst frühe Mobilisation und Belastung des betroffenen Sehnen- und Muskelgewebes nach dem Verletzungseintritt (etwa zwei bis drei Tage) einem später beginnenden Rehabilitationsbeginn überlegen ist.[282]

Dank

Wir bedanken uns für wertvolle Hinweise und Ideen bei Dr. Alexander Törpel von der Universität in Magdeburg, der als Sportwissenschaftler besondere Expertise im Bereich der Trainingsmethodik des Krafttrainings aufweist und immer ein offenes Ohr für Diskussionen zur Thematik hatte. Ein weiterer Dank gilt Kevin Carr, der als Experte des funktionellen Trainings und »Schüler« von Michael Boyle im Rahmen der Ausbildung zum Certified Functional Strength Coach (CFSC) wertvolle Prinzipien und methodische Übungsreihen aufgezeigt hat, die sich abgewandelt zum Teil auch in diesem Ratgeber wiederfinden.

Wir bedanken uns auch bei Olaf Zorn von

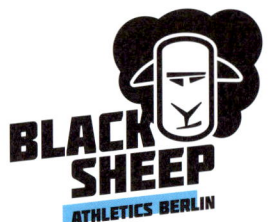

der uns sein tolles Studio in Berlin für das Fotoshooting zur Verfügung gestellt hat. Das Team ist auf CrossFit-Training spezialisiert. Wer dort gern einmal trainieren möchte, findet Black Sheep Athletics in Berlin, Am Tempelhofer Berg 6. Weitere Infos auf: black-sheep-berlin.de

Autorenviten

Prof. Dr. Thomas Gronwald ist Trainingswissenschaftler mit dem Schwerpunkt Belastungs- und Beanspruchungssteuerung an der MSH Medical School in Hamburg. Im Speziellen beschäftigt er sich mit Auswirkungen von Ermüdungsprozessen auf das autonome und zentrale Nervensystem und daraus folgend mit Neuroenhancement- und Verletzungspräventionsstrategien im sportlichen Training. Er ist Mitbegründer der Senmotion GmbH, die sich im Digital-Health-Bereich mit der Prävention und Therapie von Verletzungen und Schäden des Stütz- und Bewegungsapparates auseinandersetzt.

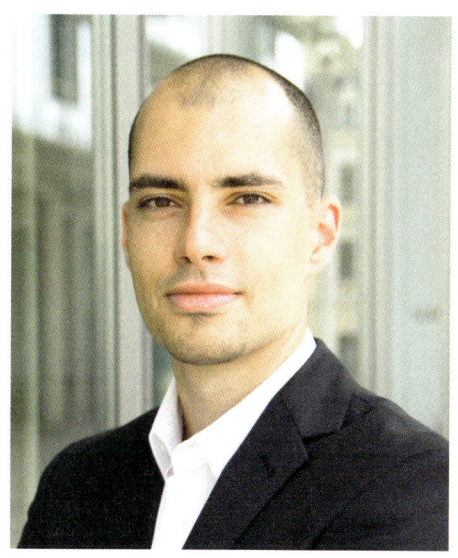

Prof. Dr. Thomas Ertelt ist Biomechaniker und Professor für Bewegungswissenschaft und Biomechanik an der Deutschen Hochschule für Gesundheit und Sport in Berlin. Als ehemaliger Leichtathlet hat er sich schon früh dem Extremsport verschrieben und ist Pionier in Sachen Extremhindernislauf. Er ist Gründungsmitglied des erfolgreichsten Extremhindernislaufvereins Europas, des Gettingtough e. V., der 2009 gegründet wurde, sowie des gleichnamigen Rennveranstalters. Zudem ist er ebenfalls Mitbegründer der Senmotion GmbH.

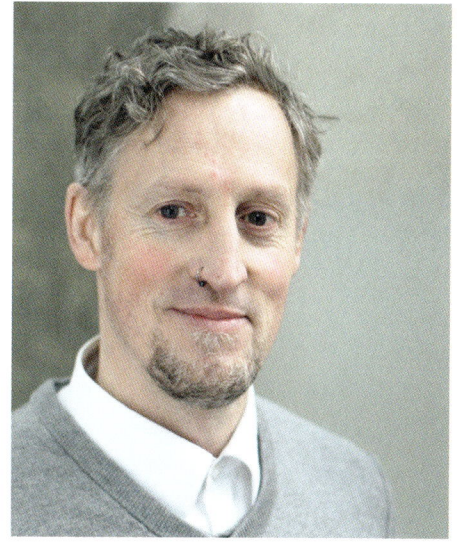

Sachregister

A

Abstammung 35 f.
Active Straight Leg Raise 43 f.
Aktinfilamente 17 f.
Aktivierung, neuronale 64 f.
Alter 35 f., 43, 51, 189, 201
Aponeurosen 16

B

Beckenstabilisierung 38, 176, 178 f., 180, 183 f.
Belastung 7, 12, 14, 20, 38 f., 50 ff., 53 f., 58, 62, 64 f., 154, 175, 188 ff., 201
Belastungsdauer 52, 189, 191
Belastungsdichte 189, 191
Belastungshäufigkeit 189 ff.
Belastungsintensität 189 ff.
Belastungsumfang 189, 191
Beugung 23, 31, 44, 55, 62, 94, 115, 130, 140 ff., 154, 168
Beweglichkeit, passive 43
Bewegung, konzentrische 15, 51
Bewegungsfrequenz 189, 191
Bewegungsintegration 63 ff.
Bewegungskontrolle, neuromuskuläre 35, 38
Bewegungsqualität 189, 191, 201
Bewegungsvorbereitung (*siehe auch* Warm-up) 8, 35 f., 62, 69
Biomechanik 15, 25, 37

C

Compliance 36, 41 f., 48, 201
Cool-down 191, 195, 199
Core-Aktivierung 63 f.

D

Dehnfähigkeit 35, 40, 43 ff., 63, 130
Diagnostik 43

E

Ermüdung 35, 41, 153
Ermüdungseffekt 41

F

Faszientraining 62, 64, 69
Functional Movement Screen (FMS) 43

G

Gesäßmuskulatur 48, 53, 60, 69 ff., 74, 118, 122 f., 128 f., 140 f., 193, 197
– , schwache 35, 39, 41
Geschlecht 20, 35 f., 201
Glutealmuskulatur 14, 39, 100, 110, 122, 126, 130, 132, 138, 140, 150, 152
Grundlagen, biomechanische 9, 14

H

Halbsehnenmuskel (*siehe auch* Musculus semitendinosus) 7, 12 f.
Hamstringmuskulatur 8, 14, 37 ff., 44, 55, 58, 61, 68, 118, 121 ff., 124, 126, 130, 132, 138, 140, 150, 152, 182, 196
Hamstringverletzung 37, 40, 42
Handdynamometer 44
Hüftbeugemuskulatur 38, 43, 49
Hüftbeugung 27, 34, 130
Hüftgelenk 12, 14, 19, 26 f., 44, 48, 59, 72, 80, 96, 98, 119, 142 f., 152, 154, 182
Hüftpfanne 26
Hüftstreckmuskulatur 59, 95, 108
– , synergistische 53
Hüftstreckung 25, 27, 39, 48, 60, 118 ff., 122, 125 f., 128, 130, 132, 134, 136, 138, 140 ff., 150, 152, 174, 176 f., 179

K

Kette, kinematische 28 f., 53, 60, 118
Kniebeuger 24
Kniebeugung 27, 44, 140
Kniegelenk 12, 14, 24, 26 ff., 29, 37, 44, 59, 61, 71, 73, 80, 82, 96, 98, 101 ff., 104 ff., 107, 119, 122 f., 128 f., 132, 136, 138, 142 ff., 148, 152, 156, 166, 168, 170, 180 f.
Kniekehlenmuskel 12, 25 f.
Kniestrecker 24, 29, 37

Kniestreckmuskulatur 24
Kniestreckung 26 f., 29 ff., 34, 37, 39, 126, 129, 132, 138, 140, 146, 150, 152
Kontinuität 36, 41, 48, 188, 201
Kontraktion 26, 28 f., 49
– , exzentrische 15
– , isometrische 15, 20
– , konzentrische 39
Kontraktionsformen 15, 20 ff.
Kraft, exzentrische 23, 40 f., 59 f., 190
– , isometrische 20 ff.
– , maximale 20
Kraft-Geschwindigkeit-Funktion 16, 20 ff., 23
Kraft-Längen-Funktion 16 ff., 19, 22, 24, 37, 48, 55
Krafttraining 42, 48, 60 ff., 94, 120
– , funktionelles 118, 194, 198
– , isometrisches 62

L

Lombardsches Paradoxon 24, 28, 37, 42

M

Maximalgeschwindigkeit 37, 174, 182
Mobilisation 62, 68, 201
Mobilitätstraining 63 ff.
Musculus biceps femoris 7, 12 ff., 19, 23 ff., 26, 28 ff., 31, 34 f., 37, 40 ff., 61
Musculus semimembranosus 7, 13 f., 26, 28
Musculus semitendinosus 7, 12 ff., 26
Muskel, halbmembranöser (siehe auch Musculus semimembranosus) 7, 13
Muskelfaszienlänge 35, 40 f., 48, 53, 55
Muskelkater 23, 51, 55
Muskelkraft 18, 20, 22, 49, 53, 55, 58, 182
– , exzentrische 23, 35, 37, 40 f., 54
– , konzentrische 40, 48
Muskellänge 15, 18 ff., 37 f., 54 f.
Muskel-Sehnen-Apparat 35, 40 f., 48
Muskel-Sehnen-Komplex 16, 22, 25
Muskel-Sehnen-Übergang 40
Muskulatur, ischiocrurale 7 f., 12
– , mehrgelenkige 23
Myosinfilament 17
Myosinköpfchen 17 f.

N

Narbengewebe 37 f.

O

O-Beinstellung (siehe auch Varus-Stress) 14
Oberschenkel 12, 14, 23, 69, 71, 73, 96, 103 ff., 132, 138
Oberschenkelhals 26
Oberschenkelmuskel, zweiköpfiger (siehe auch Musculus biceps femoris) 7, 12, 38
Oberschenkelmuskulatur 8, 19, 23, 26 f., 29, 35, 39, 53, 69 f., 72 f., 76, 78, 82, 84, 112, 130, 193, 197
Oberschenkelrückseite 7, 34, 37, 70

P

Prävention 42, 48, 190, 192, 196

R

Rehabilitation 37 f., 201
Risikofaktoren 9, 48
– , personenbezogene 35
– , umwelt- und sportartbezogene 35
Rumpfinstabilität 35, 38
Rumpfstabilität 49

S

Sarkomer 17
Schollenmuskel 25
Sitzbeinhöcker 12 f.
Sprints 34, 38, 49, 60 f., 64, 92, 175 ff., 179, 182
Sprunggelenk 24 f., 61, 90, 144, 146, 148, 152, 175, 180 f.
Streckung 14, 23, 27, 31, 39, 42, 44, 61 f., 94, 116 f., 119 f., 130, 154, 182
Stretching
– , dynamisches 63 f., 68
– , aktives isoliertes 63

T

Training
– , sportartenspezifisches 49
– , präventives 42, 48
– , reaktiv-plyometrisches 30, 51, 191

Trainingsplanung 9, 41, 45, 188, 190

U

Übungen
– , bilaterale und unilaterale 60, 62
– , kniedominante und hüftdominante 58 f. 61, 118
– , reaktiv-plyometrische 50 f., 60, 64, 153, 194 f., 198 f.

V

Vagus-Stress 14
Varus-Stress 14

Verletzungen 7, 9, 14 f., 19, 23, 28, 30 f., 34 ff., 37, 39 ff., 42, 48, 54 f., 60, 63, 120, 190 f., 201
Verletzungsmechanismen 34, 48, 58

W

Warm-up 38, 48, 51, 62, 64 f., 68 f., 94, 174, 193, 197

X

X-Beinstellung (*siehe auch* Vagus-Stress) 14, 180 f.

Übungsregister

5-10-5 175, 184, 195

A

Acceleration Sprint aus dem Rückwärtslauf 175, 177, 195, 199
Ausrollen der Gesäßmuskulatur 69, 71, 193, 197
Ausrollen der hinteren Oberschenkelmuskulatur 69 f., 193, 197
Ausrollen der inneren Oberschenkelmuskulatur 69, 73, 193, 197
Ausrollen der vorderen Oberschenkelmuskulatur 69, 72, 193, 197
Außenrotation mit Miniband 95, 101

B

Bird Dog 95, 108, 110
Bird Dog mit angewinkeltem Knie 95, 110
Box Jump 153, 156
Box Step Up lateral 154, 164
Box Step Up linear 154, 162

C

Crawling 95, 112, 193, 197
Crossover to Stick 175, 183

D

Deadlift mit Kettlebell 119, 126, 194, 198
Deceleration Shuttle Run 175, 185, 195, 199

E

Einseitiger Farmer's Walk 95, 115

F

Farmer's Walk 95, 114

G

Glute Bridge 119, 122 f., 198
Good Morning 119, 130

H

High Knee Walk 69, 76, 193
Hip Rotation 94, 96, 98, 193
Hip Rotation im Vierfüßlerstand 94, 98
Hip Thrust 119, 124
Hip Thrust mit Kurzhantel 119, 125
Hurdle Hop lateral 155, 173
Hurdle Hop linear 154, 170
Hurdle Hop medial 155, 172
Hurdle Jump linear 154, 168

I

Inchworm 69, 82, 193
Incremental Run to Sprint 69, 93, 193, 197
Innenrotation mit Band 95, 102

J

Jump Rope Run to Sprint 69, 92

K

Kettlebell Swing 120, 150, 194, 198

L

Lateral Bound 154, 166, 195, 199
Lateral Lunge 121, 152, 198
Lean Fall Acceleration Sprint 175 f.
Leg Cradle Walk 69, 80, 193
Lockeres Laufen 69, 74, 193 f., 197 f.
Lunge Scissor 154, 160

M

Marching 69, 85, 174, 197
Maximalsprint 175, 182, 195, 199

N

Nordic Hamstring Exercise 120, 144, 194

P

Plank Hip Flexion 95, 107, 197
Psoas Hold 95, 103

R

Razor Curl 120, 148
Resisted Sprint 175, 179, 195
RFE Split Squat 120, 136
RFE Split Squat mit Kettlebell 120, 137
Roll-out mit Gymnastikball 95, 116
Roll-out mit Roller 95, 117

S

Side Step 69, 74, 94, 100, 193, 197
Side Step mit Miniband 94, 100, 193, 197
Single Leg Deadlift 119, 128, 194
Single Leg Deadlift mit Kettlebell 119, 129
Single Leg Glute Bridge 119, 123
Single Leg Slide Leg Curl 120, 142
Single Leg Slide Leg Curl auf Gymnastikball 120, 143
Single Leg Squat mit Kurzhanteln 120, 138
Skipping lateral 69, 88
Skipping linear 69, 86
Sled Dragging 175, 180
Sled Pushing 175, 181
Slide Leg Curl 120, 140
Slide Leg Curl auf Gymnastikball 120, 141
Slide Reach 120, 146
Split Squat 120, 134
Split Squat mit Kettlebell 120, 135, 194
Sprint Mechanic Wall Drill 174, 178
Squat 120, 132, 198
Squat Jump 154, 158, 199
Squat mit Kettlebell 120, 133
Standing Hip Flexion Adduction mit Band 95, 106
Standing Hip Flexion mit Miniband 95, 105
Supine Hip Flexion mit Miniband 95, 104

T

Triple Extension 69, 90

W

Walking Heel to Butt 69, 78, 193, 197
Walking Lunge 69, 84, 154, 194
Walking Plank 95, 111

Quellenverzeichnis

1. Ekstrand J, M Hägglund, M Waldén. *Epidemiology of muscle injuries in professional football (soccer)*. Am J Sports 2011;**39**(6):1226-32
2. Hägglund M, M Waldén, J Ekstrand. *Injury incidence and distribution in elite football – a prospective study of the Danish and the Swedish top divisions*. Scand J Med Sci Sports 2005;**15**(1):21-8
3. Opar DA, MD Williams, AJ Shield. *Hamstring strain injuries: factors that lead to injury and re-injury*. Sports Med 2012;**42**(3):209-26
4. vgl. Hägglund/Waldén/Ekstrand: Anm. 2
5. Eirale C, J Ekstrand. *Hamstrings are dangerous for sport and sport is dangerous for hamstrings*. ASPETAR 2013(targeted topic - hamstring injuries):7
6. vgl. Hägglund/Waldén/Ekstrand: Anm. 2
7. Ekstrand J, M Waldén, M Hägglund. *Hamstring injuries have increased by 4% annually in men's professional football, since 2001: A 13-year longitudinal analysis of the UEFA Elite Club injury study*. Br J Sports Med 2016;**50**(12):731-7
8. Al Attar WSA, N Soomro, PJ Sinclair, E Pappas, RH Sanders. *Effect of Injury Prevention Programs that Include the Nordic Hamstring Exercise on Hamstring Injury Rates in Soccer Players: A Systematic Review and Meta-Analysis*. Sports Med 2017;**47**(5):907-16
9. Ekstrand J, M Hägglund, M Waldén. *Injury incidence and injury patterns in professional football: the UEFA injury study*. Br J Sports Med 2011;**45**(7):553-8
10. Brukner P. *Hamstring injuries: prevention and treatment – an update*. Br J Sports Med 2015;**49**(19):1241-4
11. Brooks JH, CW Fuller, SP Kemp, DB Reddin. *Incidence, risk, and prevention of hamstring muscle injuries in professional rugby union*. Am J Sports Med 2006;**34**(8):1297-306
12. Hägglund M, M Waldén, J Ekstrand. *Risk factors for lower extremity muscle injury in professional soccer: the UEFA Injury Study*. Am J Sports Med 2013;**41**(2):327-35
13. Ekstrand J, JC Healy, M Waldén, JC Lee, B English, M Hägglund. *Hamstring muscle injuries in professional football: the correlation of MRI findings with return to play*. Br J Sports Med 2012;**46**(2):112-7
14. Woods C, RD Hawkins, S Maltby, M Hulse, A Thomas, A Hodson, et al. *The Football Association Medical Research Programme: an audit of injuries in professional football – analysis of hamstring injuries*. Br J Sports Med 2004;**38**(1):36-41
15. vgl. Ekstrand/Waldén/Hägglund: Anm. 7
16. Barnes C, DT Archer, B Hogg, M Bush, PS Bradley. *The evolution of physical and technical performance parameters in the English Premier League*. Int J Sports Med 2014;**35**(13):1095-100
17. Kaeding CC, JR Borchers. Hamstring and Quadriceps Injuries in Athletes: A Clinical Guide. New York: Springer; 2014
18. Koulouris G, D Connell. *Hamstring muscle complex: an imaging review*. Radiographics 2005;**25**(3):571-86
19. Woodley SJ, RN Storey. *Review of hamstring anatomy*. ASPETAR 2013(targeted topic - hamstring injuries):7
20. Marovic P, G Koulouris. *Imaging of the hamstring muscle complex in elite athletes*. ASPETAR 2016;**5**(2):6
21. Tubbs RS, FJ Caycedo, WJ Oakes, EG Salter. *Descriptive anatomy of the insertion of the biceps femoris muscle*. Clin Anat 2006;**19**(6):517-21
22. ebd.
23. Branch EA, AW Anz. *Distal Insertions of the Biceps Femoris: A Quantitative Analysis*. Orthop J Sports Med 2015;**3**(9):2325967115602255.
24. vgl. Koulouris/Connell: Anm. 18
25. vgl. Marovic/Koulouris: Anm. 20
26. vgl. Kaeding/Borchers: Anm. 17
27. ebd.

28 vgl. Koulouris/Connell: Anm. 18
29 vgl. Marovic/Koulouris: Anm. 20
30 Huxley AF, RM Simmons. *Mechanical properties of the cross-bridges of frog striated muscle.* J Physiol 1971;**218**(Suppl):59P-60P
31 Huxley AF, RM Simmons. *Proposed mechanism of force generation in striated muscle.* Nature 1971;**233**(5321):533-8
32 Nagano Y, H Ida, M Akai, T Fukubayashi. *Effects of jump and balance training on knee kinematics and electromyography of female basketball athletes during a single limb drop landing: pre-post intervention study.* Sports Med Arthrosc Rehabil Ther Technol 2011;**3**(1):14
33 Gollhofer A, E Müller. Handbuch Sportbiomechanik. Schorndorf: Hofmann; 2009
34 Schema in Anlehnung an: Rassier DE, BR MacIntosh, W Herzog. *Length dependence of active force production in skeletal muscle.* J Appl Physiol 1999;**86**(5):1445-57
35 Schema in Anlehnung an: Knudson D. Fundamentals of biomechanics. 2 ed. New York: Springer; 2007
36 Enoka RM. Neuromechanics of Human Movement. 4 ed. Champaign: Human Kinetics; 2008
37 Bobbert MF, GC Ettema, PA Huijing. *The force-length relationship of a muscle-tendon complex: experimental results and model calculations.* Eur J Appl Physiol Occup Physiol 1990;**61**(3-4):323-9
38 vgl. Rassier/MacIntosh/Herzog: Anm. 35
39 Zatsiorsky VM, BI Prilutsky. Biomechanics of Skeletal Muscles. Champaign: Human Kinetics; 2012
40 In Anlehnung an: Lieber RL. Skeletal Muscle Structure, Function, and Plasticity. The Physiological Basis of Rehabilitation. 3 ed. Baltimore [u. a.]: Lippincott Williams & Wilkins; 2009
41 Schematisch nach: Zatsiorsky VM, WJ Kraemer. Krafttraining: Praxis und Wissenschaft. Aachen: Meyer & Meyer; 2016
42 vgl. Zatsiorsky/Kraemer: Anm. 40
43 ebd.
44 vgl. Koulouris/Connell: Anm. 18
45 Hedayatpour N, D Falla. *Physiological and Neural Adaptations to Eccentric Exercise: Mechanisms and Considerations for Training.* BioMed Res Int 2015;**2015**:193741
46 Mair J, M Mayr, E Müller, A Koller, C Haid, E Artner-Dworzak, et al. *Rapid adaptation to eccentric exercise-induced muscle damage.* Int J Sports Med 1995;**16**(6):352-6
47 Doorenbosch CA, J Harlaar, ME Roebroeck, GJ Lankhorst. *Two strategies of transferring from sit-to-stand; the activation of monoarticular and biarticular muscles.* J Biomech 1994;**27**(11):1299-307
48 Ertelt T, R Blickhan. *Group specific behaviour of bi-articular upper leg muscles exemplified by sledge hopping.* J Mech Med Biol 2011;**11**(5):16
49 Bobbert MF, GJ van Ingen Schenau. *Coordination in vertical jumping.* J Biomech 1988;**21**(3):249-62
50 Prilutsky BI, RJ Gregor, MM Ryan. *Coordination of two-joint rectus femoris and hamstrings during the swing phase of human walking and running.* Exp Brain Res 1998;**120**(4):479-86
51 Winter DA, HJ Yack. *EMG profiles during normal human walking: stride-to-stride and inter-subject variability.* Electroencephalogr Clin Neurophysiol 1987;**67**(5):402-11
52 vgl. Ertelt/Blickhan: Anm. 48
53 vgl. Branch/Anz: Anm. 23
54 Duda GN, D Brand, S Freitag, W Lierse, E Schneider. *Variability of femoral muscle attachments.* J Biomech 1996;**29**(9):1185-90
55 vgl. Ekstrand/Healy/Waldén/Lee/English/Hägglund: Anm. 13
56 English AW, OI Weeks. *An anatomical and functional analysis of cat biceps femoris and semitendinosus muscles.* J Morphol 1987;**191**(2):161-75
57 vgl. Eirale/Ekstrand: Anm. 5
58 vgl. Ekstrand/Waldén/Hägglund: Anm. 7
59 vgl. Tubbs/Caycedo/Oakes/Salter: Anm. 21
60 vgl. Branch/Anz: Anm. 23
61 vgl. Ertelt/Blickhan: Anm. 48

62 Ertelt T, T Gronwald. *M. biceps femoris – a wolf in sheep´s clothing: The downside of a lower limb injury prevention training*. Med Hypotheses 2017;**109**(C):119-25
63 Bobbert MF, AJ van Soest. *Two-joint muscles offer the solution, but what was the problem?* Motor Control 2000;**4**(1):48-52; discussion 97-116
64 vgl. Bobbert/van Ingen Schenau: Anm. 49
65 van Ingen Schenau GJ, PJ Boots, G de Groot, RJ Snackers, WW van Woensel. *The constrained control of force and position in multi-joint movements*. Neuroscience 1992;**46**(1):197-207
66 vgl. Ertelt/Blickhan: Anm. 56
67 van Ingen Schenau GJ, CA Pratt, JM Macpherson. *Differential use and control of mono- and biarticular muscles*. Human Movement Science 1994;**13**(3-4):495-517
68 vgl. Tubbs/Caycedo/Oakes/Salter: Anm. 21
69 vgl. Koulouris/Connell: Anm. 18
70 Garrett WE, Jr., FR Rich, PK Nikolaou, JB Vogler, 3rd. *Computed tomography of hamstring muscle strains*. Med Sci Sports Exerc 1989;**21**(5):506-14
71 vgl. Ekstrand/Waldén/Hägglund: Anm. 7
72 vgl. Ekstrand/Healy/Waldén/Lee/English/Hägglund: Anm. 13
73 vgl. Koulouris/Connell: Anm. 18
74 vgl. Ertelt/Gronwald: Anm. 62
75 Bahr R. *Preventing hamstrings strains*. ASPETAR 2013(targeted topic - hamstring injuries):6
76 Arnason A, TE Andersen, I Holme, L Engebretsen, R Bahr. *Prevention of hamstring strains in elite soccer: an intervention study*. Scand J Med Sci Sports 2008;**18**(1):40-8
77 vgl. Zatsiorsky/Prilutsky: Anm. 41
78 vgl. Doorenbosch/Harlaar/Roebroeck/Lankhorst: Anm. 47
79 ebd.
80 Jenkins SPR. Sports Science Handbook : The Essential Guide to Kinesiology, Sport and Exercise Science, Vol. 2 I-Z. Brentwood: Multi-Science Publishing Co. Ltd; 2005
81 ebd.
82 Spoor CW, JL van Leeuwen. *Knee muscle moment arms from MRI and from tendon travel*. J Biomech 1992;**25**(2):201-6
83 Dostal WF, JG Andrews. *A three-dimensional biomechanical model of hip musculature*. J Biomech 1981;**14**(11):803-12
84 vgl. Zatsiorsky/Prilutsky: Anm. 41
85 Lombard WP, FM Abbott. *The mechanical effects produced by the contraction of individual muscles of the thigh of the frog*. Am J Physiol 1907;**20**:60
86 Wiemann K. *Präzisierung des LOMBARDschen Paradoxons in der Funktion der ischiocruralen Muskeln beim Sprint*. Sportwissenschaft 1991;**21**(4):413-28
87 vgl. Nagano/Ida/Akai/Fukubayashi: Anm. 32
88 vgl. Ertelt/Blickhan: Anm. 48
89 Gruber M, S Bruhn, A Gollhofer. *Specific adaptations of neuromuscular control and knee joint stiffness following sensorimotor training*. Int J Sports Med 2006;**27**(8):636-41
90 vgl. Ekstrand/Hägglund/Waldén: Anm. 1
91 vgl. Eirale/Ekstrand: Anm. 5
92 vgl. Ekstrand/Waldén/Hägglund: Anm. 7
93 vgl. Ekstrand/Hägglund/Waldén: Anm. 9
94 vgl. Ekstrand/Healy/Waldén/Lee/English/Hägglund: Anm. 13
95 vgl. Bahr: Anm. 75
96 vgl. Tubbs/Caycedo/Oakes/Salter: Anm. 21
97 Ertelt T. Kraftmorphologie der menschlichen Beinbewegung. Hamburg: Verlag Dr. Kovac; 2008
98 vgl. Tubbs/Caycedo/Oakes/Salter: Anm. 21
99 vgl. Branch/Anz: Anm. 23

100 vgl. Marovic/Koulouris: Anm. 20
101 Chumanov ES, BC Heiderscheit, DG Thelen. *The effect of speed and influence of individual muscles on hamstring mechanics during the swing phase of sprinting*. J Biomech 2007;**40**(16):3555-62
102 Chumanov ES, AG Schache, BC Heiderscheit, DG Thelen. *Hamstrings are most susceptible to injury during the late swing phase of sprinting*. Br J Sports Med 2012;**46**(2):90
103 Higashihara A, Y Nagano, T Ono, T Fukubayashi. *Differences in hamstring activation characteristics between the acceleration and maximum-speed phases of sprinting*. J Sports Sci 2017;**36**(12):1-6
104 Yu B, H Liu, WE Garrett. *Mechanism of hamstring muscle strain injury in sprinting*. J Sport Health Sci 2017;**6**(2):130-2
105 Liu Y, Y Sun, W Zhu, J Yu. *Comments to "Mechanism of hamstring muscle strain injury in sprinting" by Yu et al*. J Sport Health Sc 2017;**6**(2):139-40
106 Thelen DG, ES Chumanov, DM Hoerth, TM Best, SC Swanson, L Li, et al. *Hamstring muscle kinematics during treadmill sprinting*. Med Sci Sports Exerc 2005;**37**(1):108-14
107 Malliaropoulos N, E Papacostas, O Kiritsi, A Papalada, N Gougoulias, N Maffulli. *Posterior thigh muscle injuries in elite track and field athletes*. Am J Sports Med 2010;**38**(9):1813-9
108 Chumanov ES, BC Heiderscheit, DG Thelen. *Hamstring musculotendon dynamics during stance and swing phases of high-speed running*. Med Sci Sports Exerc 2011;**43**(3):525-32
109 Higashihara A, Y Nagano, T Ono. *Potential risk factors for hamstring muscle strain injury during the late swing phase of sprinting*. Br J Sports Med 2014;**48**(7):608
110 Higashihara A, Y Nagano, T Ono, T Fukubayashi. *Differences in activation properties of the hamstring muscles during overground sprinting*. Gait Posture 2015;**42**(3):360-4
111 Schache AG, TW Dorn, PD Blanch, NA Brown, MG Pandy. *Mechanics of the human hamstring muscles during sprinting*. Med Sci Sports Exerc 2012;**44**(4):647-58
112 Schache AG, HJ Kim, DL Morgan, MG Pandy. *Hamstring muscle forces prior to and immediately following an acute sprinting-related muscle strain injury*. Gait Posture 2010;**32**(1): 136-40
113 vgl. Brooks/Fuller/Kemp/Reddin: Anm. 11
114 vgl. Chumanov/Schache/Heiderscheit/Thelen: Anm. 102
115 vgl. Schache/Kim/Morgan/Pandy: Anm. 112
116 Askling CM, M Tengvar, T Saartok, A Thorstensson. *Acute first-time hamstring strains during high-speed running: a longitudinal study including clinical and magnetic resonance imaging findings*. Am J Sports Med 2007;**35**(2):197-206
117 vgl. Bahr: Anm. 75
118 Mendiguchia J, M Brughelli. *A return-to-sport algorithm for acute hamstring injuries*. Phys Ther Sport 2011;**12**(1):2-14
119 Mendiguchia J, E Alentorn-Geli, M Brughelli. *Hamstring strain injuries: are we heading in the right direction?* Br J Sports Med 2012;**46**(2):81-5
120 Freckleton G, T Pizzari. *Risk factors for hamstring muscle strain injury in sport: a systematic review and meta-analysis*. Br J Sports Med 2013;**47**(6):351-8
121 vgl. Ekstrand/Hägglund/Waldén: Anm. 9
122 vgl. Hägglund/Waldén/Ekstrand: Anm. 12
123 vgl. Arnason/Andersen/Holme/Engebretsen/Bahr: Anm. 76
124 Henderson G, CA Barnes, MD Portas. *Factors associated with increased propensity for hamstring injury in English Premier League soccer players*. J Sci Med Sport 2010;**13**(4):397-402
125 Opar DA, J Drezner, A Shield, M Williams, D Webner, B Sennett, et al. *Acute hamstring strain injury in track-and-field athletes: A 3-year observational study at the Penn Relay Carnival*. Scand J Med Sci Sports 2014;**24**(4):e254-9
126 vgl. Freckleton/Pizzari: Anm. 120
127 Mosner EA, JM Bryan, MA Stull, R Shippee. *A comparison of actual and apparent lumbar lordosis in black and white adult females*. Spine (Phila Pa 1976) 1989;**14**(3):310-4

128 Hennessey L, AW Watson. *Flexibility and posture assessment in relation to hamstring injury*. Br J Sports Med 1993;**27**(4):243-6

129 Cibulka MT, SJ Rose, A Delitto, DR Sinacore. *Hamstring muscle strain treated by mobilizing the sacroiliac joint*. Phys Ther 1986;**66**(8):1220-3

130 vgl. Mendiguchi/Alentorn-Geli/Brughelli: Anm. 119

131 Brockett CL, DL Morgan, U Proske. *Human hamstring muscles adapt to eccentric exercise by changing optimum length*. Med Sci Sports Exerc 2001;**33**(5):783-90.

132 Best TM, WE Garrett, Jr. *Hamstring strains: expediting return to play*. Phys Sportsmed 1996;**24**(8):37-44

133 Engebretsen AH, G Myklebust, I Holme, L Engebretsen, R Bahr. *Intrinsic risk factors for hamstring injuries among male soccer players: a prospective cohort study*. Am J Sports Med 2010;**38**(6):1147-53

134 Toohey LA, MK Drew, JL Cook, CF Finch, JE Gaida. *Is subsequent lower limb injury associated with previous injury? A systematic review and meta-analysis*. Br J Sports Med 2017;**51**(23):1670-8

135 Hägglund M, M Waldén, J Ekstrand. *Previous injury as a risk factor for injury in elite football: a prospective study over two consecutive seasons*. Br J Sports Med 2006;**40**(9):767-72

136 Arnason A, SB Sigurdsson, A Gudmundsson, I Holme, L Engebretsen, R Bahr. *Risk factors for injuries in football*. Am J Sports Med 2004;**32**(1 Suppl):5S-16S

137 Silder A, BC Heiderscheit, DG Thelen, T Enright, MJ Tuite. *MR observations of long-term musculotendon remodeling following a hamstring strain injury*. Skeletal Radiol 2008;**37**(12): 1101-9

138 Brockett CL, DL Morgan, U Proske. *Predicting hamstring strain injury in elite athletes*. Med Sci Sports Exerc 2004;**36**(3):379-87

139 Butler DL, N Juncosa, MR Dressler. *Functional efficacy of tendon repair processes*. Annu Rev Biomed Eng 2004;**6**:303-29.

140 vgl. Brockett/Morgan/Proske: Anm. 131

141 vgl. Brooks/Fuller/Kemp/Reddin: Anm. 11

142 vgl. Mendiguchia/Brughelli: Anm. 118

143 Daly C, UM Persson, R Twycross-Lewis, RC Woledge, D Morrissey. *The biomechanics of running in athletes with previous hamstring injury: A case-control study*. Scand J Med Sci Sports 2016;**26**(4):413-20

144 vgl. Chumanov/Heiderscheit/Thelen: Anm. 101

145 Leinonen V, M Kankaanpää, O Airaksinen, O Hänninen. *Back and hip extensor activities during trunk flexion/extension: effects of low back pain and rehabilitation*. Arch Phys Med Rehabil 2000;**81**(1):32-7

146 Nelson-Wong E, B Alex, D Csepe, D Lancaster, JP Callaghan. *Altered muscle recruitment during extension from trunk flexion in low back pain developers*. Clin Biomech 2012;**27**(10):994-8

147 vgl. Arnason/Andersen/Holme/Engebretsen/Bahr: Anm. 76

148 Croisier JL, S Ganteaume, J Binet, M Genty, JM Ferret. *Strength imbalances and prevention of hamstring injury in professional soccer players: a prospective study*. Am J Sports Med 2008;**36**(8):1469-75

149 Yeung SS, AMY Suen, EW Yeung. *A prospective cohort study of hamstring injuries in competitive sprinters: preseason muscle imbalance as a possible risk factor*. Br J Sports Med 2009;**43**(8):589-94

150 vgl. Chumanov/Schache/Heiderscheit/Thelen: Anm. 102

151 vgl. Bahr: Anm. 75

152 Aagaard P, EB Simonsen, SP Magnusson, B Larsson, P Dyhre-Poulsen. *A new concept for isokinetic hamstring: quadriceps muscle strength ratio*. Am J Sports Med 1998;**26**(2):231-7

153 vgl. Croisier/Ganteaume/Binet/Genty/Ferret: Anm. 148

154 ebd.

155 vgl. Nelson-Wong/Alex/Csepe/Lancaster/Callaghan: Anm. 146

156 Brughelli M, J Cronin. *Preventing Hamstring Injuries in Sport*. Strength & Conditioning Journal 2008;**30**(1):55-64

157 Timmins RG, MN Bourne, AJ Shield, MD Williams, C Lorenzen, DA Opar. *Short biceps femoris fascicles and eccentric knee flexor weakness increase the risk of hamstring injury in elite football (soccer): a prospective cohort study*. Br J Sports Med 2015;**50**:11

158 vgl. Bahr: Anm. 75
159 vgl. Mendiguchia/Alentorn-Geli/Brughelli: Anm. 119
160 vgl. Brockett/DL Morgan/Proske: Anm. 138
161 Brughelli M, K Nosaka, J Cronin. *Application of eccentric exercise on an Australian Rules football player with recurrent hamstring injuries*. Phys Ther Sport 2009;**10**(2):75-80
162 vgl. Timmins/Bourne/Shield/Williams/Lorenzen/Opar: Anm. 157
163 Bourne MN, RG Timmins, DA Opar, T Pizzari, JD Ruddy, C Sims, et al. *An Evidence-Based Framework for Strengthening Exercises to Prevent Hamstring Injury*. Sports Med 2018;**48**(2): 251-267
164 Orchard JW. *Intrinsic and extrinsic risk factors for muscle strains in Australian football*. Am J Sports Med 2001;**29**(3):300-3
165 Ward SR, CM Eng, LH Smallwood, RL Lieber. *Are current measurements of lower extremity muscle architecture accurate?* Clin Orthop Relat Res 2009;**467**(4):1074-82
166 Orchard J, J Marsden, S Lord, D Garlick. *Preseason hamstring muscle weakness associated with hamstring muscle injury in Australian footballers*. Am J Sports Med 1997;**25**(1):81-5
167 Russell M, W Sparkes, J Northeast, CJ Cook, TD Love, RM Bracken, et al. *Changes in Acceleration and Deceleration Capacity Throughout Professional Soccer Match-Play*. J Strength Cond Res 2016;**30**(10):2839-44
168 Mair SD, AV Seaber, RR Glisson, WE Garrett, Jr. *The role of fatigue in susceptibility to acute muscle strain injury*. Am J Sports Med 1996;**24**(2):137-43
169 vgl. Ekstrand/Hägglund/Waldén: Anm. 9
170 vgl. Woods/Hawkins/Maltby/Hulse/Thomas,/Hodson: Anm. 14
171 Greig M, JC Siegler. *Soccer-Specific Fatigue and Eccentric Hamstrings Muscle Strength*. J Athl Train 2009;**44**(2):180-4
172 ebd.
173 Garrett WE, Jr. *Muscle strain injuries: clinical and basic aspects*. Med Sci Sports Exerc 1990;**22**(4):436-43
174 Greig MP, LR McNaughton, RJ Lovell. *Physiological and Mechanical Response to Soccer-Specific Intermittent Activity and Steady-State Activity*. Res Sports Med 2006;**14**(1):29-52
175 Askling CM, M Tengvar, T Saartok, A Thorstensson. *Proximal hamstring strains of stretching type in different sports: injury situations, clinical and magnetic resonance imaging characteristics, and return to sport*. Am J Sports Med 2008;**36**(9):1799-804
176 Bahr R, K Thorborg, J Ekstrand. *Evidence-based hamstring injury prevention is not adopted by the majority of Champions League or Norwegian Premier League football teams: the Nordic Hamstring survey*. Br J Sports Med 2015;**49**(22):1466-71
177 Goode AP, MP Reiman, L Harris, L DeLisa, A Kauffman, D Beltramo, et al. *Eccentric training for prevention of hamstring injuries may depend on intervention compliance: a systematic review and meta-analysis*. Br J Sports Med 2015;**49**(6):349-56
178 Tyler TF, BM Schmitt, SJ Nicholas, MP McHugh. *Rehabilitation After Hamstring-Strain Injury Emphasizing Eccentric Strengthening at Long Muscle Lengths: Results of Long-Term Follow-Up*. J Sport Rehabil 2017;**26**(2):131-40
179 vgl. Ekstrand/Waldén/Hägglund: Anm. 7
180 vgl. Ertelt/Gronwald: Anm. 62
181 Brukner P. *Hamstring injuries: prevention and treatment—an update*. Br J Sports Med 2015;**49**(19):4
182 vgl. Opa/Drezner/Shield/Williams/Webner/Sennett/et al.: Anm. 125
183 vgl. Brockett/Morgan/Proske: Anm. 138
184 vgl. Croisier/Ganteaume/Binet/Genty/Ferret: Anm. 148
185 vgl. Yeung/Suen/Yeung: Anm. 149
186 Opar DA, MD Williams, RG Timmins, NM Dear, AJ Shield. *Knee flexor strength and bicep femoris electromyographical activity is lower in previously strained hamstrings*. J Electromyogr Kinesiol 2013;**23**(3):696-703

187 Opar DA, T Piatkowski, MD Williams, AJ Shield. *A novel device using the Nordic hamstring exercise to assess eccentric knee flexor strength: a reliability and retrospective injury study*. J Orthop Sports Phys Ther 2013;**43**(9):636-40

188 Sugiura Y, T Saito, K Sakuraba, K Sakuma, E Suzuki. *Strength deficits identified with concentric action of the hip extensors and eccentric action of the hamstrings predispose to hamstring injury in elite sprinters*. J Orthop Sports Phys Ther 2008;**38**(8):457-64

189 Willigenburg NW, MP McNally, TE Hewett. *Quadriceps and Hamstrings Strength in Athletes*. In: Kaeding CC, JR Borchers (Hg.). Hamstring and Quadriceps Injuries in Athletes: A Clinical Guide. New York: Springer; 2015, S. 15–28

190 Timmins RG, DA Opar, MD Williams, AG Schache, NM Dear, AJ Shield. *Reduced biceps femoris myoelectrical activity influences eccentric knee flexor weakness after repeat sprint running*. Scand J Med Sci Sports 2014;**24**(4):e299-305

191 van Dyk N, R Bahr, R Whiteley, JL Tol, BD Kumar, B Hamilton, et al. *Hamstring and Quadriceps Isokinetic Strength Deficits Are Weak Risk Factors for Hamstring Strain Injuries: A 4-Year Cohort Study*. Am J Sports Med 2016;**44**(7):1789-95

192 Beardsley C, B Contreras. *The Increasing Role of the Hip Extensor Musculature With Heavier Compound Lower-Body Movements and More Explosive Sport Actions*. Strength & Conditioning Journal 2014;**36**(2):49-55

193 Cook G, L Burton, B Hoogenboom. *Pre-Participation Screening: The Use of Fundamental Movements as an Assessment of Function – Part 2*. N Am J Sports Phys Ther 2006;**1**(3):132-9

194 Cook G, L Burton, BJ Hoogenboom, M Voight. *Functional Movement Screening: The Use of Fundamental Movements as an Assessment of Function – Part 2*. Int J Sports Phys Ther 2014;**9**(4):549-63

195 Heiderscheit BC, MA Sherry, A Silder, ES Chumanov, DG Thelen. *Hamstring Strain Injuries: Recommendations for Diagnosis, Rehabilitation, and Injury Prevention*. J Orthop Sports Phys Ther 2010;**40**(2):67-81

196 Warren P, BJ Gabbe, M Schneider-Kolsky, KL Bennell. *Clinical predictors of time to return to competition and of recurrence following hamstring strain in elite Australian footballers*. Br J Sports Med 2010;**44**(6):415-9

197 Goossens L, E Witvrouw, L Vanden Bossche, D De Clercq. *Lower eccentric hamstring strength and single leg hop for distance predict hamstring injury in PETE students*. Eur J Sport Sci 2015;**15**(5):436-42

198 vgl. Mendiguchia/Brughelli: Anm. 118

199 vgl. Opar/Piatkowski/Williams/Shield: Anm. 187

200 vgl. Goossens/Witvrouw/Vanden Bossche/De Clercq: Anm. 197

201 Freckleton G, J Cook, T Pizzari. *The predictive validity of a single leg bridge test for hamstring injuries in Australian Rules Football Players*. Br J Sports Med 2014;**48**(8):713-7

202 vgl. Chumanov/Heiderscheit/Thelen: Anm. 101

203 Sherry MA, TM Best. *A comparison of 2 rehabilitation programs in the treatment of acute hamstring strains*. J Orthop Sports Phys Ther 2004;**34**(3):116-25

204 ebd.

205 Malone S, M Roe, DA Doran, TJ Gabbett, K Collins. *High chronic training loads and exposure to bouts of maximal velocity running reduce injury risk in elite Gaelic football*. J Sci Med Sport 2017;**20**(3):250-4

206 Cormie P, MR McGuigan, RU Newton. *Developing maximal neuromuscular power: part 2 – training considerations for improving maximal power production*. Sports Med 2011;**41**(2):125-46

207 Cormie P, MR McGuigan, RU Newton. *Developing maximal neuromuscular power: Part 1 – biological basis of maximal power production*. Sports Med 2011;**41**(1):17-38

208 Cavagna GA. *Storage and utilization of elastic energy in skeletal muscle*. Exerc Sport Sci Rev 1977;**5**:89-129

209 ebd.

210 Abbildung in Anlehnung an: Gabbett TJ. *The training-injury prevention paradox: should athletes be training smarter and harder?* Br J Sports Med 2016;**50**(5):273-80

211	Abbildung in Anlehnung an: Gabbett TJ, BT Hulin, P Blanch, R Whiteley. *High training workloads alone do not cause sports injuries: How you get there is the real issue*. Br J Sports Med 2016;**50**(8):444-5
212	Skala in Anlehnung an: Day ML, MR McGuigan, G Brice, C Foster. *Monitoring exercise intensity during resistance training using the session RPE scale*. J Strength Cond Res 2004;**18**(2):353-8
213	Windt J, TJ Gabbett. *How do training and competition workloads relate to injury? The workload-injury aetiology model*. Br J Sports Med 2017;**51**(5):428-35
214	Soligard T, M Schwellnus, J-M Alonso, R Bahr, B Clarsen, HP Dijkstra, et al. *How much is too much? (Part 1) International Olympic Committee consensus statement on load in sport and risk of injury*. Br J Sports Med 2016;**50**(17):1030-41
215	vgl. Gabbett: Anm. 209
216	Gabbe BJ, KL Bennell, CF Finch, H Wajswelner, JW Orchard. *Predictors of hamstring injury at the elite level of Australian football*. Scand J Med Sci Sports 2006;**16**(1):7-13
217	vgl. Leinonen/Kankaanpää/Airaksinen/Hänninen: Anm. 145
218	Douglas J, S Pearson, A Ross, M McGuigan. *Chronic Adaptations to Eccentric Training: A Systematic Review*. Sports Med 2017;**47**(5):917-41
219	Askling C, J Karlsson, A Thorstensson. *Hamstring injury occurrence in elite soccer players after preseason strength training with eccentric overload*. Scand J Med Sci Sports 2003;**13**(4):244-50
220	Kaminski TW, CV Wabbersen, RM Murphy. *Concentric versus enhanced eccentric hamstring strength training: clinical implications*. J Athl Train 1998;**33**(3):216-21
221	Mjølsnes R, A Arnason, T Østhagen, T Raastad, R Bahr. *A 10-week randomized trial comparing eccentric vs. concentric hamstring strength training in well-trained soccer players*. Scand J Med Sci Sports 2004;**14**(5):311-7
222	Kilgallon M, AE Donnelly, A Shafat. *Progressive resistance training temporarily alters hamstring torque-angle relationship*. Scand J Med Sci Sports 2007;**17**(1):18-24
223	Armstrong RB. *Mechanisms of exercise-induced delayed onset muscular soreness: a brief review*. Med Sci Sports Exerc 1984;**16**(6):529-38
224	Lieber RL, J Fridén. *Morphologic and Mechanical Basis of Delayed-Onset Muscle Soreness*. J Am Acad Orthop Surg 2002;**10**(1):67-73
225	Cheung K, P Hume, L Maxwell. *Delayed Onset Muscle Soreness: Treatment Strategies and Performance Factors*. Sports Med 2003;**33**(2):145-64
226	Isner-Horobeti ME, SP Dufour, P Vautravers, B Geny, E Coudeyre, R Richard. *Eccentric exercise training: modalities, applications and perspectives*. Sports Med 2013;**43**(6):483-512
227	vgl. Arnason/Andersen/Holme/Engebretsen/Bahr: Anm. 76
228	vgl. Gabbe/Bennell/Finch/Wajswelner/Orchard: Anm. 216
229	Petersen J, K Thorborg, MB Nielsen, E Budtz-Jørgensen, P Hölmich. *Preventive effect of eccentric training on acute hamstring injuries in men's soccer: a cluster-randomized controlled trial*. Am J Sports Med 2011;**39**(11):2296-303
230	Engebretsen AH, G Myklebust, I Holme, L Engebretsen, R Bahr. *Prevention of Injuries Among Male Soccer Players: A Prospective, Randomized Intervention Study Targeting Players With Previous Injuries or Reduced Function*. Am J Sports Med 2008;**36**(6):1052-60
231	van der Horst N, DW Smits, J Petersen, EA Goedhart, FJ Backx. *The preventive effect of the nordic hamstring exercise on hamstring injuries in amateur soccer players: a randomized controlled trial*. Am J Sports Med 2015;**43**(6):1316-23
232	vgl. Al Attar/Soomro/Sinclair/Pappas/Sanders: Anm. 8
233	vgl. Arnason/Andersen/Holme/Engebretsen/Bahr: Anm. 76
234	Thorborg K. *Why hamstring eccentrics are hamstring essentials*. Br J Sports Med 2012;**46**(7): 463-5
235	Al Attar WS, N Soomro, E Pappas, PJ Sinclair, RH Sanders. *How Effective are F-MARC Injury Prevention Programs for Soccer Players? A Systematic Review and Meta-Analysis*. Sports Med 2016;**46**(2):205-17
236	vgl. Brockett/Morgan/Proske: Anm. 131

237 vgl. Brockett/Morgan/Proske: Anm. 138
238 vgl. Brughelli/Nosaka/Cronin: Anm. 161
239 vgl. Thelen/Chumanov/Hoerth/Best/Swanson/Li/et al.: Anm. 106
240 vgl. Bourne/Timmins/Opar/Pizzari/Ruddy/Sims/et al.: Anm. 163
241 vgl. Arnason/Andersen/Holme/Engebretsen/Bahr: Anm. 76
242 vgl. Brockett/Morgan/Proske: Anm. 131
243 Brughelli M, J Cronin. *Altering the length-tension relationship with eccentric exercise: implications for performance and injury*. Sports Med 2007;**37**(9):807-26
244 Brughelli M, J Mendiguchia, K Nosaka, F Idoate, AL Arcos, J Cronin. *Effects of eccentric exercise on optimum length of the knee flexors and extensors during the preseason in professional soccer players*. Phys Ther Sport 2010;**11**(2):50-5
245 vgl. Chumanov/Schache/Heiderscheit/Thelen: Anm. 102
246 vgl. Brockett/Morgan/Proske: Anm. 131
247 Iga J, CS Fruer, M Deighan, MD Croix, DV James. *'Nordic' hamstrings exercise – engagement characteristics and training responses*. Int J Sports Med 2012;**33**(12):1000-4
248 Bourne MN, MD Williams, DA Opar, A Al Najjar, GK Kerr, AJ Shield. *Impact of exercise selection on hamstring muscle activation*. Br J Sports Med 2017;**51**(13):1021-8
249 Vikne H, PE Refsnes, M Ekmark, JI Medbø, V Gundersen, K Gundersen. *Muscular performance after concentric and eccentric exercise in trained men*. Med Sci Sports Exerc 2006;**38**(10):1770-81
250 vgl. Douglas/Pearson/Ross/McGuigan: Anm. 218
251 Lynn SK, PA Costigan. *Changes in the medial-lateral hamstring activation ratio with foot rotation during lower limb exercise*. J Electromyogr Kinesiol 2009;**19**(3):e197-205
252 McAllister MJ, KG Hammond, BK Schilling, LC Ferreria, JP Reed, LW Weiss. *Muscle Activation During Various Hamstring Exercises*. J Strength Cond Res 2014;**28**(6):1573-80
253 Zebis MK, J Skotte, CH Andersen, P Mortensen, HH Petersen, TC Viskaer, et al. *Kettlebell swing targets semitendinosus and supine leg curl targets biceps femoris: an EMG study with rehabilitation implications*. Br J Sports Med 2013;**47**(18):1192-8
254 vgl. Lynn/Costigan: Anm. 251
255 vgl. Zebis/Skotte/Andersen/Mortensen/Petersen/Viskaer/et al.: Anm. 253
256 Jakobsen MD, E Sundstrup, MB Randers, M Kjær, LL Andersen, P Krustrup, et al. *The effect of strength training, recreational soccer and running exercise on stretch-shortening cycle muscle performance during countermovement jumping*. Hum Mov Sci 2012;**31**(4):970-86
257 Fiebert IM, NI Spielholz, EB Applegate, C Fox, J Jaro, L Joel, et al. *Comparison of EMG activity of medial and lateral hamstrings during isometric contractions at various cuff weight loads*. Knee Surg Sports Traumatol Arthrosc 2001;**8**(2):145-50
258 Markovic G, P Mikulic. *Neuro-musculoskeletal and performance adaptations to lower-extremity plyometric training*. Sports Med 2010;**40**(10):859-95
259 Booth MA, R Orr. *Effects of Plyometric Training on Sports Performance*. Strength & Conditioning Journal 2016;**38**(1):30-7
260 Kubo K, M Morimoto, T Komuro, H Yata, N Tsunoda, H Kanehisa, et al. *Effects of plyometric and weight training on muscle-tendon complex and jump performance*. Med Sci Sports Exerc 2007;**39**(10):1801-10
261 Sugiura Y, K Sakuma, K Sakuraba, Y Sato. *Prevention of Hamstring Injuries in Collegiate Sprinters*. Orthop J Sports Med 2017;**5**(1):2325967116681524
262 Oakley AJ, J Jennings, CJ Bishop. *Holistic hamstring health: not just the Nordic hamstring exercise*. Br J Sports Med 2017;**52**(13):816-7
263 vgl. Mendiguchia/Brughelli: Anm. 118
264 vgl. Brughelli/Cronin: Anm. 156

265 Mendiguchia J, E Martinez-Ruiz, P Edouard, JB Morin, F Martinez-Martinez, F Idoate, et al. *A Multifactorial, Criteria-based Progressive Algorithm for Hamstring Injury Treatment.* Med Sci Sports Exerc 2017;**49**(7):1482-92

266 vgl. Zebis/Skotte/Andersen/Mortensen/Petersen/Viskaer/et al.: Anm. 253

267 Zebis MK, J Bencke, LL Andersen, T Alkjaer, C Suetta, P Mortensen, et al. *Acute fatigue impairs neuromuscular activity of anterior cruciate ligament-agonist muscles in female team handball players.* Scand J Med Sci Sports 2011;**21**(6):833-40

268 Schoenfeld BJ, B Contreras, G Tiryaki-Sonmez, JM Wilson, MJ Kolber, MD Peterson. *Regional differences in muscle activation during hamstrings exercise.* J Strength Cond Res 2015;**29**(1):159-64

269 Tsaklis P, N Malliaropoulos, J Mendiguchia, V Korakakis, K Tsapralis, D Pyne, et al. *Muscle and intensity based hamstring exercise classification in elite female track and field athletes: implications for exercise selection during rehabilitation.* Open Access J Sports Med 2015;**6**:209-17

270 vgl. Bourne/Williams/Opar/Najjar/Kerr/Shield: Anm. 248

271 vgl. Lynn/Costigan: Anm. 251

272 Lovell R, M Knox, M Weston, JC Siegler, S Brennan, PWM Marshall. *Hamstring injury prevention in soccer: Before or after training?* Scand J Med Sci Sports 2018;**28**(2):658-66

273 Verstegen M, P Williams. Core Performance: Das revolutionäre Workout-Programm für Körper und Geist. München: Riva; 2011

274 Jeffreys I. *Warm-up revisited: The RAMP method of optimising performance preparation.* UK Strength and Conditioning Association 2006;**6**

275 Für die Variation und Progression isometrisch stabilisierender Übungen siehe auch: Mendrin N, SK Lynn, HK Griffith-Merritt, GJ Noffal. *Progressions of Isometric Core Training.* Strength Cond J 2016;**38**(4):50-65

276 vgl. Oakley/Jennings/Bishop: Anm. 262

277 vgl. Bahr/Thorborg/Ekstrand: Anm. 176

278 vgl. Mendiguchia/Brughelli: Anm. 118

279 vgl. Mendiguchia/Martinez-Ruiz/Edouard/Morin/Martinez-Martinez/Idoate/et al.: Anm. 265

280 van der Horst N, S van de Hoef, G Reurink, B Huisstede, F Backx. *Return to Play After Hamstring Injuries: A Qualitative Systematic Review of Definitions and Criteria.* Sports Med 2016;**46**(6):899-912

281 an der Horst N, F Backx, EA Goedhart, BM Huisstede, HI-D Group. *Return to play after hamstring injuries in football (soccer): a worldwide Delphi procedure regarding definition, medical criteria and decision-making.* Br J Sports Med 2017;**51**(22):1583-91

282 Bayer ML, SP Magnusson, M Kjær, B Tendon Research Group. *Early versus Delayed Rehabilitation after Acute Muscle Injury.* N Engl J Med 2017;**377**(13):1300-1

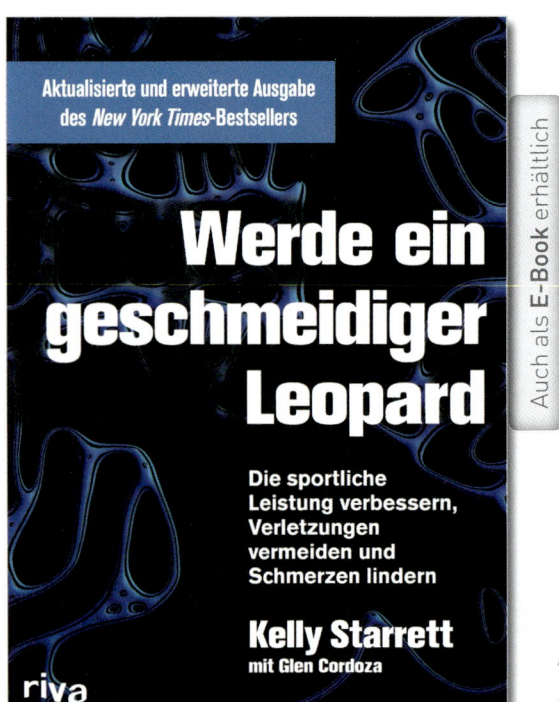

480 Seiten
34,99 € (D) | 36,00 € (A)
ISBN 978-3-86883-770-4

Kelly Starrett
mit Glen Cordoza

Werde ein geschmeidiger Leopard

Die sportliche Leistung verbessern, Verletzungen vermeiden und Schmerzen lindern

Menschen wollen Leistung erbringen, aber fehlerhafte Bewegungsmuster können den Körper blockieren. Oft bleiben diese leistungslimitierenden Faktoren sogar erfahrenen Trainern verborgen. Kelly Starrett zeigt in diesem Buch seine revolutionäre Herangehensweise an Beweglichkeit und Erhalt der Leistungsfähigkeit und liefert den Masterplan für effektive und sichere Bewegungsabläufe in Sport und Alltag. Hunderte Schritt-für-Schritt-Fotos veranschaulichen nicht nur, wie Trainingsübungen richtig ausgeführt werden, sondern auch wie die häufigsten Fehler vermieden oder korrigiert werden können. Die überarbeitete und um 80 Seiten erweiterte Ausgabe des Bestsellers bietet Dutzende Strategien, mit denen gezielt auf einzelne Einschränkungen, eine Verletzung oder einen hartnäckigen Bewegungsfehler eingegangen werden kann.

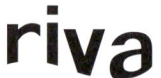

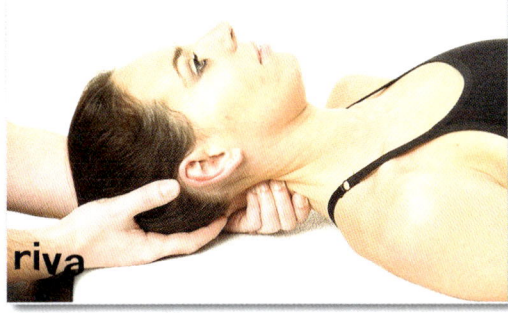

288 Seiten
29,99 € (D) | 30,90 € (A)
ISBN 978-3-86883-733-9

Thomas Myers
James Earls
Faszien-Release zur Verbesserung der Körperhaltung
Für Beweglichkeit, Stabilität und Schmerzfreiheit

Thomas Myers und James Earls kombinieren in diesem Buch Techniken der manuellen Behandlung mit der Methode der Strukturellen Integration, die auf neuesten Erkenntnissen des menschlichen Bindegewebes gründet. Dieses Gewebe, die Faszien, spielen eine bedeutende Rolle für Halt, Stabilität und Beweglichkeit des Körpers. Durch gezielte Manipulation des myofaszialen Gewebes können chronische Verspannungen gelöst und Bewegungseinschränkungen sowie Schmerzen dauerhaft behoben werden. Das Buch zeigt Physiotherapeuten, Osteopathen, Chiropraktikern und Massagetherapeuten, wie sie die Körperhaltung ihrer Klienten professionell analysieren und einen gezielten Therapieplan entwerfen können. Es bietet eine Einführung in die Anatomie des myofaszialen Gewebes und dessen Rolle für Körperhaltung und Motorik sowie einfach anzuwendende Release-Techniken für alle Körperregionen.

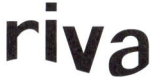

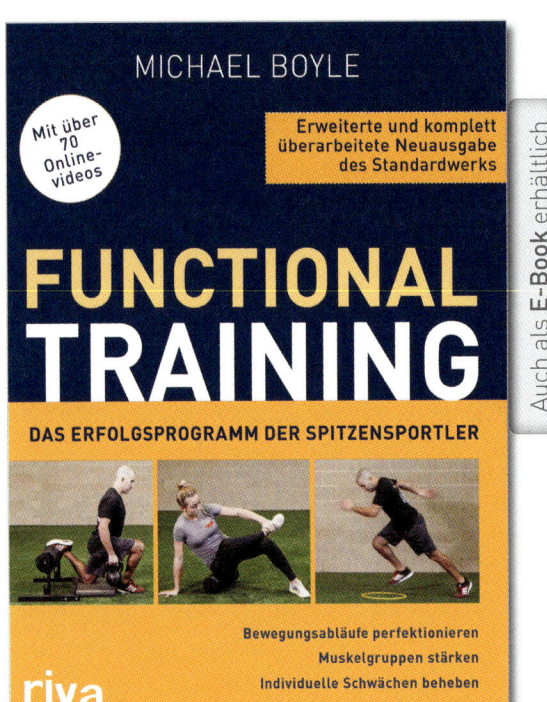

304 Seiten
29,99 € (D) | 30,90 € (A)
ISBN 978-3-7423-0148-2

Michael Boyle
Functional Training –
das Erfolgsprogramm der Spitzensportler

Bewegungsabläufe perfektionieren – Muskelgruppen stärken – individuelle Schwächen beheben

Michael Boyle, einer der weltweit führenden Experten für Leistungsoptimierung im Sport, präsentiert in dieser Neuausgabe seines Standardwerks *Functional Training* die Konzepte, Methoden, Übungen und Programme, mit denen Athleten lernen können, sich im sportlichen Wettkampf perfekt zu bewegen. Eine Vielzahl von Übungen für Oberkörper, Rumpf, Beine und den ganzen Körper verhelfen zu dem Mehr an Gleichgewicht, Propriozeption, Stabilität und Kraft, das nötig ist, um in der jeweiligen Sportart zu den Besten zu gehören. Beispielprogramme helfen bei der individuellen Trainingsplangestaltung und bilden die Vorlage für ein solides Training, das jeden wichtigen Aspekt der Vorbereitung umfasst. Dabei schöpft Boyle aus seiner jahrelangen Erfahrung ebenso wie aus der aktuellen Forschung und schließt auch neue Empfehlungen zu Foamrolling, Stretching oder zum dynamischen Warm-up mit ein.

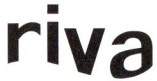

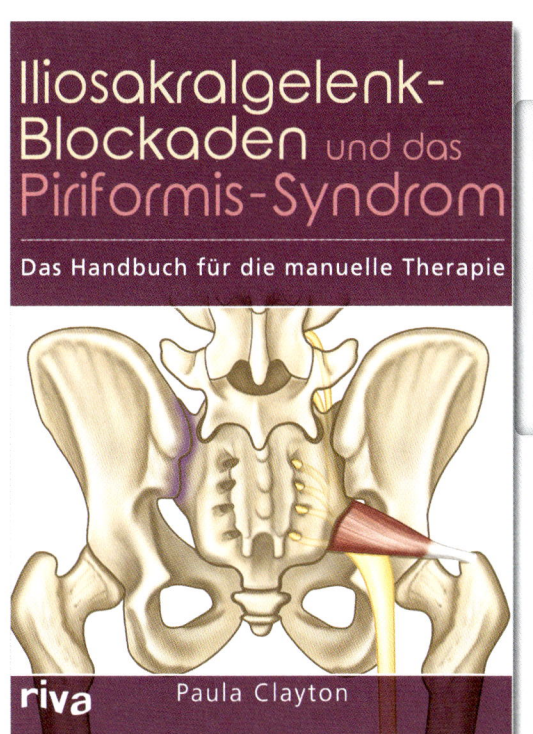

208 Seiten
29,99 € (D) | 30,90 € (A)
ISBN 978-3-7423-0501-5

Paula Clayton
Iliosakralgelenk-Blockaden und das Piriformis-Syndrom
Das Handbuch für die manuelle Therapie

Wenn es im Rücken, im Bein oder über dem Gesäß schmerzt, liegt die Ursache häufig in einer Blockade des Iliosakralgelenks oder in einer Entzündung des Piriformis-Muskels, dem sogenannten Piriformis-Syndrom. Spezielle Übungen und Therapien können die Schmerzen lindern und die Ursachen beheben. Die Physiotherapeutin und Expertin für Sportverletzungen Paula Clayton kombiniert die effektivsten Ansätze und Techniken so miteinander, dass man deutlich schnellere und nachhaltigere Ergebnisse erzielen kann. Sie bezieht sowohl die manuelle Therapie von Fasziengewebe als auch die IASTM, die geräteunterstützte Behandlung von Bindegewebe, ein und greift zusätzlich auf spezielle Techniken zurück. Schritt für Schritt und detailliert illustriert liefert sie damit einen unverzichtbaren Ratgeber, um Funktionsstörungen und Verletzungen richtig erkennen und erfolgreich therapieren zu können.

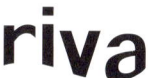

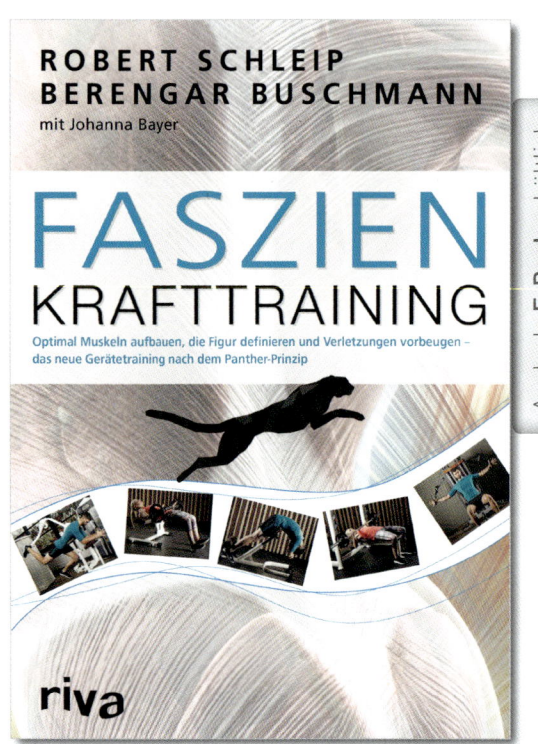

304 Seiten
24,99 € (D) | 25,70 € (A)
ISBN 978-3-86883-847-3

Robert Schleip
Berengar Buschmann
mit Johanna Bayer
Faszien-Krafttraining
Optimal Muskeln aufbauen, die Figur definieren und Verletzungen vorbeugen – das neue Gerätetraining nach dem Panther-Prinzip

Wer Krafttraining macht, möchte seine Muskeln stärken, Volumen aufbauen, Schmerzen bekämpfen oder einfach eine bessere Figur bekommen. Dass für alle diese Ziele beim Gerätetraining die Faszien eine wesentliche Rolle spielen, zeigen Deutschlands bekanntester Faszienforscher Robert Schleip und der Physiotherapeut und Ex-Profifußballer Berengar Buschmann. Das neue, faszienorientierte Kraft- und Gerätetraining macht nicht nur den Muskelaufbau effizienter. Es beugt auch Verletzungen vor, verleiht Bewegungen elastische Spannkraft, verbessert die Koordination und sorgt für definierte, straffe Konturen. Das Buch bietet Tests zum eigenen Bindegewebstyp, illustrierte Übungen an Standardgeräten mit Varianten für verschiedene Bedürfnisse, genaue Pläne für drei Trainingsstufen sowie eine leicht verständliche Einführung in die Grundlagen des Faszien-Krafttrainings.

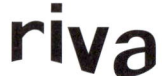

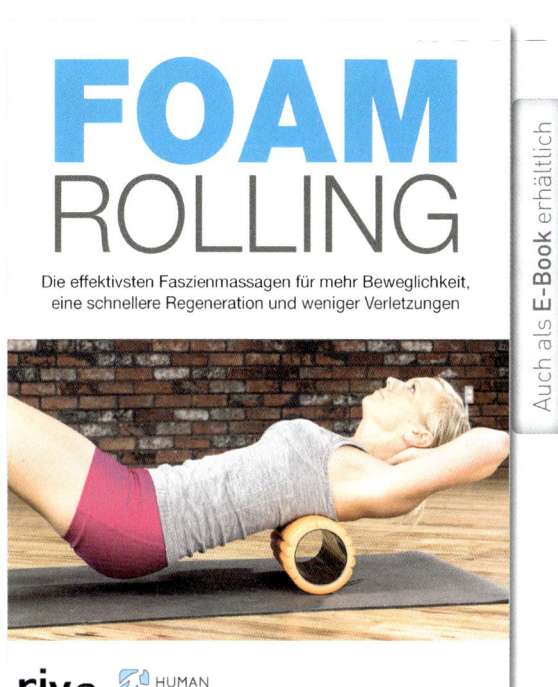

240 Seiten
22,00 € (D) | 22,70 € (A)
ISBN 978-3-7423-0529-9

Kyle Stull
Foam Rolling
Die effektivsten Faszienmassagen für mehr Beweglichkeit, eine schnellere Regeneration und weniger Verletzungen

Foam Rolling ist eine feste Komponente im Sport- und Therapiebereich. Das Ausrollen der Faszien auf Hartschaumrollen und -bällen stimuliert das Bindegewebe und den Lymphfluss, verbessert die Mobilität und die Flexibilität, unterstützt die Regeneration und reduziert Muskelkater. Von wissenschaftlichen Forschungen unterstützt, zeigt Ihnen Faszientrainingsexperte Kyle Stull über 25 effektive Techniken der Selbstmassage. Mit Rolle, Stab und Ball können Sie alle Körperteile behandeln und so Ihre Beweglichkeit steigern, das Verletzungsrisiko reduzieren und die Erholung beschleunigen. Dank Trainingsplänen sowohl für spezielle Problembereiche als auch für das gesamte Muskel- und Nervensystem können Sie gezielt ansetzen und sich von Kopf bis Fuß fit rollen.

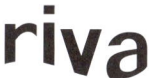

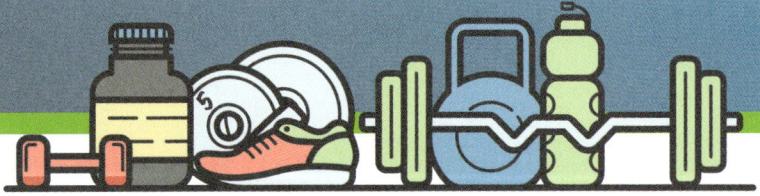